Bert Ehgartner

GESUND
bis der
ARZT
kommt

Ein Handbuch zur
Selbstverteidigung

Lübbe Hardcover

Lübbe Hardcover in der Bastei Lübbe GmbH & Co. KG

Originalausgabe

Dieses Werk wurde vermittelt durch die literarische
Agentur Thomas Schlück GmbH, 30827 Garbsen

Copyright © 2010 by Bastei Lübbe GmbH & Co. KG, Köln

Textredaktion: Matthias Michel, Wiesbaden
Umschlaggestaltung: Christin Wilhelm
Umschlagmotiv: shutterstock / Fedorov Oleksiy
Satz: Siebel Druck & Grafik, Lindlar
Gesetzt aus der DTL Documenta
Druck und Einband: GGP Media GmbH, Pößneck

Printed in Germany
ISBN 978-3-7857-2398-2

5 4 3 2 1

Sie finden uns im Internet unter: www.luebbe.de
Bitte beachten Sie auch: www.lesejury.de

Inhalt

Vorwort

Vor Kurzem traf ich einen befreundeten Arzt zum Abendessen. Er hatte gerade einen Kongress hinter sich, bei dem er auch organisatorisch involviert war. Die Anstrengungen der letzten Wochen waren ihm anzumerken, ebenso wie die nun endlich spürbare Entspannung. Wir sprachen über die wissenschaftlichen Highlights der Veranstaltung und kamen rasch auf einige recht kontrovers diskutierte Fachfragen. Es ging dabei um neue Daten, die belegen, dass bestimmte Medikamente offensichtlich das Krebsrisiko der Patienten deutlich erhöhen. Der Arzt erzählte mir, dass dieses Risiko nicht erst seit der Veröffentlichung der neuen Studien bekannt war, sondern in Fachkreisen schon seit einigen Jahren diskutiert wurde. Dennoch ist es der Herstellerfirma im Verbund mit einigen recht bekannten Professoren gelungen, dieses Thema über eine Reihe »wissenschaftlicher Nebelbomben«, wie er es nannte, von einer öffentlichen Debatte fernzuhalten.

Kritiker hatten zudem kaum Belege für ihren Verdacht, weil wichtige Daten von der Herstellerfirma unter Verschluss gehalten wurden. Nun aber, so der Arzt, laufe in Kürze der Patentschutz für das Medikament aus, und damit strömten bald andere Firmen mit billigen Kopien des Bestsellers auf den Markt. Die Zeit des großen Verdienens sei also definitiv vorbei. Und plötzlich gibt auch der Konzern seinen Widerstand gegen das »Krebsgerücht« auf. »Dieselben Professoren, die jahrelang Geld damit verdient haben, Vorträge über die tolle Wirkung dieses Präparates zu halten, spielen sich nun plötzlich als Kritiker und Warner auf.« Es sei schon eine recht verlogene Branche, in der er sich tagtäglich bewege, seufzte mein Freund.

Wir wechselten das Thema und kamen zu einem Artikel, den ich kürzlich veröffentlicht hatte.[1] Darin ging es unter anderem um die Ursprünge der Medizin in der Steinzeit und wie sich aus den Schamanen der Nomadenvölker über die Jahrtausende langsam die Priester auf der einen und die Ärzte auf der anderen Seite entwickelten. In Wahrheit, sagte mein Freund, wirken diese gemeinsamen Wurzeln bis heute nach. »Allein schon, wie wir uns kleiden. Wir treten vor die Patienten wie die Priester vor die Gläubigen. Wir verkleiden uns, um auch optisch darzustellen, dass wir die Auserwählten mit dem geheimen Wissen sind. Wir greifen dort hin, wo niemand anderer hingreifen würde: in die Eingeweide, ins Herz, ins blutige Gewebe. Wir sehen die Menschen in ihrer schlimmsten Not, wie sie stöhnen, stinken und sterben. Unser Beruf umfasst die Abgründe des Menschlichen, die Randbereiche des Lebens, das, was alle anderen fürchten: die Nähe zum Tod. Wir wissen das, und wir lassen uns das bezahlen. Wir sind eine in sich geschlossene Priesterschaft, die zusammenhält und keinen Einblick in ihre Geheimnisse gibt. Und wir nehmen uns – als eine Art Entschädigung für das, was uns zugemutet wird – das Recht heraus, unsere eigenen Gesetze zu machen.«

Für Außenstehende, meinte mein Freund, sei es schwer, diese unausgesprochene Solidarität zu verstehen, die innerhalb der Medizinerzunft herrscht. Sicher werde um Posten gekämpft, um Patienten, auch um die Aufträge der Pharmaindustrie. Aber wenn es um den Beruf selbst geht, um Kontrolle von außen: Dann machen die Ärzte gemeinsam dicht. Hier gewähren sie niemandem einen Einblick. »Das ist so ähnlich wie bei unseren Vätern und Großvätern, die nie vom Krieg erzählt haben. Das ging nur gegenüber den Kameraden, die in dem ganzen Wahnsinn auch selbst mit drinsteckten.«

Außenstehende könnten sich nun einmal keine Vorstellung davon machen, was es heißt, das Leben eines Patienten auf der Kippe zu sehen. Zu wissen, dass es nur noch an einem seidenen Faden hängt, ob diese Frau oder dieser Mann den morgigen Tag noch erlebt. Außenstehenden fehle eben die Erfahrung, wie es ist, ein Leben in Händen zu halten. Das stumpfe auf der einen Seite ab, auf der anderen fördere es ein fast irres Selbstbewusstsein, das oft an Überheblichkeit grenzt. Und es sei für einen Nichtmediziner nachgerade unmöglich, diesen Stress und diesen psychischen Ausnahmezustand nachzuempfinden. »Wir sind noch immer Schamanen und Priester in einem, so viel hat sich über die Jahrtausende nicht geändert«, schloss mein Freund seinen emotionalen Ausbruch ab. »Ich akzeptiere es nicht. Aber ich verstehe es, wenn viele von uns meinen, sie stehen über dem *Gesetz*.«

Die Manipulations-Weltmacht

Einen ähnlich eigenwilligen und wenig transparenten Player im Gesundheitssystem stellt die pharmazeutische Industrie dar. Kein anderes Segment der Weltwirtschaft verzeichnete in den letzten Jahren konstant solche Gewinnspannen und Umsatzzuwächse. Im Schnitt wuchs der Markt jährlich um 10 Prozent, und trotz weltweiter Finanzkrise schwächte sich dieser Trend nur minimal ab, auf ein Plus von 6 bis 7 Prozent. 2010 werden weltweit Arzneimittel für 825 Milliarden US-Dollar verkauft. Und 2014 fällt nach den Prognosen des führenden Marktforschungsunternehmens IMS erstmals die Marke von einer Billion.

Mit Budgets, die den Gesamtetat vieler Staaten überschreiten, hat die Industrie mittlerweile ein Beinahe-Monopol im Bereich der klinischen Forschung erreicht. Die Förderung der Grundlagenforschung wird hingegen den Steuerzahlern überlassen. Hier steigt die Industrie erst ein, wenn aus dem Wildwuchs der an den Universitäten angesiedelten Projekte ein Keim aufgeht, der auch wirtschaftlich interessant ist. Entgegen der Selbstdarstellung der Pharmakonzerne liegt ihr Fokus weniger auf der emsigen Entwicklung neuer Heilmittel, sondern auf der Vermarktung von dem, was bereits zugelassen ist, egal ob es heilt oder nicht. Der Großteil der Investitionen fließt in Werbung und Marketing und übertrifft den Forschungsanteil um mehr als das Doppelte. Die Pharmaindustrie gehört zu den größten Geldgebern politischer Parteien, ein Heer von Lobbyisten umschwärmt die Entscheidungsträger und besetzt selbst hohe Posten in den nationalen und internationalen Gesundheitsorganisationen.

Mithilfe dieser Werbeübermacht können neue Produkte zu beinahe willkürlich hohen Preisen auf den Markt gebracht werden. Wo es viel versprechende neue Arzneimittel gibt, aber leider keine dazu passende Krankheit, wird diese gleich mitgeliefert. Und so treffen wir bereits heute in den Kinderkrippen auf Zweijährige, bei denen eine bipolare Störung oder Hyperaktivität diagnostiziert wurde. Schüchternheit, speziell in der Pubertät verbreitet, begann als »Sozialphobie« ihre Karriere als psychische Störung und wurde in der Folge unter dem Begriff »Soziale Ängstlichkeitsstörung« endgültig als neue Massenkrankheit etabliert. Wer am »Rastlose-Füße-Syndrom« leidet, wird gedämpft, wer daraufhin ein »Chronisches Müdigkeitssyndrom« entwickelt, pharmazeutisch wieder etwas aufgemuntert.

Wenn die Werbung nicht mehr ausreicht, um neue Pillen, Diagnosegeräte oder Tests unter die Leute zu bringen, wird auf psychologische Kriegsführung umgestellt. Nirgends ist die Gesellschaft leichter erpressbar als in einem so sensiblen Bereich wie der Gesundheit. Wenn anerkannte Professoren vorgeschickt werden und vor den Fernsehkameras vor einer weltweit drohenden Pandemie warnen oder erklären, dass Krebspatienten massenhaft sterben werden, weil das Gesundheitsministerium oder die Krankenkassen sparen möchten, so trifft das die Bevölkerung – und noch mehr die Politiker – mitten ins Mark. Seit jeher lässt sich nirgends besser Geld verdienen als in der Nähe von Krankheit und Tod. Und so fällt es unserer Gesellschaft enorm schwer, mit dem Medizinsystem auf eine rationale Weise umzugehen. Trotz aller Reformen rumort es weiter an allen Ecken.

Deutschland hat das teuerste Gesundheitssystem Europas. Ob die dafür erbrachte Gegenleistung den enormen Aufwand überhaupt wert ist, bleibt mehr als ungewiss. Tatsächlich überwiegt bei vielen der in den Kliniken und Arztpraxen breit angewandten Therapien der Schaden. In den letzten Jahren platzt im Medizinsystem in nie da gewesener Häufung eine Blase nach der anderen, und es stinkt zum Himmel. Regelmäßig erweisen sich die in den Studien erweckten Heilsversprechungen als hoffnungslos überzogen. Über Jahrzehnte eingesetzte Arzneimittel haben mehr Nebenwirkung als Wirkung. Studien erweisen sich als gefälscht, Wissenschaftler als korrupte Mietmäuler. Sinnvolle und lebensrettende Maßnahmen werden hingegen ignoriert, sobald irgendeine der vielen Cliquen im Medizinsystem dadurch finanzielle Einbußen hätte. Für Patienten wird heimlich eine Kopfprämie kassiert: Wenn sie eine Zusatzversicherung haben, wird bei ihnen jede nur denkbare Untersuchung und jeder Eingriff vorgenommen, der sich den Kassen in Rechnung stellen lässt. Die Kassen wiederum weisen die Ärzte an, ihren Patienten möglichst lukrative Diagnosen zu verpassen, die mehr Gelder vom Bund hereinspülen.

Menschen gelten nur so lange als gesund, bis der Arzt kommt und ein paar Tests durchführt. Kein Wunder, dass die Zufriedenheit der Patienten im internationalen Vergleich im unteren Drittel rangiert. Wobei nicht vergessen werden soll, dass die Ärzte selbst denselben Frust leiden, in einem Arbeitsumfeld, das auf hierarchischen Druck, Stress und Selbstausbeutung aufgebaut ist und viele Ärzte kränker macht als ihre Patienten.

Gesundheit orientiert sich heute an einem – aus der Technik abgeleiteten – Idealbild, das über bestimmte Risikofaktoren definiert wird. Sich gesund zu fühlen, genügt nicht mehr, wenn von der Schulmedizin festgesetzte Grenzwerte überschritten sind: Dann gilt auch ein Gesunder als behandlungsbedürftig. Diese Grenzwerte werden – etwa beim Cholesterin, beim Blutzucker oder beim Blutdruck – laufend hinaufgesetzt. Dasselbe gilt in der Diagnostik: Durch den immer genaueren Blick in den Körper werden winzige Veränderungen gefunden, die noch vor wenigen Jahren niemals entdeckt worden wären. Nun aber stehen sowohl die Ärzte als auch die Patienten ständig vor der Frage, ob eine Krankheit behandelt werden soll, die noch gar keine ist, wahrscheinlich auch gar nie eine sein wird. Aber es gibt eben ein gewisses Risiko – und deshalb wird vorsorglich operiert und bestrahlt und chemotherapiert.

Als gesund gelten heute tatsächlich nur noch jene Menschen, die nicht ordentlich untersucht worden sind. Nie war dieser Kalauer der Realität so nahe. Ein Medizinsystem, das erst dann zufrieden ist, wenn der Großteil der Bevölkerung zu Patienten umdefiniert ist, ist allerdings selbst schwer krank. Für Menschen, die wirklich Hilfe benötigen, werden bald keine Ressourcen mehr vorhanden sein, weil ein ungebändigter Apparat jede Hemmung verloren hat. Doch wer ist in der Lage, diese maßlose Wucherung zu stoppen, die sich über die Gesundheitsbudgets der Staaten hermacht wie ein aggressiver Tumor?

Um in diesem Dschungel aus Eigeninteressen und falschen Versprechungen nicht unterzugehen, ist es notwendig, die innere Logik des Medizinsystems zu verstehen. Denn nur dadurch wird es möglich, gut informiert Entscheidungen zu treffen und zum aktiven Manager der eigenen Gesundheit zu werden. Und für diesen Zweck ist dieses Buch geschrieben: als Handbuch zur Selbstverteidigung.

Teil 1:

Überleben im Medizindschungel

a) Das kranke System

1) Die Suche nach den gesunden Kranken

Die Gesundheitsreform der Großen Koalition – mit Jahresbeginn 2009 in Kraft getreten – galt als wichtigstes Reformprojekt der vergangenen Legislaturperiode. Sie sollte das Gesundheitssystem billiger, besser und gerechter machen. Doch ist das genaue Gegenteil davon eingetreten: Erstmals in der Geschichte ist Kranksein ein volkswirtschaftliches Handelsgut geworden. Eine auf Rendite ausgerichtete Medizinindustrie vertreibt die Ware Gesundheit nach rein kommerziellen Gesichtspunkten. Je kränker ein Patient, desto mehr erhält seine Krankenkasse aus dem Gesundheitsfonds – in der Terminologie der internen Kassenlogik wird das als »zielgerichtetes Verkranken der Versicherten zur Optimierung des Morbiditätsrisikoausgleichs« bezeichnet. Damit den Ärzten bei dieser Verwandlung ihrer Patienten in Kranke keine Irrtümer unterlaufen, bekommen sie von den Kassen eigene Software-Pakete zur Verfügung gestellt, die automatisch die höchstmögliche Schwere einer Erkrankung für die Diagnose vorschlagen.

Es werden jedoch nicht nur bestehende Krankheiten verschlimmert, es werden auch eine ganze Menge Gesunder neu als Patienten definiert. »Herz-Kreislauf-Beschwerden verbreiten sich seit der Reform in einem Tempo, das man bislang nur von hoch ansteckenden Infekten kannte«, berichtete Der Spiegel.[2] »Die Zahl chronischer Erkrankungen wie Asthma und Sodbrennen ist auf gespenstische Weise nach oben geschnellt.« Überall geht die Angst um, dass die anderen Versicherungen den Kuchen des Gesundheitsfonds untereinander aufteilen, bis nichts mehr von ihm übrig ist.

In den Gesundheitsfonds fließen alle Beiträge der 70 Millionen gesetzlich Krankenversicherten. Der von der Bundesregierung einheitlich festgesetzte Beitragssatz liegt seit dem 1. Juli 2009 bei 14,9 Prozent des Bruttolohns – so hoch wie nie zuvor. Aus den Einnahmen wird den Kassen das Geld zugewiesen; sie bekommen 186 Euro für jeden Versicherten sowie diverse Zu- und Abschläge je nach Alter und Gesundheitszustand. Ursprünglich sollte damit ein Ausgleich geschaffen werden, damit gesetzliche Krankenkassen mit einem durchschnittlich kränkeren Klientel mehr Geld aus dem Umverteilungstopf erhalten als Kassen mit eher gesunden Versicherten. Krankheit lohnt sich also.

Aus einer Laune heraus wurde dem Gesetzeswerk zusätzlich noch eine Liste von 80 Krankheiten beigefügt, für die es Extrazuschläge gibt. Dazu zählen etwa Diabetes oder Bluthochdruck – und genau hierfür ist eine exorbitante Zunahme neuer Diagnosen festzustellen.

Das »Upgraden« einer Krankheit bringt ebenfalls enorme Gewinne. Während eine »Psychische Verstimmung« für die Kassen wertlos ist, liegt der Gewinn schon bei 1000 Euro pro Jahr, wenn daraus laut ärztlicher Diagnose eine »leichte depressive Episode« wird. Für eine »dissoziative Störung« – sie ist beispielsweise verbunden mit einer Veränderung der Selbstwahrnehmung oder mit Erinnerungs- bzw. Zeitverlust – gibt es mit 2000 Euro bereits das Doppelte. Die »bipolare affektive Störung«, bei der die Patienten zwischen Manie und Depression pendeln, wird mit 3400 Euro vergütet, die Schizophrenie bildet mit 6000 Euro jährlich die lukrative Spitze der »Diagnose-Optimierung«.

Die meisten Ärzte spielen bisher beim eifrigen Krankschreiben willig mit. Kein Wunder, haben sie doch über ihre Berufsverbände teils recht lukrative Vereinbarungen unterzeichnet. Sie nehmen in diesem Spiel quasi die Rolle von Handelsvertretern ein, welche die neuen Patienten anwerben. Dafür gibt es Prämien. Der bayerische Hausärzteverband, dem im Freistaat drei Viertel aller Hausärzte angehören, hat sich etwa mit der bayrischen AOK zusammengetan und vereinbart, dass die ärztlichen Honorare glatt verdoppelt werden. Als Gegenleistung sollen die Ärzte der Kasse helfen, den Gesundheitsfonds kräftig anzuzapfen. In Berlin kommen bereits 97 finanziell interessante Krankheiten auf 100 Versicherte. In den ostdeutschen Bundesländern liegt die Quote zwischen 70 und 80 Krankheiten, einzig in Baden-Württemberg gibt es mit 41 Krankheiten pro 100 Versicherten statistisch gesehen noch mehr Gesunde als Kranke.

Wie es aussieht, wird der aus den Abgaben der Versicherten gespeiste Fonds mit einem Rekordaufwand für Kassenleistungen von 170 Milliarden Euro gleich im ersten Jahr ein Defizit von 10 Milliarden einfahren. Von Ökonomen, denen diese Art des Wirtschaftens wohl aus der Finanzwelt bekannt vorkommt, gab es bereits erste Glückwunschadressen. So äußerte sich bei einer Tagung der Schweizerischen Medizinischen Akademie ein Wirtschaftswissenschaftler lobend über das deutsche Beispiel und führte an, dass nun endlich auch die Medizin den Gesetzen des Marktes gehorche und der Arztberuf zum »normalen Beruf« werde. »Das wollen wir nicht hoffen«, kommentiert dieses Ansinnen Paul U. Unschuld, Direktor des Horst-Görtz-Stiftungsinstituts an der Berliner Charité in seinem aktuellen Buch *Ware Gesundheit*.[3] Stattdessen wünscht er sich, »dass diejenigen, die diesen Beruf ergreifen, ein wenig mehr Menschenliebe und Ordnung, ein wenig mehr Verantwortung schätzen als die Ökonomen mit ihrer Selbstbedienungsmentalität«.

Prävention als Krankmacher

Diese Hoffnung könnte allzu blauäugig sein. Das Gesundheitssystem läuft nämlich nicht erst seit der Reform immer mehr darauf hinaus, die Mehrheit der Bevölkerung als »krank« einstufen zu können. Neben der Übertherapie und Falschdeklaration der Leistungen eignet sich hier speziell ein Instrument, das bis vor Kurzem noch ein rundum gutes Image genoss: die Gesundheitsprävention.

In Wahrheit ist dieser in allen Sonntagsreden der Politik zum Thema gern und oft beschworene Begriff aber nicht so harmlos, wie er daherkommt. Zwar wird stets der hohe Wert der Bewegung und der gesunden Ernährung propagiert. Doch steckt dahinter eine hervorragend getarnte Stolperfalle auf dem Weg von der Gesundheit in eine Patientenkarriere.

Die Idee der Prävention, der Krankheitsvorsorge, erweist sich zunehmend als Stein der Weisen, als Gelddruckmaschine eines neuen Medizinzeitalters. Vorsorge klingt gut und in sich logisch. Sie kommt gut an – und sie lässt sich verkaufen wie warme Semmeln. Nichts ist lukrativer als die Behandlung von Gesunden, zumal Gesunde auch viel mehr an unnützen Eingriffen und Medikamenten aushalten. Anstelle der Heilung von Kranken, die ja das eigentliche Geschäft der Medizin wäre, tritt eine aus der Versicherungsmathematik abgeleitete Logik: Über die Androhung von Schäden in der Zukunft werden »zur Sicherheit« vorbeugende Maßnahmen empfohlen, die wir alle über die Arzthonorare und die Kassenbeiträge zahlen. Wenn der Schaden trotzdem eintritt, entpuppt sich die Krankenversicherung jedoch meist als wertlos.

Sowohl für Ärzte wie für die Gerätehersteller, für die Anbieter von Tests und Diagnose-Kits sowie für die Pillenindustrie ist die Übertherapie ein Geschäft. Chronische Krankheiten zahlen sich finanziell wesentlich besser aus als einmalige Vorfälle – etwa bei Unfällen oder sonstigen Einmal-Eingriffen. Demnach war es nur folgerichtig, dieses Segment zu vermehren. Wenn es gelingt, immer mehr – an sich beschwerdefreie Personen – als chronisch krank einzustufen, wäre das Geschäftsmodell nahezu beliebig erweiterbar. Warum also nicht die Gesunden behandeln? Dafür braucht es nur gute Werbestrategen und eine ordentliche Portion Frechheit.

Bei gesunden Menschen stellt es auch keinerlei Problem dar, die Therapie als Heilerfolg auszugeben. Wenn es nach Monaten gelingt, über Medikamente den Blutdruck oder das »böse« Cholesterin unter einen bestimmten Wert zu treiben, so ist die Bio-Maschine Mensch wieder optimal eingestellt, und es freuen sich sowohl Arzt als auch Patient. Letzterer war zwar auch vorher beschwerdefrei, doch wer weiß, was passiert wäre, wenn der Arzt nicht rechtzeitig eingegriffen hätte …

Für diese Strategie braucht es kein großes Heilwissen. Und hier ist es auch möglich, die neuen therapeutischen Siege über die Krankheit zu erringen, die sich in den Medien verkaufen lassen. Irgendwo muss sich der gigantische Aufwand doch lohnen.

Wenn schließlich die Nachfrage doch etwas nachlässt, wird mit der Senkung von Grenzwerten einfach die Definition für Krankheit verändert. Dafür sorgen die großen Ärztegesellschaften, die nahezu ausnahmslos von den Pharmafirmen finanziert und damit in Abhängigkeit gehalten werden. So geschehen bei Cholesterin, beim Blutdruck, beim Blutzucker.

Mit der Absenkung des Blutzuckergrenzwertes von 110 mg/dl auf 100 mg/dl wurde die Zahl der Diabetiker in den USA im Jahr 2003 mit einem Schlag von vier auf 30 Millionen erhöht. Und nun diskutieren die Fachgesellschaften bereits, ob eine erneute Senkung des Grenzwertes auf 95 mg/dl nicht noch mehr Sinn hätte. Sinnvoll wäre sie tatsächlich: für die Strippenzieher im Hintergrund, die damit wieder ein paar Millionen neue Kunden für die zahlreich vorhandenen Diabetesmedikamente zugewiesen bekommen. Ob diese Menschen von den Pillen und Spritzen überhaupt profitieren, ist noch nicht einmal erwiesen (siehe das Kapitel »Die Zuckerfalle«).

Beim Cholesterin ist es kaum noch möglich, die Grenzwerte weiter abzusenken. Hier gilt bereits seit Mitte der achtziger Jahre ein oberes Limit von 200 mg/dl (5,2 mmol/l). Und dies ist besonders originell, wenn man weiß, dass der Durchschnittswert bei 40-jährigen Frauen in Deutschland bei etwa 220 mg/dl (5,7 mmol/l) liegt, bei 40-jährigen Männern sogar bei 235 mg/dl (6,1 mmol/l). Im Alter von etwa 60 Jahren gleichen sich die Geschlechter dann bei einem Wert von 245 mg/dl (6,4 mmol/l) einander wieder an. Erst gegen Lebensende fällt der Wert dann rapide ab. Eigentlich wäre es demnach wesentlich rationaler, sich vor einem *Absinken* des Cholesterinspiegels zu fürchten.

Die Kunstwelt der Studien

Schon in den Zulassungsstudien herrschen extrem künstliche Verhältnisse, die in erster Linie dazu dienen, dem Arzneimittel die besten Voraussetzungen für ein gutes Abschneiden zu bieten. Dazu werden möglichst »ideale Teilnehmer« gesucht und als Probanden angeworben. Es handelt sich in der Regel eher um jüngere Personen, die – abgesehen von der zu untersuchenden Problematik – weitgehend gesund sind. Dieses Vorgehen bietet den Pharmafirmen, welche mehr als 90 Prozent aller klinischen Studien finanzieren, gleich zwei Vorteile: Studienteilnehmer, die jung und bei halbwegs guter Gesundheit sind, halten mehr aus, und eventuelle Nebenwirkungen bleiben bei ihnen eher unter der Nachweisschwelle.

Zum Zweiten lässt sich die Wirkung des Mittels auf die spezielle Krankheit isoliert betrachten – und wird nicht gestört durch andere Leiden, die eventuell ebenfalls zu behandeln wären.

Im wahren Leben jedoch gibt es solche optimalen Patienten so gut wie nicht. Für normale Menschen werden die wissenschaftlichen Studien allerdings auch nicht durchgeführt. Studien sind dazu da, um die Voraussetzungen für das Marketing zu schaffen. Wenn ein neuer Wirkstoff – nach jahrelanger Entwicklung, nach Tierversuchen und mühsamen Formalitäten – endlich in die klinischen Tests am Menschen geht, dann darf nichts mehr passieren. Und deshalb braucht es gute Daten, um zuerst die Fachwelt, später dann die Ärzte in den Kliniken und Praxen mit der erstaunlichen Wirksamkeit des Medikamentes zu beeindrucken, auch wenn sich die solcherart erzielten Resultate auf das reale Leben natürlich nicht übertragen lassen. Zwar besteht theoretisch die Verpflichtung, ein Arzneimittel auch nach der Zulassung weiter zu beobachten. Doch das Meldewesen für Nebenwirkungen ist zu ungenau, um hier als taugliches Warninstrument zu funktionieren, und auftretende Schäden müssen schon gravierend sein, um überhaupt in der Art aufzufallen, dass sie mit dem Medikament in Verbindung gebracht werden. Sogar bei Contergan, dem berüchtigten Schlafmittel, das speziell schwangeren Frauen empfohlen wurde, hatte es jahrelang gedauert, bis es als Verursacher für die Fehlbildungen an Neugeborenen identifiziert wurde.

Doch auch wenn ein Risiko eindeutig identifiziert ist – wie etwa schweres Übergewicht bei Kindern –, fällt es oft schwer, die geeigneten Methoden zur Vorbeugung zu finden. Der Kinderarzt Thomas Reinehr von der Universität Witten-Herdecke referierte im Sommer 2009 beim Europäischen Präventionskongress in Baden bei Wien eine Unzahl von Studien, in denen teils mit enormem Aufwand versucht wurde, Kinder am Dickwerden zu hindern: Aerobic-Kurse, Computerverbot, Ernährungsumstellungen, Vorlesen statt

Fernsehen. Fast alle Bemühungen zeigten – zumindest auf längere Sicht – keinen Erfolg. Als wirksamste Maßnahme erwies sich die Aufstellung optisch attraktiver Wasserspender in den Schulen bei gleichzeitiger Verbannung der Softdrink-Automaten. Nach drei Jahren Beobachtungszeit waren in den Schulen mit den Wasserspendern 18,7 Prozent der Schüler übergewichtig, wogegen in den Vergleichsschulen, wo alles belassen wurde, wie es war, der Anteil bei 28,5 Prozent lag.

Übertroffen wird dieser Effekt nur noch von einem Phänomen, auf das die erzieherischen Programme keinen Einfluss haben: Die Kinder bleiben schlank, wenn ihre Eltern zusammenbleiben: »Drei Viertel der Kinder mit krankhaftem Übergewicht stammen aus Scheidungsfamilien«, so Reinehr.

Regelmäßig taucht in den Diskussionen auch das Thema auf, ob es sinnvoll sei, Menschen für ihre ungesunde Lebensweise zu bestrafen, oder ihnen – etwa wenn sie unter eine gewisse Grenze abnehmen – eine Erfolgsprämie anzubieten. »Geld zu geben funktioniert ganz gut«, erklärte Reinehr. »Das wird in den Pilotversuchen vermehrt angewendet.«

Auch in der allgemeinen Gesundheitspolitik wird darüber diskutiert, finanzielle Anreize oder Strafen als Steuerungsinstrument einzusetzen. Im Zuge der letzten Gesundheitsreform in Deutschland wurde etwa ab dem Jahr 2008 eine höhere Belastungsgrenze für chronisch Kranke eingeführt, wenn diese an Brust-, Darm- oder Gebärmutterhalskrebs erkranken und nicht nachweisen können, dass sie sich über die jeweilige Vorsorgeuntersuchung zumindest informiert haben.

Der Präsident der Deutschen Bundesärztekammer Jörg-Dietrich Hoppe erregte kürzlich mit dem Vorschlag Aufsehen, das »Ausmaß eigenen Verschuldens« bei der Durchführung medizinischer Leistungen generell zu berücksichtigen.

»Krankheiten, die durch unvernünftige Lebensweise entstehen, sollen in der Rangfolge der Behandlung eher unten angesiedelt werden«, plädierte Hoppe gegenüber dem *Spiegel*. Man werde diesen Leuten sagen müssen, dass sie die Therapie ihrer Krankheiten selber zahlen müssen. Oder sie würden eben in der Warteliste – etwa auf ein neues Hüftgelenk – auf einen der hinteren Plätze gesetzt.

Auch der Wiener Medizinökonom und Arzt Ernest Pichlbauer möchte die Eigenverantwortung der Patienten mit Bonus-Malus-Systemen fördern. Hoppes Vorschlag findet er jedoch missglückt: »Einen Menschen strafhalber warten zu lassen, wenn er akut ein Hüftgelenk braucht, das bringt gar nichts mehr, denn dann ist es zu spät.« Sehr wohl könnte er sich jedoch »den englischen Weg« vorstellen: »Da kriegt man die Hüfte nur, wenn man beispielsweise den Body-Mass-Index von 30 auf 27 reduziert.« Das sei eine wirksame Methode, weil hier der Patient aktiv eingreifen kann. »Es muss die Betroffenheit erzeugt werden, sonst passiert eine Änderung nicht.«

Fragt sich bloß, woran sich die Menschen denn halten sollen, inmitten eines Wildwuchses an Abnehmtipps, die sich häufig auch noch diametral widersprechen. Eindrucksvollstes Beispiel dieses wissenschaftlichen Wirrwarrs, dem entsprechend unausgereifte Gesundheitsempfehlungen folgten, war in den letzten Jahren die Ernährungslehre. Beginnend mit der Verteufelung von Fetten wurde in den achtziger Jahren mit der »Light-Welle« eine Revolution am Nahrungsmittelmarkt ausgerufen, die zwar das Angebot der Supermärkte radikal umkrempelte, ihre Ziele aber dramatisch verfehlte. Die derart ausgehungerten Menschen griffen einfach öfter zu den rasch verdaulichen überzuckerten Fertigprodukten und unterzogen sich somit einer regelrechten Kohlenhydrat-Mast.

Nicht einmal zur Vorsorge gegen Krebs taugt gesunde Ernährung. In einer kürzlich im Journal der US-Ärztegesellschaft publizierten Arbeit[4] wurden mehr als 3000 Frauen, die bereits wegen einer Frühform von Brustkrebs behandelt worden waren, zur Hälfte einer Intensivgruppe mit besonders gesunder Ernährung zugewiesen. Sie nahmen an gemeinschaftlichen Kochkursen teil, bekamen ständige Telefonberatung und einen regelmäßigen Newsletter. Die Kontrollgruppe aß hingegen weiter wie bisher. Die nachhaltige Ernährungsumstellung war augenscheinlich erfolgreich. Schließlich verzehrte die Intensivgruppe um 65 Prozent mehr Gemüse, um 25 Prozent mehr Obst, um 30 Prozent mehr Ballaststoffe und um 13 Prozent weniger Fett, wie mittels Bluttests geprüft wurde.

Als nach mehr als sieben Jahren Beobachtungszeit hingegen die Daten ausgewertet wurden, stellten die Ergebnisse eine herbe Enttäuschung dar: In der Intensivgruppe waren 16,7 Prozent der Frauen an invasivem Brustkrebs erkrankt, in der Kontrollgruppe waren es mit 16,9 Prozent praktisch genauso viele. Auch die Sterbezahlen unterschieden sich mit 10,1 zu 10,3 Prozent nicht signifikant. Die ernüchternde Schlussfolgerung der Autoren lautet: »Die Umstellung auf eine Ernährung mit einem hohen Anteil von Gemüse, Obst und Ballaststoffen sowie einem geringen Anteil von Fett beeinflusste weder das Auftreten von Brustkrebs noch das Sterberisiko günstig.«

Eine mögliche Erklärung für dieses Ergebnis lieferte eine schwedische Studie des Karolinska-Institutes, mit einer beeindruckend langen Beobachtungszeit von mehr als 17 Jahren. Auch hier wurde das Ernährungsverhalten der Frauen penibel dokumentiert, ohne jedoch von außen mit Ratschlägen einzugreifen. Es zeigte sich, dass diejenigen Frauen mit dem höchsten Konsum an Kohlenhydraten ein um 81 Prozent höheres Brustkrebs-Risiko besaßen.

Um den höheren Zuckergehalt im Blut abzubauen, zeigten diese Frauen auch einen konstant höheren Insulinspiegel. Die Forscher wiesen darauf hin, dass Insulin – neben seiner Funktion in der Blutzuckerverwertung – auch ein potenter Wachstumsfaktor für bestimmte Tumoren ist. Je mehr wir über die Ernährung Insulin freisetzen, desto höher ist das Brustkrebsrisiko – und zwar speziell für die besonders problematischen hormonell geförderten Brustkrebsarten. Die Empfehlung einer fettarmen Diät – die zwangsläufig einen erhöhten Konsum von Kohlenhydraten nach sich zieht – fördert also indirekt das Entstehen von Krebs. Bis zu den Ernährungsgesellschaften hat sich diese Tatsache bisher noch nicht herumgesprochen.

Ebenso erstaunlich realitätsfremd sind die landläufigen Empfehlungen für das Idealgewicht, die im ärztlichen Abschlussgespräch der Vorsorgeuntersuchung oder beim »Gesundheits-Check« in Apotheken als solches vermittelt werden. Dort gibt es Rechner, die über die Eingabe von Körpergröße und Gewicht im Nu den sogenannten Body-Mass-Index (BMI) auswerfen. Bei einem Ergebnis zwischen 18,5 und 24,9 erhält man das Jubelresultat: »Hervorragend! Ihr Gewicht liegt im gesunden Bereich.« Sobald der BMI steigt, wird man zum Arzt geschickt, um dort Risikofaktoren für Diabetes oder Herzkrankheiten testen zu lassen. Ab einem BMI von 30 lautet die herbe Diagnose »Fettsucht« (Adipositas), welche ein »erhebliches Risiko für Ihre Gesundheit darstellt«.

Was für junge Menschen tatsächlich stimmt, dreht sich ab der zweiten Lebenshälfte aber in sein Gegenteil um, wie viele Studien belegen, beispielsweise eine im Juni 2009 im Fachjournal *Obesity* publizierte Arbeit[5] der Gesundheitsbehörden von Ottawa/Kanada. Über eine 12-jährige Beobachtungszeit hinweg wiesen in der mehr als 11 000 Teilnehmer umfassenden Studiengruppe die Untergewichtigen das mit Abstand höchste Sterberisiko auf. Es lag um 73 Prozent über jenem der Normalgewichtigen und war damit doppelt so hoch wie jenes der extrem Dicken mit einem BMI über 35! Deutlich besser als die Normalgewichtigen schnitten die Übergewichtigen (BMI von 25 bis 30) ab: Sie hatten ein um 17 Prozent niedrigeres Sterberisiko. Und sogar jene, die laut dem Gewichtsorakel an gefährlicher »Fettsucht« leiden, lagen knapp, aber statistisch signifikant unter dem Risiko der Normalen. Gewichtsempfehlungen ohne Berücksichtung des Alters sind demnach sogar gefährlich.

Der Vorsorgegedanken manifestiert sich in einer seiner häufigsten Ausprägungen im Vorsatz, das Immunsystem und damit die Abwehrkräfte zu stärken. Dafür werden in den Apotheken und Drogeriemärkten zahllose Produkte angeboten, die sich entweder auf die Kraft von Vitaminen, von Spurenelementen oder von Heilpflanzen berufen. Beweise für deren Nutzen sind jedoch rar. Eine ganze Reihe methodisch hochwertiger Studien zerbröselte in den letzten Jahren den guten Ruf der Vitaminzusätze. Die vorbeugende Einnahme der Vitamine C oder E bietet keinerlei Schutz vor Herzkrankheiten. Im Gegenteil: Vitamin E erhöht sogar die Gefahr von Hirnblutungen und Herzschwäche. Ähnlich schlechte Resultate lieferten Studien, in denen die Eignung von Vitamin A oder E zur Vorsorge von Krebs getestet wurde. Vitamin C und das Spurenelement Selen sind zwar ebenfalls nutzlos, erhöhen aber – im Gegensatz zu den vorgenannten Vitaminen – immerhin nicht das Sterberisiko. Ein ähnlich bescheidenes Ergebnis liefern Vitamin-C-Präparate, die zur Abwehr von Erkältungen eingenommen werden. Eine von der Cochrane Collaboration durchgeführte Metaanalyse von 30 Studien ergab nur in einer Untergruppe von Leistungssportlern einen messbaren Effekt. »In der Normalbevölkerung gibt es für die Erkältungs-Prophylaxe hingegen keine rationalen Argumente.«

Vergleichsweise riesig ist hingegen der präventive Effekt eines erfolgreichen Nikotinentzuges. »Mit dem Rauchen aufzuhören ist wohl wirksamer als alle anderen Vorsorgemaßnahmen zusammen«, sagt dazu Klaus Koch vom Kölner Institut für Qualität und Wirtschaftlichkeit im Gesundheitswesen (IQWIG).

Macht es demnach überhaupt Sinn, der Allgemeinheit eine aus dem statistischen Durchschnitt abgeleitete Vorbeugebotschaft mitzugeben? Der Kölner Psychiater und Theologe Manfred Lütz bestreitet dies vehement. »Dazu ist der Mensch viel zu individuell, und es liegt zu vieles in den Genen verborgen, was wir gar nicht beurteilen können.« Man könne die Leute eine gewisse Zeit lang zwingen, doch danach kehrten jene, die sich nicht zu Sklaven des Gesundheitswahns machen lassen, aber stets wieder zu ihrem lieb gewonnenen Lebensstil zurück. »Denn die Freiheit unserer Gesellschaft beinhaltet immer auch die Freiheit zu einem ungesunden Lebensstil.«

Oder, wie es der tschechische Mediziner Petr Skrabanek, einer der intelligentesten Vordenker auf dem Gebiet der Präventionslehre, satirisch formulierte: »Ich rauche nicht, ich trinke nicht. Ich geh abends nie lange aus. Ich schlafe nicht mit Frauen. Ich ernähre mich gesund und betreibe regelmäßig Sport. Aber all das wird sich gewaltig ändern, wenn ich endlich aus dem Gefängnis rauskomme.«

2) Krankheit als »Reich des Bösen«

Niemand ist sicher. Der Angriff kann in jedem Moment und überall erfolgen: auf dem Parkplatz des Shopping-Centers, auf dem Golfplatz, beim Dösen im Liegestuhl. Die Gefahr nähert sich mit dem typischen penetranten Summen. Was könnte schlimmer sein als ein tödliches Virus, das von Stechmücken übertragen wird?

Wir schreiben das Jahr 2001, und es beginnt so, wie sich auch in Hollywoodfilmen stets die Katastrophen ankündigen: mit toten Vögeln. Im Central Park – mitten in New York – liegen tote Vögel im Gras. Eine Ärztin, die einige Jahre in den Tropen gearbeitet hat, äußert den Verdacht, es könne sich um das West-Nil-Virus handeln, das – wie der Name schon sagt – aus einer Region stammt, die weit entfernt von Amerika liegt. Militärärzte sammeln die Vögel ein und analysieren die Todesursache. Tatsächlich: Das West-Nil-Virus ist dabei, die USA zu erobern.

Seit dem Frühsommer 2001 war das neue Virus Dauerthema in den Nachrichten. Nach den Vögeln erwischte es die Pferde, und schließlich erkrankten auch die Menschen: Insgesamt wurden in diesem Jahr 66 Infektionen mit dem West-Nil-Virus gezählt, darunter zehn Todesfälle. Und die USA erbebten in einer gemeinsamen Welle der Angst.

Nach den Terrorattacken auf das World Trade Center im September war die Nervosität ohnehin allgegenwärtig. Noch dazu tauchten kurz darauf mit Anthrax-Sporen verseuchte Briefe auf, an denen insgesamt fünf Personen starben. Die USA glaubten sich inmitten eines Bioterror-Krieges, der von einer bösen Macht heimlich begonnen worden war. Und so standen in der Folge auch die Viren mit dem exotischen Namen unter Generalverdacht.

Ich war kurz nach den Anschlägen mit einem Kamerateam in den USA. Wir drehten einen Dokumentarfilm zum Thema Bioterror und erlebten ein Land in höchster Alarmbereitschaft. Speziell in Washington war das Militär allgegenwärtig. Hubschrauber kreisten am Himmel, ständig waren Polizeisirenen zu hören.

Einer unserer Interviewpartner war Randy Larsen, nationaler Sicherheitsberater von Präsident George W. Bush und Direktor des »Institute for Homeland Security«. Menschen wie dieser ehemalige Colonel der US-Airforce, der 400 Kampfeinsätze in Vietnam geflogen war, bestimmten nun die Politik der USA. Und mit einem professionellen, über 32 Jahre beim Militär geschulten Misstrauen widmete er sich nun den Gefahren des Biokrieges. Das West-Nil-Virus bereite ihm großes Kopfzerbrechen, sagte er. »Die Frage ist jetzt, ob das auf natürliche Weise eingeschleppt wurde, oder ob es die Irakis hier ausgesetzt haben.« Nichts stehe mit Sicherheit fest, außer dies: »Das wird ein langer Krieg werden – und er wird von den Terroristen mit Biowaffen geführt.«

Den Angriff der Viren beantworteten die Behörden mit Chemiebomben: Um den Moskitos den Garaus zu machen, wurde der Raum New York großflächig mit Pestiziden besprüht; von Flugzeugen aus, aber auch von speziellen Wagen, die mit Giftpumpen durch die Parks und Auen fuhren. Genützt hat es wenig. Im Jahr 2002 vervielfachte sich die Zahl der West-Nil-Opfer und sprang von 10 auf 284. Ein weiteres Jahr blieben die Todesfälle auf diesem Niveau und fielen dann wieder deutlich ab, auf weniger als 30 im Jahr 2009. Doch nun wurde bereits eine neue Virensau durchs Weltdorf getrieben: die Schweinegrippe.

Was machen die West-Nil-Viren seither? Bekommt Ihnen das Klima in den USA nicht mehr? Oder haben sich schlicht das öffentliche Interesse und damit auch der Fokus der Virenjäger anderem zugewandt? Mit der Folge, dass einfach weniger auf diese Viren getestet wird?

Vieles deutet genau darauf hin, zumal die West-Nil-Viren außerhalb der USA bisher noch nie für Aufregung sorgten. Seit Langem ist ihre weltweite Verbreitung bekannt, und sie sind in Südeuropa ebenso gegenwärtig wie in Afrika, den arabischen Ländern, in Indien und sogar in Australien. Mehr als 80 Prozent aller Infektionen verlaufen vollständig ohne Beschwerden, bei den restlichen treten grippale Symptome auf, die – wie die meisten Vireninfektionen – speziell bei älteren Menschen auch ernsthafte Folgen haben können.

Nichts ist einfacher, als in der Medizin den Teufel an die Wand zu malen. Sobald der Fokus erst einmal auf eine vermeintliche Gefahr gerichtet ist, erscheint diese als allgegenwärtig. Speziell bei den Viren funktioniert diese Methode hervorragend, weil ja ohne diese allgemeine Hysterie niemand nach ihnen suchen würde. Menschen sterben zu allen Zeiten, und Viren – egal welcher Art – sind dort vermehrt zu finden, wo die Abwehrkräfte bereits geschwächt sind. Ist ein allgegenwärtiges Virus aber zum Killervirus ausgerufen, finden sich sofort auch Todesopfer. Wenn ein Paranoider von der fixen Idee besessen ist, er werde von hinkenden alten Frauen verfolgt, so wird er mehrmals täglich hinkende alte Frauen sehen – oder dies zumindest vermuten. Dass von Seiten der Gesundheitsbehörden dieses Phänomen einmal als Anlass zur Selbstkritik genommen würde, habe ich – speziell von US-amerikanischer Seite – allerdings noch nie bemerkt. Und so wird damit fortgefahren, das unsichtbare Reich des Bösen nach Terrorverdächtigen abzusuchen, auch wenn das Grundproblem auf der eigenen Seite liegt.

Mitte 2008 wurde von der US-Staatsanwaltschaft die Akte Anthrax endgültig geschlossen. Keine ausländischen Bio-Terroristen hatten hinter den mit Milzbrandbakterien

verseuchten Briefen gesteckt, sondern Bruce Ivins, ein zum
Zeitpunkt der Anschläge 55 Jahre alter, frustrierter Wissenschaftler der US-Army, hatte sich im eigenen Waffenar-
senal bedient. Eine Analyse der Anthraxproben ergab, dass
diese aus den selbst gezüchteten Stämmen des Labors für
Biokampfstoffe in Fort Detrick, Maryland, stammten. Der
als strenggläubiger Katholik bekannte Ivins hatte die Briefe
speziell an Politiker geschickt, die sich für eine Liberalisie-
rung der Abtreibung ausgesprochen hatten. Zudem war er
verärgert, dass eine von ihm entwickelte Impfung gegen
Milzbrand wegen schwerer Nebenwirkungen vom Markt
genommen worden war. Als er immer stärker ins Visier des
FBI geriet, verübte er im Juli 2008 Selbstmord. Da die Iraker
keine Biowaffenfabriken besaßen, sich keine Pockenviren
am Schwarzmarkt besorgt hatten und auch keine Anthrax-
bakterien einsetzten, hatte sich ein weiterer Grund für den
Irakkrieg als hinfällig erwiesen.

Es ist bemerkenswert, dass nahezu alle Kollektivhysterien
der jüngeren Vergangenheit, die sich an der Furcht vor in-
fektiöser Welteroberung entzünden, ihren Ursprung in den
USA haben. Obwohl die Amerikaner weltweit den Takt in
der Medizin vorgeben, sind sie noch tief in einer Sichtweise
verfangen, in der Krankheit als ebenso reales Reich des Bösen
gilt wie die sogenannten »Schurkenstaaten«. Und wie beim
»Krieg gegen den Terror« wird auch bei einer vermeintlichen
Bedrohung aus dem Reich der Viren und Bakterien nicht
lange gefackelt.

Nach diesem Muster werden von hier aus die Strategien
gegen die neuen Weltseuchen organisiert. Beim West-Nil-
Virus gelang es noch nicht, die eigene Paranoia weltweit zu
exportieren, doch bei SARS, der Vogelgrippe und zuletzt bei
der Schweinegrippe lief bereits alles nach US-amerikanischen Regeln.

Und auch Colonel Randy Larsen ist nach wie vor als Nationaler Sicherheitsberater aktiv und jederzeit mit seinen Prognosen zur Stelle. Auf die Frage, welche Auswirkungen die Schweinegrippe-Pandemie für die USA haben wird, antwortete er im Mai 2009: »Denken Sie an einen gewaltigen Blizzard, der New York lahmlegt. Die Menschen sind vollständig eingeschneit, für zwei bis drei Tage bricht jeglicher Verkehr zusammen, das öffentliche Leben kommt zum Stillstand.« Larsen machte eine effektvolle Pause, um das Bild von der Katastrophe wirken zu lassen, und setzte dann fort: »Und jetzt stellen Sie sich vor, wie es sich fühlen würde, 18 Monate lang eingeschneit zu sein – dann wissen Sie, was uns bei der Pandemie erwartet.«[6]

Die Strategie der Angstmache

Es ist in der Tat verblüffend, wie leicht sich eine Gesellschaft durch die bloße Androhung von Krankheit einschüchtern lässt. Es genügt, ein paar spektakuläre Einzelfälle in den Medien groß herauszubringen, und wir denken sofort, die Gefahr lauere an der nächsten Ecke. Auch wenn es in Wahrheit wesentlich wahrscheinlicher ist, von einem Blitz oder einem Dachziegel erschlagen zu werden, als ernsthaft an einer dieser neuen Seuchen zu erkranken, wenn man ansonsten bei guter Gesundheit ist. Krankheit wird in unserem Denken immer mehr zu etwas, das von außen kommt, aus einem nicht näher definierten »Reich des Bösen«. Zu etwas, das uns hilflos überfällt und dem wir kaum etwas entgegensetzen können. Außer natürlich die Hilfsmittel der Medizin und der pharmazeutischen Industrie. Hier bereits beginnt das Marketing und muss, wenn es dann tatsächlich eine neue Krankheit mit neuen Arzneimitteln zu bewerben gilt, nur noch in der Intensität ein wenig hochgefahren werden.

Dieses Hochspielen der unsichtbaren allgegenwärtigen Gefahr funktioniert nach denselben Methoden, zu denen auch vor dem Golfkrieg gegriffen wurde: Fehlinformation, Stimmungsmache in den Medien, gepaart mit einer völligen Übertreibung der feindlichen Bedrohung. Die Propagandaschlacht mündete schließlich in einem präzise und kalt geplanten Feldzug. Und so wie es bei der Irakinvasion möglicherweise von Anfang an in erster Linie um die dortigen Ölfelder gegangen ist, geht es bei den modernen Pandemien auch in erster Linie um eine Konjunkturspritze für die notleidende Pharmaindustrie. Kollateralschäden sind hier wie dort nicht vermeidbar. Im Irak traf es die Zivilisten, die bei den Luftangriffen tausendfach Opfer des »friendly fire« ihrer Befreier wurden und bis heute bei jedem Marktbesuch fürchten müssen, dass sich neben ihnen jemand in die Luft sprengt. Und beim pharmazeutischen Großangriff auf die Viren sind es die bleibenden Nebenwirkungen der Medikamente und mangelhaft getesteten Impfstoffe, welche die tatsächliche Gefährlichkeit der Grippeviren wohl bei Weitem übertreffen.

Diese Tendenz hat sich in der Medizin mittlerweile selbst zu einer Art Seuche ausgeweitet, welche mittels des ständigen Heraufbeschwörens von Risiken ein immer höheres Bedürfnis nach Sicherheit erweckt – gleichzeitig aber überhaupt nicht in der Lage ist, dieses auch zu stillen. Gelassenheit und Selbstvertrauen haben im Umgang mit Krankheiten, und besonders im Umgang mit Gesundheit, großteils ausgedient. Das gilt für alle Bereiche der Medizin: Beispielsweise für die Schwangerschaft, die heute längst von einer Zeit der »guten Hoffnung« zu einer Zeit des bangen Abwartens geworden ist. Ebenso für die Früherkennung, die umso mehr entdeckt, je genauer hingesehen wird. Und wo jede Abweichung von der Normalität als Gefahrensignal für eine schlimme Entwicklung zu Krebs und frühem Tod interpretiert wird.

Die USA sind momentan nicht nur die einzige Weltmacht, sie besitzen auch in der Medizin eine globale Vormachtstellung. Die Vereinigten Staaten dominieren die WHO, beherbergen die größten Pharmakonzerne und sind in der Forschung meilenweit voran. Hier wurden ganze Krankheitsbilder neu erfunden und medizinische Strategien in rund um die Uhr besetzten »War Rooms« festgelegt. Das Gefährliche an dieser Auffassung von Medizin ist ihr Schwarz-Weiß-Denken, gespickt mit einer paranoiden Risikoabschätzung. Das »Reich des Bösen« existiert in dieser Sichtweise nicht nur im Iran oder in Nordkorea, sondern auch im Reich der Zellen, die jederzeit entarten oder dem finsteren Einfluss von Viren und Bakterien unterliegen können. Deshalb gilt der Präventivschlag als Mittel der Wahl. Doch genauso wie im realen Krieg in Afghanistan oder Irak ist auch in den medizinischen Feldzügen der angerichtete Schaden meist deutlich größer als der Gewinn.

TIPPS ZUR SELBSTVERTEIDIGUNG:

Die schlimmsten Feinde der pharmazeutischen Industrie sind die Selbstheilungskräfte. Deshalb versuchen ihre PR-Büros und Marketingagenten auf vielfältige Weise das Vertrauen in diese Mechanismen, die jedem Laien gratis zur Verfügung stehen, zu untergraben. Erst wenn jedem klargemacht wurde, dass ein funktionierendes Immunsystem so chancenlos ist wie ein Amateurkicker, der Cristiano Ronaldo den Ball abnehmen möchte, und erst, wenn tief verinnerlicht ist, dass wirkliche professionelle Hilfe nur von außen kommen kann – nämlich aus den Hightech-Labors der modernen Wissenschaft –, dann lässt sich gutes Geld verdienen.

Was wir dagegen tun können?

Uns gegenseitig Mut machen, beruhigen, Erfahrungen austauschen und vor allem: herzhaft lachen. Lachen wir sie doch einfach aus, diese Schmierenkomödianten, wenn sie wieder einmal angestrengt versuchen, aus dem Nichts eine Hysterie aufzublasen!

3) Kunstfehler, Fehldiagnosen: Krank durch Medizin

Allzu oft ist die Medizin erst hinterher klüger: nämlich bei der Obduktion. Bei rund einem Drittel aller verstorbenen Klinikpatienten werden die Leiden nach Einschätzung der Bundesärztekammer falsch diagnostiziert, und in rund 15 Prozent der Fälle hat die Fehldiagnose den Tod des Patienten zumindest mit verursacht. Ebenso dramatisch ist die Zahl der Behandlungsfehler: Unter 17 Millionen Eingriffen, die jährlich in Deutschlands Kliniken durchgeführt werden, passieren rund eine halbe Million mehr oder weniger grobe Schnitzer. Nur die wenigsten davon fallen im System überhaupt auf – oft bleibt nur ein vager Verdacht, der nicht bewiesen werden kann. Handelt es sich um einen Kunstfehler, oder war gar die ganze Diagnose falsch?

Gerade in der Hochrisikobranche Medizin passieren immer wieder Kunstfehler. Eine Kultur des Vertuschens und Verdrängens verhindert bisher allerdings, dass das System aus den Fehlern lernt. Doch hinter jedem Fehler steht das Schicksal eines Patienten und seiner Familie.

Zwei einfache Operationen

Die vierjährige Vanessa litt häufig an Mittelohrentzündungen und sollte deshalb an den Mandeln operiert werden. Alle Blutbefunde lagen im normalen Bereich, eine Allergie war nicht bekannt. Die ärztliche Untersuchung vor der Operation ergab, dass Vanessa ein rundum gesundes Kind war.

Da für die Mandelentfernung eine Vollnarkose vorgesehen war, prüfte der Anästhesist das Narkosegerät. Es handelte

sich um eine rund 20 Jahre alte »Sulla 808 V«. Die Geräte-
probe verlief unauffällig, also wurde die Narkose eingeleitet.
Vanessa schlief rasch ein. Da bemerkte die Kinderärztin, dass
die am Zeh gemessene Sauerstoffversorgung binnen kurzer
Zeit von 100 auf 85 Prozent abgefallen war. Sie und der Anästhesist standen vor einem Rätsel und riefen einen weiteren
Arzt zu Hilfe. Der tauschte den Tubus durch einen größeren
aus – es war noch immer keine Beatmung möglich. Zwei weitere Ärzte kamen hinzu. Nun begann auch die Herzfrequenz
bedrohlich abzusinken. Ein Mediziner vermutete eine Beein-
trächtigung der Atemwege durch einen Fremdkörper, doch
er fand nichts. Adrenalin und andere Medikamente wurden
intravenös verabreicht. Mittlerweile war die Sauerstoffsätti-
gung auf lebensgefährliche 20 Prozent gefallen, der Puls lag
nur noch bei 40 Schlägen. Der Stress war enorm. Die Ärzte
riefen durcheinander, einer begann mit Herzdruckmassage
zur Wiederbelebung des Kindes. Noch zwei weitere Kollegen kamen hinzu. Laut Narkoseprotokoll waren bis zu diesem Zeitpunkt bereits 40 Minuten vergangen. Nun erst kam
einer der Mediziner auf die Idee, für die Beatmung nicht das
Narkosegerät, sondern einen simplen manuellen Beatmungs-
beutel zu verwenden. Damit gelang im Nu eine ausreichende
Luftversorgung, die Herzfrequenz stieg auf normale Werte
an. Während der manuellen Beatmung wurde ein anderes
Beatmungsgerät geholt und angeschlossen: Tatsächlich, nun
ließ sich problemlos beatmen. Das Narkosegerät war also
defekt gewesen. »Es hat also 40 Minuten und ein halbes Dutzend Ärzte gebraucht, um die simpelste aller Lösungen gegen
Sauerstoffmangel zu finden«, heißt es in der Stellungnahme
der Schlichtungsstelle für Arzthaftpflichtfragen, »manuelle
Beatmung.«

Die Ärzte warteten verzweifelt, dass Vanessa aus der Narkose erwachen und der Albtraum glimpflich vorübergehen
würde. Doch es war bereits viel zu spät: Das Kind hatte durch

den Sauerstoffmangel starke Hirnschäden erlitten, auf der Intensivstation traten Krämpfe auf, der Zustand verschlechterte sich. Monatelang befand sich das bis vor Kurzem noch völlig gesunde Mädchen im Koma, bis es schließlich an einer Lungenentzündung starb. Beim Narkoseapparat Sulla war in der Zwischenzeit ein Ventildefekt festgestellt worden.

Das von der Schlichtungsstelle in Auftrag gegebene Gutachten listet in aller Ausführlichkeit auf, was hier in den endlosen Schrecksekunden des Unglückstages alles schiefgegangen war: vom falsch durchgeführten Gerätetest bis hin zur Unfähigkeit der versammelten Ärzte, den einfachsten Gedanken zu denken: dass auch die Technik in einem Hightech-Operationssaal einmal versagen kann.

Meist liegt die Faktenlage aber bei Weitem nicht so eindeutig, wie das Beispiel des Konstanzer Familienvaters Uwe F. zeigt. Der Enddreißiger arbeitete als Klimatechniker, im steten Wechsel zwischen Gefrierkammer und heißem Geräteraum. Immer häufiger litt er an Rückenproblemen und Hexenschuss-Attacken, bis ein Orthopäde ihn auf die Idee brachte, einen Eingriff an den Bandscheiben durchführen zu lassen. »Er bezeichnete sich selbst als sehr erfahren, riet mir euphorisch zum Eingriff und schilderte die Risiken der Operation als minimal.« Uwe F. ließ sich überreden – und das Ergebnis war katastrophal. Anstelle eines Schnittes von 3 bis 5 Zentimeter, wie der Orthopäde gesagt hatte, maß seine Operationsnarbe entlang der Wirbelsäule 14 Zentimeter. Zwei Jahre lang war der Techniker vollständig ans Bett gefesselt, musste seinen Beruf aufgeben und ist erst über mühselige Rehabilitation heute zumindest wieder in der Lage, sich halbwegs zu bewegen oder mit dem Rad zu fahren. »Ich habe erst nach der Operation erfahren, dass der Orthopäde die Risiken schamlos heruntergespielt hat – und dass er selbst keinesfalls so erfahren war, wie er sagte, sondern ein Arzt in Ausbildung.«

Die Klagenlawine rollt

Insgesamt zeigt die Klagekurve steil nach oben, nicht zuletzt, weil sich immer mehr Rechtsanwälte auf Kunstfehler spezialisieren. Die Palette der Verfehlungen, die unter diese Definition fallen, ist breit. Von dem klassischen Fall der auf der falschen Seite entfernten Niere bis zum handwerklichen Fehler beim Eingriff selbst. Was einst nur aus den USA bekannt war, wird zunehmend Methode. Immer mehr Patienten gehen gegen ihre Ärzte vor. Die Prämien für deren Haftpflichtversicherung steigen. Ärzte, denen öfter etwas passiert, sehen sich mit der Kündigung konfrontiert.

Um diese Lawine im Vorfeld etwas zu bremsen, wurden Schlichtungsstellen eingerichtet. Auch um die oft maßlos wütenden und enttäuschten Patienten zu beraten und über ihre Prozessrisiken aufzuklären, bevor sie einen möglicherweise ruinösen Rachefeldzug starten. Mehr als 10 000 Anträge gehen bei den Schlichtungsstellen jährlich ein; derzeit sind rund 40 000 Beschwerden anhängig. In etwa einem Drittel der abgeschlossenen Fälle wurde tatsächlich ein Fehlverhalten der Mediziner festgestellt, was wiederum die Voraussetzung für Schadenersatzansprüche ist.

Die häufigsten Behandlungsfehler in der ärztlichen Praxis passieren laut Statistik der Schlichtungsstellen bei bösartigem Brustkrebs, bei Brüchen der Hand und bei Rückenschmerzen. Die Spitze der Beklagten bildeten die Orthopäden vor den Hausärzten. In den Kliniken betreffen die meisten Fälle Knochenbrüche, beginnend beim Hüftgelenk über Unterschenkel und Sprunggelenk bis zum Oberschenkel. Diese Häufung im Bereich des Knochenbaus hat vor allem damit zu tun, dass im Fall von Frakturen Fehler leicht nachweisbar seien, erklärt Walter Schaffartzik, der Vorsitzende der Schlichtungsstelle für Arzthaftpflichtfragen in Norddeutschland. Bei organischen Krankheiten sei dies oft nicht der Fall. Auch bei der Notfallmedizin gebe es kaum Beschwerdefälle.

»Wir machen bestimmt auch dort Fehler, das kann gar nicht anders sein«, so Schaffartzik. Das meiste davon scheint nach wie vor in einem undurchdringlichen Dschungel verborgen.

Kunstfehler passieren täglich

Es ist jetzt fünfzehn Jahre her, seit eine Studie der Harvard-Universität weltweite Schlagzeilen machte, in der eine zufällig erhobene Stichprobe von Fallberichten akribisch genau auf alle Aspekte der Behandlungsqualität untersucht wurde. Die Forschergruppe um Lucian Leape wies nach, dass Kunstfehler keineswegs exotische Ausnahmen sind, sondern geradezu alltäglich. Umgerechnet auf Deutschland ergaben die US-Zahlen, dass in unseren Krankenhäusern jährlich mit rund 300 000 Schadensfällen und etwa 30 000 Todesfällen gerechnet werden muss – dreimal mehr als in durchschnittlichen Jahren an Verkehrsopfern zu beklagen sind.

Die allerwenigsten Behandlungsfehler und Komplikationen werden derzeit überhaupt als solche erfasst. »Sehr oft herrscht in der Medizin eine Art Null-Fehler-Mentalität und die Vorstellung, dass hier Fehler nicht vorkommen dürfen«, kritisiert der Schweizer Qualitätsmanager Marc-Anton Hochreutener. Hinzu kommt eine Schuldkultur, die bei jedem Vorkommnis einen »Bösen« sucht, als wäre damit jeder Vorfall ungeschehen zu machen. In Wahrheit, so Hochreutener, sei der Medizinbetrieb ein Hochrisikounternehmen – und derartige Vorstellungen völlig weltfremd.

Erst langsam stellen sich die Medizinsysteme auf die Realität ein. Etwa mit der Schaffung von spezialisierten Task-Forces: Experten, die von Abteilung zu Abteilung gehen und die Erfahrungen der Ärzte und des Pflegepersonals protokollieren und daraus Verbesserungsvorschläge konzipieren. Auch mit Fehlermeldesystemen wird experimentiert. Beispielsweise auf Intranet-Basis mit einem Critical Incident

Reporting System (CIRS; »Meldesystem für gefährliche Vorfälle«), wo Erfahrungen geteilt werden und es, so wie in der Fliegerei oder in der Nuklearindustrie, verpönt ist, einen Fehler oder eine kritische Situation nicht zu melden, weil alle davon lernen können – und damit die kritische Erfahrung des einen vielen anderen hilft. Allzu oft muss in der Hochrisikobranche Medizin hingegen ein Fehler viele Male wiederholt werden, bis das System überhaupt Notiz davon nimmt.

Fehlermeldesysteme leben vom »Just-tell-it«-Prinzip, vom Darüberreden. Wenn ein Arzt, der einen Fehler eingesteht, dafür allerdings Strafen zu erwarten hat, so ist das schon a priori das Ende jedes Meldesystems. Niemand stellt sich freiwillig selbst an den Pranger, am allerwenigsten die Ärzteschaft.

Wie die Situation derzeit ist, erlebte der österreichische Patientenanwalt Gerald Bachinger am Fall eines erfahrenen Oberarztes. »Er hat einer 80-jährigen Patientin eine falsche Blutkonserve gegeben und meldete sich, gemeinsam mit seinem Vorgesetzten, bei uns, um sich über die richtige Vorgangsweise zu informieren.« Bachinger empfahl die offensive Einbindung der Angehörigen. Der schwere Fehler verlief glimpflich, die alte Dame überlebte. Sie und ihre Kinder akzeptierten die Entschuldigung des Arztes. »Alles schien vorbildlich gelaufen«, erzählt Bachinger, »doch nach einem Monat erfuhr der Träger des Krankenhauses von dem Vorfall und sprach umgehend die fristlose Entlassung des Oberarztes aus.« Erst mit mühsamen Interventionen konnte diese Entscheidung rückgängig gemacht werden.

Ähnlich erging es einem Berliner Brustkrebsspezialisten, bei dessen Patientin eine offene, über Monate nicht heilende Wunde aufgetreten war. Bei einer Untersuchung wurden schließlich zwei Tupfer in der Wunde gefunden, die offenbar bei der Operation dort vergessen worden waren. »Von einem Tag auf den anderen wurde ich behandelt wie ein Verbrecher«, erklärte mir der beschuldigte Chirurg, der anonym bleiben möchte. Die Medien berichteten über den Fall, und in der Folge wurde von der Klinikleitung ein Operationsverbot über ihn verhängt. »Mein Ruf wurde schwerstens beschädigt – und bis heute, Monate nach dem Vorfall, hat niemand von der Untersuchungskommission mit mir Kontakt aufgenommen.« In Wahrheit, so der Arzt, könnten die Tupfer gar nicht von ihm stammen, da sie nicht von dem Typ seien, wie sie in der Klinik, in der er operiert hat, verwendet werden. Abgesehen davon, so der beschuldigte Arzt, sei es bezeichnend, wie das System mit Fehlern umgeht. Weder mit der Patientin noch mit dem Beschuldigten wurde fair verfahren. »Wenn mir so etwas tatsächlich passiert wäre, hätte ich offen mit der Patientin gesprochen, mich herzlich bei ihr entschuldigt und Schmerzensgeld angeboten.« So wie das aber nun gelaufen sei, würden alle Kollegen, die von dem Fall hören, bloß dauerhaft abgeschreckt, zu ihren Fehlern zu stehen. »Damit wird das Vertuschungssystem erst richtig angeheizt.«

Dabei scheint es kaum vermeidbar, dass ab und zu etwas im Patienten vergessen wird. Eine im *New England Journal of Medicine* veröffentlichte Arbeit schätzt, dass in jeder größeren Klinik einmal pro Jahr so ein Fall vorkommt. Schuld daran tragen Chirurgen, die den Arbeitsplatz nicht ordentlich aufräumen, in Kooperation mit Assistenten, die sich am Ende des Eingriffs beim Material verzählen. Die genaue Analyse der Ereignisse ergab, dass das höchste Risiko bei Notfalloperationen besteht. Hier wird neunmal häufiger etwas vergessen als bei geplanten Eingriffen. Bei dicken Patienten ist das Risiko um 10 Prozent erhöht. Als Vorsichtsmaßnahme empfehlen die Autoren, dass nur radiologisch markiertes Material verwendet wird und alle Patienten nach Notoperationen noch einmal abschließend unters Röntgengerät geschoben werden.

Der Bedarf für Qualitätssicherung sei jedenfalls riesengroß, erzählte mir der auf Medizinrecht spezialisierte Wiener Jurist Manfred Roland. »Ich übernehme bald keine Kunstfehlerklagen mehr«, stöhnte er. »Denn das verdirbt einem die Lebensfreude, wenn man ständig mit der unglaublichen Menschenverachtung dieses Berufsstandes zu tun hat.« In erster Linie, so seine Einschätzung, hat das Fehlverhalten der Ärzte finanzielle Gründe. »Ich rate allen meinen Freunden, dass sie unbedingt verschweigen, wenn sie eine private Zusatzversicherung haben, denn das ist lebensgefährlich.« Sobald die Ärzte das Geld riechen, so die Erfahrung Rolands, würden alle möglichen sinnlosen Eingriffe geplant.

Aber auch handfeste psychische Krankheiten können das Leben der Patienten gefährden, warnt der Harvard-Experte für Kunstfehler, Lucian Leape[7]. »Mindestens ein Drittel der Ärzte«, so Leape, »erleben im Lauf ihrer Karriere eine Phase, in der sie für andere gefährlich werden.« Depressionen, Angststörungen, beginnende Demenz, aber auch die Abhängigkeit von bestimmten Substanzen wirken sich negativ auf die berufliche Tätigkeit aus. Dazu kommen noch arbeitsbedingte Ursachen wie Müdigkeit, Stress und der leichte Zugriff auf Medikamente. Das Lebenszeitrisiko von Depressionen liegt in der Allgemeinbevölkerung bei 16 Prozent, in der Ärzteschaft wesentlich höher, wie die bei männlichen Ärzten um 40 Prozent und bei Frauen sogar um 100 Prozent höhere Selbstmordrate zeigt. In einer größeren Klinik gäbe es im Schnitt immer ein bis zwei »dyskompetente« Kollegen. Diese zu erkennen sei allerdings alles andere als leicht, da psychische Störungen in der Regel im Beruf zuletzt manifest werden, nachdem sie zuvor bereits das Ehe- und Privatleben zerstört haben. Lucian Leape gibt Hinweise, wie Klinikleitung, Kollegen und Patienten psychisch kranke Ärzte erkennen können: Sie gebrauchen häufig eine respektlose Sprache, erniedrigen anderes Personal, neigen zu Wutausbrüchen, werfen mit Instrumenten um sich oder kritisieren andere

Kollegen vor den Patienten. Mindestens einmal jährlich, so der Vorschlag der Harvard-Gruppe, müsse die psychische Gesundheit der Ärzte vertraulich evaluiert und die Beschwerden von Personal und Patienten ausgewertet werden. Konsequent durchgesetzt, könnte Qualitätskontrolle damit auch kriminelle oder unfähige Ärzte identifizieren. Eine Gruppe britischer Anästhesisten unternahm dazu eine originelle Studie, in der sie ihr betriebsinternes Kontrollsystem testete. Dazu trugen sie pro Monat einen erfundenen Patienten in die Operationsbücher ein und ließen ihn sterben. Nach acht Monaten schlug das Kontrollsystem Alarm. Das scheint auf den ersten Blick nicht sehr bedeutsam, dennoch waren die Autoren der Studie zufrieden, weil diese »virtuellen Patienten« ja nirgendwo – außer in der EDV – Spuren hinterlassen hatten. Wenn man zusätzlich bedenkt, dass ein krimineller Mediziner wie der Serienmörder Harold Shipman, ein britischer Hausarzt, der etwa 250 Morde begangen hat, erst nach mehr als zwei Jahrzehnten durch Zufall überführt wurde, so ist die Erfolgsrate nicht schlecht.

Praxisnäher wäre allerdings die Verpflichtung der Abteilungen, ihre konkreten Ergebnisse zu veröffentlichen. Da könnte sich ein Patient, der eine bestimmte Operation vor sich hat, vorab informieren, wo die Erfolgsraten am besten sind und die nötige Erfahrung mit komplizierteren Eingriffen vorhanden ist. »Das gehört allerdings ordentlich vorbereitet«, erklärt Patientenanwalt Bachinger. »Denn in den USA hat das in der Testphase dazu geführt, dass nur noch topfitte Patienten aufgenommen wurden, damit der gute Schnitt der Klinik nicht gefährdet würde.« Der allgemeine Gesundheitszustand der Patienten müsste für die Beurteilung des Eingriffs bei der Ergebnisveröffentlichung also berücksichtigt werden.

Der Fokus müsste auch nicht unbedingt immer auf das Negative gerichtet sein. Das Kontrollsystem deutscher Qualitätssicherer schlug beispielsweise auch bei einer Abteilung für Herzchirurgie an, wo bereits das zweite Jahr in Folge eine Sterblichkeitsrate von unter einem Prozent gemeldet wurde, diese im allgemeinen Schnitt aber fast viermal so hoch lag. Die skeptischen Prüfer dachten zuerst an einen Meldefehler. Doch dann fanden sie eine Abteilung vor, in der alle Abläufe wie am Schnürchen funktionierten und die Abstimmung unter den einzelnen Disziplinen perfekt war. Auch daraus kann man lernen.

TIPPS ZUR SELBSTVERTEIDIGUNG

Wenn ein Verdacht auf ärztliche Behandlungs- oder Kunstfehler besteht, ist es der schlechteste Weg, voller Empörung zum nächsten Anwalt zu laufen, damit dieser Klage einreicht.

Seit 1975 sind bei den Ärztekammern Gutachterkommissionen und Schlichtungsstellen eingerichtet, die Patienten eine – nach eigenen Angaben – weitgehend unabhängige Expertenbegutachtung und außergerichtliche Streitschlichtung anbieten. Zwar werden diese Stellen von Ärzteseite organisiert und über Zuschüsse der Ärzte-Haftpflicht bezahlt, dennoch genießen die Schlichtungsstellen einen recht guten Ruf. Vielleicht weil sie um diesen Interessen-Spagat selbst am besten wissen und deshalb besonders um Neutralität bemüht sind. Besser gelöst, weil unabhängig von Ärzteinteressen, ist die Situation in Österreich, wo in jedem Bundesland eine öffentlich finanzierte Patientenanwaltschaft eingerichtet ist.[8]

Daneben gibt es einige von Patientenseite organisierte Beratungsstellen, etwa die »Unabhängige Patientenberatung Deutschland«[9] mit 22 regionalen Beratungsstellen oder den auf Kunstfehler spezialisierten »Allgemeinen Patienten-Verband e.V.«.[10]

4) Die wahre Bedeutung des Placeboeffekts

Der Begriff Placebo für ein Scheinmedikament ist seit den vierziger Jahren gebräuchlich. »Ich werde gefallen«, verspricht die Übersetzung, und das ist nicht übertrieben. Placebos wirken, sehr zur Verwunderung der meisten Mediziner, die achselzuckend von der Kraft der Einbildung sprechen, von Aberglauben und den Abgründen des simplen Gemüts. Dabei verdankt die Medizin dem Placeboeffekt einiges von ihrem im Lauf der Jahrhunderte erworbenen guten Ruf. »Ärzte geben Medikamente, von denen sie wenig wissen, in Menschenleiber, von denen sie noch weniger wissen, zur Behandlung von Krankheiten, von denen sie überhaupt nichts wissen«, lästerte Voltaire noch zu Recht.

Schon der griechische Philosoph Platon hatte den Placeboeffekt verstanden und lehrte, dass Worte durchaus die Kraft haben, Kranke zu heilen. Auch sei es für Ärzte völlig in Ordnung, Patienten über ihre Heilungschancen zu belügen, damit diese nicht die Hoffnung verlieren. Tatsächlich hätte wohl kaum eine der damals gängigen Heilmethoden ein objektives Prüfverfahren überstanden. Bis weit in die Neuzeit beschränkten sich die Behandlungstechniken darauf, den Patienten Abführmittel zu verabreichen, sie zum Erbrechen oder zum Schwitzen zu bringen, sie zu erschrecken, zu stechen oder mit Saugnäpfen und Blutegeln zu traktieren. Die Quacksalber verwendeten Eidechsenblut, Krokodilkot, Schweinezähne und Froschsperma. Es scheint fast ein Wunder, dass von den derart gequälten Patienten am Ende doch die meisten die ärztliche Behandlung überlebten. Die Meriten sahnten – der Placebowirkung sei Dank – die Herren

Doctores ab. Quer durch alle Kulturen, ob sie sich nun Schamanen, Bader oder Medizinmänner nannten.

Noch im letzten Jahrhundert wurde die wissenschaftliche
Überprüfung einer Methode überaus leger gehandhabt. »Als
ich in den dreißiger Jahren Medizin studierte«, erinnert sich
Richard Doll, Ehrenmitglied der Oxford University, »zeigten uns die Professoren bloß ihre Forschungsergebnisse und
erklärten uns dann, warum diese den Ergebnissen anderer
Professoren weit überlegen seien.«[11] Keine Vergleichsgruppe,
keine normierten Bedingungen, nichts war nachprüfbar. Das
Wort des Professors musste genügen.

Die erste placebokontrollierte Studie führte vor knapp
60 Jahren das britische Medical Research Council durch. An
eine Gruppe Tuberkulosekranker wurden nach dem Zufalls-
prinzip Antibiotika oder Scheinmedikamente ausgegeben.
Die Verwunderung war groß, als sich auch in der Placebogruppe Erfolge einstellten. Seither gilt ein neues Medikament nur dann als praxistauglich, wenn es die Ergebnisse des
Placebos signifikant übertrifft. Mit der Erkenntnis, dass das
größte Verfälschungsrisiko bei einer Studie vom Forscher
selbst ausgeht, wurden die Verblindung und die Zufallszu-
teilung in die Studiengruppen eingeführt. Weder Patient
noch Arzt sollten wissen, ob sie es mit Placebo oder mit echtem Wirkstoff zu tun haben. Seine erste große Bewährungs-
probe bestand das neue Studiendesign 1954, als in den USA
die Impfung gegen Polio an mehr als 600 000 Schulkindern
getestet wurde. Die Impfung bewies dabei eine Schutzwirkung von mehr als 80 Prozent.

Worauf sich die – seither tausendfach bestätigte – Wirksamkeit der eigentlich wirkungslosen Zuckerpillen im Detail
stützt, wusste lange Zeit niemand zu sagen. Inzwischen aber
konnten Forscher mittels Gehirnstromanalysen nachweisen,
dass allein das Ritual der Behandlung und der Glaube an die
Heilkraft einer Pille konkrete Reaktionen in den Zell- und

Gewebestrukturen des Organismus auslösen können. Was Iwan Pawlow bei seinem Hund mit der Konditionierung durch ein Glockensignal erreichte, funktioniert auf vielfältige Weise auch beim Menschen. Neben der Ausschüttung körpereigener, morphiumähnlicher Substanzen sind inzwischen eine ganze Reihe weiterer Wirkmechanismen identifiziert worden: Placeboalarmierte Stressbremsen lassen allergische Hautausschläge verschwinden, placebogerüstete Kämpfer des Immunsystems besiegen Bakterien und heilen in der Folge sogar hartnäckige Magengeschwüre. Über eine gezielte Hormonmodulation beginnen in der Placebogruppe sogar Haare wieder zu wachsen.

Ärzte sind Teil der Therapie

»Das Gehirn ist der selbstständige, eigenwillige Apotheker des Körpers«, erklärt Irving Kirsch, Professor für Psychologie an der britischen Universität Hull. »Je nach individueller Erwartung und nahezu ohne Kontrollmöglichkeit durch den bewussten Verstand verteilt es seine Drogen im Organismus.« So zielgenau und in so minimaler Dosierung, dass daneben ein pharmazeutischer Wirkstoff wie ein Schuss mit der Schrotflinte anmutet. Doch auch ein Medikament mit echten Wirkstoffen ist nie für sich allein wirksam, sondern wird von innen mit der Ausschüttung von Hormonen und Botenstoffen begleitet. »Wir müssen deshalb achtgeben, dass wir diesen Mechanismus nicht von außen gefährden«, erklärt der Essener Verhaltensimmunbiologe Manfred Schedlowski. »Wir legen viel zu viel Wert auf Technik, anonyme Messwerte und die alles regulierenden Leitlinien. Wir müssen endlich die sprechende Medizin viel besser honorieren.« Ansonsten, so Schedlowski, drohe der Noceboeffekt (»Ich werde schaden«), weil ein missmutiger, hektischer oder depressiv wirkender Arzt sogar den erwiesenen Nutzen von

Heilmitteln zerstören kann: »Schon an den Universitäten muss den Studenten gelehrt werden, dass sie selbst als Ärzte ein wichtiger Teil der Therapie sind. Ein effektiv genutzter Placeboeffekt führt zu glücklichen und gesunden Patienten«, ergänzt Brian Olshansky, Kardiologe und Placeboexperte der Universität Iowa. »Sehen Sie dagegen, wohin sich unsere Medizin entwickelt mit ihrer gesichtslosen kalten Armee von Protokollsklaven, wo Apparate und Pillen die menschliche Wärme ersetzen.«

Wie ernst die Lage speziell in den Kliniken bereits ist, zeigte eine im September 2007 präsentierte Studie, an der Ärzte aus sieben Ländern teilnahmen. Deutschland fiel besonders auf, weil nirgendwo sonst die Mediziner ihr eigenes Arbeitsumfeld so negativ und kritisch bewerteten. Dies korrespondiert auffällig mit der Unzufriedenheit der Patienten. Deutsche erhalten zwar im internationalen Vergleich ihre Behandlung besonders zügig und müssen wenig zuzahlen, doch die Hälfte der Patienten gibt an, sie fühlten sich von ihrem Arzt nicht ernst genommen, seien unzureichend aufgeklärt worden und wüssten wenig über Sinn und Zweck ihrer Therapie. In den Niederlanden und Großbritannien meinen das nur 30 Prozent.

»Die Beherrschung des Placeboeffektes ist integraler Bestandteil der ärztlichen Kunst«, sagt der Wiener Pharmakologe Michael Freissmuth. Nebensächlich sei dabei, wie dieser Effekt auf Molekülebene im Organismus genau wirkt. Schulmediziner seien demnach selbst schuld, wenn die Patienten lieber zu Homöopathen oder Wunderheilern gehen, nützen sie doch den Placeboeffekt zu wenig.

Auch die ersten Unikliniken haben die Bedeutung der Schauspielerei im Arztberuf erkannt. In Heidelberg wird bei der Ausbildung der Medizinstudenten – erstmals im deutschen Sprachraum – auch auf das Erlernen praktischer Fähigkeiten im konkreten Umgang mit den Patienten Wert gelegt.

Eine Reihe von Laien steht als Schauspieler zur Verfügung. Die Studenten trainieren bei ihnen den Umgang mit heiklen Situationen: das Überbringen einer Todesnachricht ebenso wie die optimale Ausnützung des Placeboeffektes.

Unter diesen Gesichtspunkten erscheint auch der Erfolg verständlicher, den manche Schamanen und Wunderheiler vorzuweisen haben. Wenn ein philippinischer Wunderdoktor durch die Bauchdecke greift, in den Gedärmen wühlt und dem völlig geschockten Patienten schließlich ein Stück verfaultes Fleisch – als sichtbare Verkörperung der Pein – vor die blasse Nase hält, löst er den stärksten Placeboeffekt aus, der sich denken lässt. Der Wunderheiler ist sich dabei durchaus bewusst, dass er in erster Linie Schauspieler ist. Je eindrucksvoller seine Vorstellung, desto eher wird beim Patienten ein Heilprozess in Gang gesetzt. »Im Prinzip«, erklärt der US-Psychiater Dan Molerman, »ist es völlig egal, ob der Typ einen weißen Kittel hat oder eine Federboa mit Knochenamulett. Er muss bloß imstande sein, den Abwehrkräften seines Patienten einen ordentlichen Schub zu versetzen.«[12]

Was »Scharlatanerie« bewirken kann, wurde bereits mehrfach wissenschaftlich untersucht. Edzard Ernst, Inhaber eines Lehrstuhls für Komplementärmedizin an der britischen Universität Exeter, ließ in einer Studienreihe fünf Schauspieler die Gesten und Rituale ihrer »spirituell erleuchteten« Kollegen trainieren und dann als »Geistheiler« chronische Schmerzpatienten behandeln. Die Erfolge waren großteils verblüffend. »Wir hatten beispielsweise eine Frau, die seit fünf Jahren auf den Rollstuhl angewiesen war. Mittlerweile ist sie fast schmerzfrei und kann wieder gehen«, berichtet Ernst und fügt hinzu: »Ein Medikament, das chronische Schmerzpatienten ähnlich effektiv zu heilen vermöchte, wäre zweifellos ein Bestseller.« Damit erscheint auch die seit Langem geführte Diskussion um viele alternative Heilmethoden in einem neuen Licht. Die Behauptung »Alles nur

Placebo« mag in vielen Fällen stimmen. Aber, dreht Ernst das Argument um, »manche Placebos sind so wirksam, wie man das Arzneimitteln nur wünschen kann«.

Im Lauf der letzten Jahrzehnte beobachteten die Forscher eine langsame, aber stetige Zunahme der Placebowirkung. »Wir haben dann bemerkt, dass dies an den immer aufwendigeren Forschungsprotokollen liegt«, erklärt der Göttinger Hirnforscher Gerald Hüther. »Je intensiver sich die Ärzte um die Studienteilnehmer kümmern, desto stärker ist die Placeborate.« Die enorme Wirksamkeit von Zuwendung ist die vielleicht wichtigste Lehre, die aus der Placeboforschung in den klinischen Alltag übernommen werden kann. Keith Block, seit 30 Jahren Krebsarzt und Leiter des Block Center in Evanston, Illinois, hat sie zum fixen Verhaltenskodex für seine Mitarbeiter gemacht: »Oft wirken schon ganz banale Regeln des täglichen Umgangs«, fasst Block zusammen. »Die Patienten wollen ernst genommen werden, sie möchten, dass der Arzt sie beim Namen kennt, Zeit für sie hat und dass er sie anschaut, wenn er mit ihnen redet.«[13] Dinge, die im Massenbetrieb allzu oft als unwichtig und nicht durchführbar abgetan werden.

Eine optimistische, freundliche Grundhaltung ist Pflichtprogramm, negative Aussagen über eine Krankheit hingegen sind strikt tabu. »Patienten, die mit einer hoffnungslosen Prognose eingeliefert werden«, beobachtete Block, »sterben viel schneller als Patienten, die im selben Krankheitsstadium sind, denen aber niemand das Todesurteil ausgesprochen hat.«

Die Kunst der Alternativmedizin

Der Placeboeffekt wird oft als Beweis dafür missbraucht, wie leichtgläubig Patienten sein können und wie enorm die »Einbildung« bei Krankheit und Gesundheit die Grenzen verschwimmen lässt. Hingegen zeigt die aktuelle Placebo-forschung, wie wichtig es für die moderne Medizin wäre, sich diesem Phänomen intensiver zu widmen, übersteigt die Wirkung von Placebos doch jene der meisten Arzneimittel. Das hat allerdings nichts mit Aberglauben zu tun, sondern liegt daran, dass das Gehirn der definitiv beste »Apotheker« des Organismus ist. Dort werden Hormone produziert und über Botenstoffe punktgenau zum Wirkungsort gebracht. Ohne Nebenwirkungen und binnen kürzester Zeit. Im Vergleich dazu sind alle Medikamente, die »von außen« verabreicht werden, primitive Drogenkeulen, bei denen die Nebenwirkung häufig die beabsichtigte Wirkung weit übersteigt. Ärzte sollten sich deshalb darüber im Klaren sein, dass alle ihre Tätigkeiten – aber auch ihre Worte – bei den Patienten konkrete körperliche Auswirkungen haben.

Aber es kann durchaus auch das Gegenteil eintreten: der Nocebo-Effekt, das heißt, ohne eigenes Zutun verschlechtert der Arzt das Befinden des Patienten. Das mag eine negative Äußerung über die Wirkung eines Medikamentes sein, eine vielleicht lustig gemeinte Charakterkritik, die dem Patienten aber unglaublich nahegeht – oder am schlimmsten: eine negative Prognose über den Heilungserfolg oder die Lebenserwartung. Ärzte müssen unglaublich sorgsam damit umgehen, was sie tun und was sie sagen. Ein falscher Satz kann lebensgefährlich sein. Doch auf dieses Phänomen werden die Mediziner in ihrer Ausbildung kaum vorbereitet. Und den meisten fehlt deshalb das Wissen, wie man sich als »lebender Placeboeffekt« am besten verkauft. So sehr vonseiten der Schulmedizin über Homöopathie, traditionelle chinesische Medizin oder Ayurveda gelästert wird, eines beherrscht die Alternativmedizin mit Sicherheit besser: Das Schadenspotenzial einer Behandlung ist meist deutlich geringer, und der heilsame Placeboeffekt wird wesentlich stärker gefördert.

Wie ratlos die Schulmedizin mit diesem Effekt umgeht, zeigt folgendes Beispiel recht anschaulich: In Deutschland hat seit drei Jahren jeder Patient mit Knie- oder Rückenschmerzen das Recht auf eine von den Kassen bezahlte Akupunkturtherapie. Damit wurde ein jahrelanger Streit beigelegt, zu dem sogar eigens eine von den Kassen finanzierte Serie von Studien initiiert worden war. Dabei wurden mehr als dreitausend Schmerzpatienten einer von drei Gruppen zugeteilt. Sie erhielten entweder die Behandlung nach den strikten Regeln der traditionellen chinesischen Medizin (TCM) oder eine herkömmliche schulmedizinische Behandlung mit Medikamenten, Massagen und Krankengymnastik. Für die dritte Gruppe hatten sich die Organisatoren der Studie etwas Besonderes einfallen lassen: eine Scheinakupunktur, bei der die Nadeln systematisch falsch, das heißt mehrere Zentimeter neben die wirklichen Punkte, gesetzt wurden. Die solcherart »beschwindelten« Probanden fungierten als Placebogruppe.

Das Ergebnis verstörte Skeptiker wie gläubige Anhänger der Akupunktur gleichermaßen. Die Akupunktur wirkte, sogar viel besser als die schulmedizinische Standardtherapie: Bei der konventionellen Schmerzbehandlung verspürte nur ein Viertel der Patienten nach zehn bis fünfzehn Terminen eine Linderung der Beschwerden. Bei der Akupunktur lag die Erfolgsrate doppelt so hoch. Die wirkliche Überraschung lieferte jedoch die dritte Gruppe. Denn die Scheinakupunktur schnitt praktisch gleich gut ab wie das Original.

»Das Ergebnis zeigt, dass Akupunktur ein hervorragendes Placebo ist«, interpretiert Pharmakologe Michael Freissmuth das Ergebnis. »Wo man hinsticht, ist aber egal.« Wahrscheinlich, so Freissmuth, habe der komplizierte theoretische Überbau der TCM mit Meridianen und Akupunkturpunkten nur die Funktion einer Berufseintrittshürde. »Damit nicht jeder Akupunkteur werden kann, der gerade Lust hat.« Obwohl die Ergebnisse bei Migräne und Kopfschmerz ähnlich gut für die

Akupunktur ausfielen, traten die Kassen hier jedoch auf die Bremse. Wohl auch, um von den Millionen Kopfschmerzpatienten nicht endgültig in den Ruin getrieben zu werden.

Kuriose Resultate zur Placeboforschung kommen von dem in der Ära Bush noch heftig geförderten Samueli Institute für Informationsbiologie in Washington. Hier wurde nach den 9/11-Anschlägen beispielsweise geprüft, ob sich Homöopathie als Waffe gegen Bioterrorismus einsetzen lässt, wenn man extrem verdünnte Gifte wie das berüchtigte Botulinumtoxin zu Globuli verarbeitet. Dieses kuriose Projekt ist dann aber im Sand verlaufen, und die Strategen des Instituts beschäftigen sich nun mit etwas allgemeiner gehaltenen Fragen. Etwa jener, wie der Stoffwechsel von Soldaten so gestärkt werden kann, dass jegliche Biowaffen an ihnen abprallen. Weitere Forschungsfelder sind Geistheilungen, die Wirksamkeit von Gebeten und die Beantwortung so existenzieller Fragen wie jener, ob Spas und Thermen ein optimales Heilungsumfeld abgeben. Die Antwort lautet übrigens: »Ja, wenn die Angestellten bemüht und achtsam sind.«

Der Effekt von Gebeten wird in den USA überhaupt sehr ernst genommen, gelten diese doch als am weitesten verbreitete Methode der Alternativmedizin. Auch das nationale Gesundheitsinstitut (NIH) nimmt sich dieser Frage an, und zwar gleich mehrfach. Derzeit laufen fünf Studien zu Gebeten in allen Krankheitsfragen. Ein heftiger Disput entspann sich um die Debatte, ob Patienten, für die gebetet wurde, davon erfahren durften. Mitchell Krucoff, Kardiologe an der privaten Duke University in Durham, entschied sich in der von ihm geleiteten Studie dagegen, »um den Placeboeffekt zu minimieren«. Nach einem halben Jahr war in der Studiengruppe der 750 Herzpatienten keine Wirkung feststellbar, ob nun für sie gebetet wurde oder nicht. Weder Entlassungs- noch Sterbequoten unterschieden sich; immerhin wurden auch keine Nebenwirkungen beobachtet. Krucoff wehrt sich dennoch gegen die Interpretation, dass Gebete nunmehr der Unwirksamkeit überführt seien. Denn zusätzlich gebetet hätten mit Sicherheit auch Angehörige und Freunde der Patienten, die als Störfaktoren aber nicht erfasst werden konnten. »Bislang hat noch niemand einen gebetsdichten Raum erfunden«, erklärte er, »und deshalb gibt es auch keine Null-Gebets-Gruppe.«

2,3 Millionen US-Dollar hat das NIH bisher in derartige Gebetsprojekte investiert, und langsam werden die Stimmen lauter, die derartige Investitionen für rausgeschmissene Steuergelder halten. »Das hat definitiv nichts mit Wissenschaft zu tun«, schimpfte etwa der Harvard-Psychologe Richard McNally. Die Verteidiger der Gebetsforschung verweisen auf die Schwierigkeit der Aufgabe: allein schon, weil niemand wirklich definieren kann, was nun genau eine »wirksame Dosis« darstellt. Wie viele Menschen sollen wie lange und wie intensiv beten? Und welche Religion wirkt am besten? Eines der innovativsten Projekte setzt nun auf eine interkonfessionelle Gebetsrunde, in der neben Christen auch Buddhisten, Rabbis und New-Age-Heiler vertreten sind. Diesmal wurde auch der Placeboeffekt in Kauf genommen: Das aktuelle Ziel der telepathischen Zuwendung, Frauen nach Brustkrebsoperationen, gaben ihr Einverständnis, dass für sie gebetet werden darf. Ergebnisse stehen jedoch noch aus.

Ebenso intensiv wurden alle nur möglichen Aspekte der Homöopathie getestet. Nachdem in Fachzeitschriften über einen möglichen hemmenden Effekt homöopathischer Präparate auf Krebszellen berichtet wurde, setzte ein medizinisches Team der US-Behörden menschliche Brust- und Prostatakrebszellen sechs verschiedenen homöopathischen Wirkstoffen aus. Weder hinsichtlich des Wachstums der Zellen noch der Aktivität der Gene kam es zu irgendeiner Reaktion. Damit schließt der Großteil der auf höherem Niveau durchgeführten Studien an die Ergebnisse einer Arbeit[14] an, die der Schweizer Epidemiologe Matthias Egger 2005 im Fachjournal *The Lancet* präsentiert hat: Die Wirkung der Homöopathie unterscheidet sich nicht von Placebo.

Placebos als Medikamente

Placeboeffekt hin oder her, an der Zuneigung der Deutschen zur Alternativmedizin hat das wenig geändert. Eingesetzt werden alternative Heilmethoden bei gestörtem Wohlbefinden (79 Prozent), leichten (78 Prozent) und chronischen (61 Prozent) Krankheiten. Vor allem »wegen der schonenden Wirkung auf den Körper«. Einziger Nachteil der Alternativmedizin sind laut Umfragen die »relativ hohen Kosten«.

Doch alles in allem lassen sich die Leute nicht lumpen. Etwa ein Drittel der gesamten Gesundheitsausgaben von jährlich rund 245 Milliarden Euro bezahlen die Patienten aus eigener Tasche. Zwar zählen dazu auch Brillen, Zahnersatz und diverse Selbstbehalte, doch der Großteil dieser »Individuellen Gesundheitsleistungen« (IGeL) fließt in das weite Feld, das sich zwischen Medizin und Wellness auftut: von Homöopathie bis TCM, von der Magnetfeld- zur Ozontherapie, von Ginsengkapseln und Ginkgotee bis zu Kuriositäten wie der Eigenurinkur oder dem Aderlass mit Blutegeln.

Wenn auch der Großteil dieser Therapien auf dem Placeboeffekt beruht, so bedeutet dies aber noch lange nicht, dass deshalb keine Wirkung vorliegt. Im Gegenteil. 35 Prozent der Asthmapatienten reagieren auf die orale Einnahme von Placebos mit einer objektiv messbaren Reduktion der Beschwerden. Bei Injektion eines Placebos zeigt sogar mehr als die Hälfte eine Linderung. Ähnliche Ergebnisse werden auch bei Magen-Darm-Störungen, Rheuma, Multipler Sklerose, Angina Pectoris, Neurosen und Psychosen erzielt. »Entscheidend ist der Kontext, in dem die Behandlung eines Patienten stattfindet«, sagt der Turiner Neurobiologe Fabrizio Benedetti. Schon das Versprechen des Arztes kann die Hirnchemie so stark verändern, dass sich dies auf den ganzen Organismus positiv auswirkt.

Dennoch gibt es bereits eine Reihe von Wissenschaftlern, die über die Erforschung seiner Wirkmechanismen das Placebo selbst zu einem Medikament machen wollen. Vorne dabei ist der Essener Schedlowski, der bereits vor zehn Jahren im Rattenversuch zeigte, dass ein Placebo in der Lage ist, die Abstoßung eines transplantierten Herzens zu unterdrücken. Dafür gab er den Tieren so lange eine Zuckerlösung zusammen mit dem immunsuprimierenden Medikament Cyclosporin, bis die Tiere konditioniert waren, und allein das Zuckerwasser reichte, um dieselbe Wirkung auszulösen.

Mittlerweile ist Schedlowski in seinen Studien längst beim Menschen angelangt. Auch hier funktioniert dasselbe Prinzip. Wenn man einen ungewöhnlichen Stimulus – etwa eine grellgrüne, seltsam schmeckende Flüssigkeit – gleichzeitig mit einem Wirkstoff verabreicht, so übernimmt recht bald das Placebo selbst die Impulsfunktion, und das Gehirn ahmt die erwartete Wirkung mit seinen eigenen Arzneimitteln täuschend nach. Wie sich Gehirn und Immunsystem über diese Effekte austauschen, stellt derzeit die brennendste Frage auf dem Feld der Placeboforschung dar. »Wir wissen bereits, wie die Lernprozesse im Gehirn ablaufen«, sagt Schedlowski, »nun interessiert uns, wie das Immunsystem konkret das Gehirn informiert.«

Um die Situation noch weiter zu verwirren, hat sein Turiner Kollege Fabrizio Benedetti nun einen neuen Aspekt zur Wirkung von Placebos beigetragen. Und zwar als Dopingmittel im Sport. Benedetti sammelte 40 junge Freiwillige, teilte sie für sein Experiment in vier Teams ein (A, B, C und D) und ließ sie für einen fiktiven Wettkampf trainieren. Es galt, eine belastende sportliche Übung so lange wie möglich durchzuhalten und den Schmerzen zu trotzen – ein Szenario, wie es beim Langstreckenlauf oder im von Doping gebeutelten Radsport zum Standard gehört. Die Mitglieder von Team C erhielten während der beiden Trainingswochen eine Morphiuminjektion, die das Schmerzempfinden unterdrückt, die Leidensbereitschaft steigert und die körperliche Performance erhöht. Diese Methode ist nach den Kriterien der internationalen Anti-Doping-Agentur (WADA) im Training erlaubt, im Wettkampf aber streng verboten.

Eine Stunde vor dem Wettkampf griff Benedetti nun zum Placebo-Doping. Er verabreichte neben dem Team C auch den Teilnehmern von Team B die »Morphiumspritze«. Diese Sportler dachten, dass sie tatsächlich gedopt worden waren, obwohl es sich in Wahrheit in beiden Fällen um eine biologisch neutrale Salzlösung handelte. Doch Team C hatte die echte Substanz zuvor schon kennen gelernt – und das reichte aus, um das Gehirn auf die Morphiumwirkung zu trainieren. Die Mitglieder der nicht beeinflussten Gruppen A und D hielten die Wettkampfübung im Schnitt 15,5 Minuten durch, die Placebospritze brachte Team B eine Steigerung auf 16,7 Minuten. Weit abgeschlagen an der Spitze lag das »placebogedopte« Team C mit einem Schnitt von 20,8 Minuten. Harte Zeiten für die Dopingfahnder stehen bevor.[15]

TIPPS ZUR SELBSTVERTEIDIGUNG

Wie im Alltag sind es meist Kleinigkeiten, die darüber entscheiden, ob die Begegnung zwischen Arzt und Patient glückt. Oft genug geht es im Klinikalltag hart zu. Wenn Brustkrebspatientinnen ihre Diagnose nebenbei auf Visite erfahren oder Herzkranke die Schwester nach dem Arztbesuch um Übersetzungshilfe bitten müssen, ist etwas gewaltig schiefgelaufen.

Tipps für die Leser wird es diesmal nicht geben – ein Placebo verliert viel an Wirkung, sobald es als solches erkannt wird. Dafür aber ein paar Merksätze für die Ärzte.

• Vermeiden Sie negative oder zweideutige Aussagen, die Patienten beunruhigen oder ängstigen.
• Skepsis und Unsicherheit fördern den Nocebo-Effekt und können die Wirkung der besten Arzneimittel aufheben.
• Patienten sollten möglichst mit Namen angesprochen werden. Augenkontakt signalisiert Interesse am Gegenüber.
• Beim Erstkontakt soll sich der Arzt mit Namen vorstellen, dem Patienten einen bequemen Stuhl anbieten und lächeln. Das baut Hemmschwellen ab und animiert zu mehr Offenheit. Eine freundschaftliche Berührung an der Schulter und vor allem Sich-Zeit-Nehmen tun gut.
• Formelle Kleidung unterstreicht die Glaubwürdigkeit des Arztes. Ohrstecker oder sichtbare Tätowierungen wirken kontraproduktiv.
• Wichtigste Informationsquelle über den Zustand des Patienten sind nicht in erster Linie die Laborwerte, sondern der Patient selbst. Im Schnitt fallen Ärzte den Patienten nach 18 Sekunden zum ersten Mal ins Wort. Schon 90 Sekunden ungestörte Redezeit wären ein enormer Gewinn.
• Medikamente wirken besser, wenn die Patienten wissen, was sie bekommen. Eine Spritze hilft bei Schmerzpatienten besser als eine Tablette.
• Wichtig ist die Verabschiedung. Wenn Patienten, begleitet vom Arzt, mit gutem Gefühl das Sprechzimmer verlassen und die wichtigsten Fragen beantwortet sind, kommt der Placeboeffekt voll in Schwung.

5) Gute Ärzte, schlechte Ärzte – Was treibt den Arzt?

Am größten ist die Unzufriedenheit in den Krankenhäusern: Nach einer Umfrage des Ärzteverbandes Marburger Bund unter rund 18 000 Medizinern spielen mehr als die Hälfte der Klinikärzte mit dem Gedanken, ihren Job zu wechseln. Als Gründe wurden die schlechten Arbeitsbedingungen genannt, allem voran Marathonschichten, unbezahlte Überstunden, der ewige Papierkram und die miserable Organisation. Bei den jüngeren Ärzten sind die Zahlen noch alarmierender: Hier denken gar 59 Prozent ans Aufhören, und wenn diese jüngeren Assistenzärzte noch einmal die Chance hätten, sich für einen Beruf zu entscheiden, würden 31 Prozent ein anderes Studienfach wählen. Bei der Frage nach ihrer Wochenarbeitszeit gaben 40 Prozent der Ärzte an, 60 bis 79 Stunden pro Woche tätig zu sein. Nur 21 Prozent nähern sich mit 40 bis 49 Stunden langsam der nach Tarifrecht geltenden Vereinbarung an.

Die Karrierechancen sind mäßig, besonders für Ärztinnen, die nur jede zehnte leitende Krankenhausposition besetzen. Unflexible Arbeitszeiten und fehlende Kinderhortplätze verstärken die Doppelbelastung von Beruf und Familie. Dieser Stress schlägt sich unter anderem in einer überdurchschnittlichen Selbstmordrate nieder, in Depressionen und Abhängigkeitsproblemen, nicht nur von Alkohol, sondern auch von den leicht zugänglichen Medikamenten. 69 Prozent der niedergelassenen Ärzte bezeichnen ihr Privatleben als unbefriedigend, und nur 21 Prozent haben genügend Zeit für eigene Interessen. Trennungs- wie Scheidungsrate liegen bei Ärzten über dem Durchschnitt.

Die Stimmung vor allem unter den Jungärzten sei »grausig«, sagt der frühere Vorsitzende des Marburger Bundes Frank Ulrich Montgomery. Die Zulassungsvoraussetzungen an den Universitäten seien extrem hoch, das Studium sei hart und lang – und dann erwarteten die Abgänger »katastrophale Arbeitsbedingungen« an den Kliniken, wie es Montgomery ausdrückt. Dieser Umgang mit den »Besten der Besten« könne Deutschland in einigen Jahren zur »arztfreien Zone« machen. Deutschland stehe »vor einer dramatischen Ärzteflucht«. Während sich 20 Prozent der Jungärzte auf der Suche nach einem attraktiveren Arbeitsplatz einen Wechsel innerhalb Deutschlands vorstellen können, geben gleich 65 Prozent an, dass sie bei gleichen Vorteilen ins Ausland wechseln würden. »Dies lässt nur den Schluss zu, dass das Vertrauen zu besseren Arbeitsbedingungen bei ausländischen Arbeitgebern höher ist als bei Angeboten der heimischen Konkurrenz.«

Speziell in den deutschsprachigen Ländern wird die Hierarchie in den Kliniken meist als besonders erdrückend empfunden. Junge Ärzte haben oft das Gefühl, auf einer Galeere angeheuert zu haben. Und dennoch erscheint vieles an der Argumentation der Ärzte auf den ersten Blick absurd. Sind sie es doch meist selbst, die ihr Einverständnis zu den langen Dienstzeiten geben oder diese sogar fordern. »Jedes Mal, wenn ich diesbezüglich eine Abstimmung erlebte, hat die Mehrzahl für die langen Dienste gestimmt«, erzählte mir ein Freund, der als Klinikarzt bereits einige Häuser kennen gelernt hat. Die Motivation dafür ist eine finanzielle. Bis Ärzte endlich ihre ersten Dienstverträge bekommen und am Krankenbett stehen, liegen mit Schule und Studium fast zwanzig Jahre Ausbildung hinter ihnen. Sie haben halbe Bibliotheken auswendig gelernt, unzählige Prüfungsmarathons überstanden, sich in überfüllten Hörsälen und Praktika durchgestrampelt und schließlich nach Absolvierung des »Hammerexamens«

am Ende des zweiten Studienabschnittes ihre Approbation, ihre Zulassung für den Arztberuf, erhalten. Nach dem langen Studium und den Entbehrungen der Fachausbildung drängt sich ihnen immer stärker die Frage auf, wann sich die ganze Mühe endlich einmal lohnt. Nun steige das Verlangen, sich endlich auch mal was zu gönnen, sich materiell zu entschädigen für die Jahre der Entbehrungen, erzählt mein Freund aus der Praxis. »Viele Kollegen verfallen in einen mit Konsumrausch kombinierten Existenzgründungswahn. Sie gründen eine Familie, kaufen ein Haus, richten sich eigene Praxisräume mit teuren Leasing-Geräten ein, schaffen sich große Autos an und stecken bald bis zum Hals in den Rückzahlungsverpflichtungen. Und wenn dann die Klinikleitung versucht, die gesetzwidrig langen Dienstpläne zu reduzieren, herrscht plötzlich der Katzenjammer.« Denn mit der Angleichung an halbwegs normale Arbeitszeiten geht meist auch ein empfindlicher Einkommensverlust einher. »Viele Ärzte haben sich in ein Hamsterrad manövriert, aus dem sie kaum noch rauskönnen.«

21 Prozent der vom Marburger Bund befragten Ärzte verlängerten freiwillig ihre Wochenarbeitszeit im Hinblick auf eine höhere Entlohnung. Das Ergebnis? Über zwei Tage laufende Marathonschichten sind nach wie vor gang und gäbe, auch wenn vom Gesetz her ein Arzt nicht länger als zehn Stunden am Stück arbeiten darf. Die Nachtdienstzeiten werden allerdings nur zur Hälfte als Arbeitszeit gezählt – schließlich hätten die Ärzte ja die Möglichkeit, im Krankenhaus zu schlafen. In der Praxis stellt sich das speziell für die Jungärzte allerdings meist als Illusion heraus. Während die erfahrenen Kollegen »nur im Notfall« geweckt werden dürfen, weil es sonst Ärger gibt, ist es üblich, dass Neulinge nach einer Einarbeitungszeit von sechs Wochen nachts die Alleinverantwortung für ganze Abteilungen tragen. An längere Schlafphasen ist also nicht zu denken. »Wenn es dann endlich Morgen ist«,

erzählte mir eine junge Klinikärztin, »fühlt man sich zunächst euphorisch und regelrecht high für eine knappe Stunde.« Die neuen Patienten kommen, die Besprechungen mit den Kollegen von der Frühschicht, die Visiten. »Am Vormittag kommt dann aber der totale Einbruch, und du bist voll daneben.«

Studien belegen, dass Reaktionsvermögen und Konzentrationsfähigkeit nach 20 Stunden ohne Schlaf mit jenen eines Autofahrers vergleichbar sind, der ein Promille Alkohol im Blut hat. Von einem Angetrunkenen würde aber niemand erwarten, dass er komplizierte Operationen durchführt oder folgenschwere, vielleicht überlebenswichtige Entscheidungen trifft. Geschätzte 300 000 Kunstfehler passieren jedes Jahr in Deutschland, jeder zehnte mit tödlichem Ausgang. Und ein Teil geht mit Sicherheit auf das Konto der chronischen Übermüdung.

Dennoch scheint die Attaktivität des Arztberufes bei jungen Leuten nach wie vor ungebrochen. Für das Wintersemester 2009/10 gab es bundesweit 37 337 Bewerber für 8512 Studienplätze in der Humanmedizin. Die wirkliche Zahl der Interessenten dürfte noch viel höher sein, viele sind hier aber gar nicht berücksichtigt, weil sie aufgrund ihrer schlechten Abiturnoten von vornherein keine Chancen besitzen oder jahrelange Wartezeiten in Kauf nehmen müssten. In Baden-Württemberg, Mecklenburg-Vorpommern oder im Saarland war als Abiturdurchschnitt für das laufende Wintersemester eine 1,0 erforderlich, um sofort einen Studienplatz zu bekommen. In Bayern, Brandenburg, Hessen oder Thüringen musste es wenigstens eine 1,1 sein. Nur Berlin, Niedersachsen und Schleswig-Holstein gaben sich mit einer 1,3 zufrieden. Mit einer höheren Zahl hinter dem Komma ging gar nichts mehr.

Andererseits stellt sich die Frage, ob der Notendurchschnitt tatsächlich die Kriterien erfassen kann, die später einen hervorragenden Mediziner ausmachen. Deshalb kam bereits mehrfach der Vorschlag auf, hier auch noch ein soziales Pflichtjahr, entweder als Helfer in der Pflege oder im Rettungsdienst, zu einer Voraussetzung für das Medizinstudium zu machen. Den Interessenten böte sich so schon vorab ein Einblick in ihr späteres Berufsleben, und für die allzu theoretisch oder karrieretechnisch Orientierten wäre es ein Lernjahr, um das Nachdenken über ihre charakterliche Eignung anzuregen.

Vielleicht ließe sich damit auch die Drop-out-Rate reduzieren. Die anfangs enorm hohe Motivation nimmt nach einer Studie von Medizinpsychologen der Universität Freiburg nämlich bereits während der ersten beiden Semester sprunghaft ab.[16] Etwa ein Fünftel der Studenten ist sich danach nicht mehr so sicher, ob die Berufswahl wirklich den eigenen Neigungen entspricht. Ein Gutteil ihrer Kritik bezieht sich auf den Lernstoff und auch das Verhalten der Dozenten, die von diesen Studierenden als »wenig interessefördernd« eingeschätzt werden. Doch nicht nur brechen jährlich etwa 2400 junge Menschen das Medizinstudium ab: Während der angehende Medizinstudent vor einer Generation nichts sehnlicher erwartete als den ersten Kontakt mit einem Kranken, geht heute die Hälfte nach Abschluss ihres Studiums und des »praktischen Jahres« erst gar nicht in die Patientenversorgung. Beliebte Ausweichberufe sind Tätigkeiten in der Pharmaindustrie, im Krankenhausmanagement, in Unternehmensberatungen oder in der Forschung.

Den Kopf voll Theorie

Was sind das aber für Menschen, diese Ärzte? Welcher Charakterzug treibt junge Leute dazu, sich diesen schwierigen Beruf auszusuchen? »Nachdem der Weg ins Medizinstudium seit Jahren über gute Zensuren erfolgt, sind die Ärzte von heute die guten Schüler von früher«, sagt Andreas Botzlar, 2. Vorsitzender des Marburger Bundes. Dies sei nicht nur ein Hinweis auf Fleiß und Begabung, sondern generell auf ein gutes Zurechtkommen in und mit dem System. »Generationen von Ärzten wurden nach dem Kriterium des Konformismus ausgewählt: Wer sich besser anpasst und weniger widerspricht, kommt weiter.« Die Überzeugung, Richtiges und Wichtiges zu tun, geht damit allerdings Hand in Hand, ebenso wie ein stark ausgeprägtes Pflichtbewusstsein. Eine anonym durchgeführte Umfrage der Universität Frankfurt ergab, dass 87 Prozent der Ärzte davon ausgehen, dass sie im Fall einer katastrophal verlaufenden Pandemie – und falls sie selbst gesund sind – jedenfalls zum Dienst erscheinen würden. Unter den Pflegekräften betrug der Anteil der potenziellen Helden 71 Prozent, bei den Verwaltungsangestellten gar nur 62 Prozent.

Die lange theoretische Ausbildung hängt vielen Ärzten auch noch nach, wenn sie längst eigenständig Patienten behandeln. Bei der Diskussion klinischer Probleme am Krankenbett konnten alle Novizen gängige Diagnoseschlüssel und Behandlungsoptionen herunterbeten, »aber keiner der jungen Ärzte dachte wirklich eingehend über die Beschwerden der Kranken nach«, kritisiert der Krebsmediziner Jerome Groopman, der als Ausbilder an der Harvard Medical School in Boston tätig ist und kürzlich mit seinem Buch *How Doctors Think*[47] einen Bestseller landete. Die jungen Kollegen schienen in der Ausbildung allein darauf getrimmt worden zu sein, wie Computer medizinische Ja-Nein-Entscheidungen abzuhaken. So etwas bewähre sich dann, wenn die Fälle klar wie im Lehrbuch vorliegen. Den medizinischen Alltag bestimmten hingegen unvollständige und widersprüchliche Informationen, die zu widersprüchlichen Diagnosen Anlass geben. Das Grundproblem, so Groopman, sei die mangelnde Fähigkeit vieler Ärzte, in einem Gespräch wirklich auf die Patienten einzugehen. Wenn ein Hausarzt von einer Patientin hört, sie habe Magenschmerzen, verschreibt er ihr ein Mittel gegen Sodbrennen. Ein Psychiater wiederum denkt im Raster seiner Zunft und diagnostiziert eine seelisch bedingte Essstörung. Bei einem Sportler mit Knieschmerzen tippt der Orthopäde sofort auf Entzündung und Abnützung. Und wenn ein relativ junger und schlanker Patient die Symptome eines Herzinfarktes schildert, so werde das einfach deshalb nicht ernst genommen, weil es nicht zu dem Bild passt, das im Kopf des Arztes entsteht, wenn dieser den Patienten nur nach einem vorgegebenen Schema beurteilt. »Bei talentierten Ärzten«, so Groopman, »funktioniert das Gehirn hingegen nicht wie ein Ja-Nein-Computer, sondern eher wie ein Magnet, der verstreute Hinweise aus allen Richtungen anzieht.« Sie bleiben demnach nicht bei der erstbesten Vermutung stecken, die sich aus den Angaben der Patienten und deren Eindruck ergibt, sondern jonglieren mental mit mehreren Verdachtsdiagnosen, die sie aus ihrer Erfahrung mit anderen Patienten zu einem Gesamtbild kombinieren. Dazu sei es in erster Linie nötig, eine gründliche Anamnese zu betreiben, die den Patienten auch genügend Zeit für ihre Antworten zugesteht.

Darauf lassen sich die meisten Ärzte allerdings nur höchst widerwillig ein. Untersuchungen zeigen, dass Ärzte ihren Patienten nach durchschnittlich 18 Sekunden erstmals ins Wort fallen, um das Gespräch an sich zu reißen. Ihr Blick ist oft länger auf den Computer als auf den Kranken gerichtet. Gute Ärzte wissen hingegen, dass sie zuhören sollten, weil sie aus den Schilderungen der Patienten – wenn sie auch manchmal etwas umständlich und nicht unbedingt chronologisch korrekt erfolgen – wichtige Informationen über deren Krankheit heraushören können. Oft nützen auch Pausen, die von guten Ärzten nicht als Zeitverschwendung betrachtet werden. Hat der Patient ein wenig Zeit zu überlegen, folgt oft der wichtigste Satz in der ganzen Unterhaltung.

Obwohl es im Alltag kaum etwas Wichtigeres gibt, gehört die Vermittlung von Techniken der Gesprächsführung nicht zur regelmäßigen Medizinerausbildung. Bisher erst vereinzelt werden Übungen angeboten, in denen Schauspieler schwerkranke Patienten mimen und sich die Jungmediziner als Diagnose-Detektive versuchen können. Dann würden sie etwa darauf achten, dass sie nicht bloß Fragen stellen, auf die nur mit ja oder nein geantwortet werden kann. Bei offenen Fragen kann ein Arzt erkennen, was die Beweggründe der Kranken sind, was ihnen wichtig ist und was nicht. Nur so erfährt er von den Nöten der Kranken, seien sie auch psychischer oder sozialer Natur. Die Beschränkung auf die Symptome engt hingegen die Sichtweise ein und führt oft in die falsche Richtung. Wenn ein Arzt die Angaben seines Patienten in eigenen Worten zusammenfassen kann, wissen beide, woran sie sind. Und der Patient kann noch korrigieren, wenn er falsch verstanden wurde. Es spricht auch nicht gerade für die Selbstorganisation und den Anstand, wenn sich Ärzte während eines Gespräches ständig ablenken lassen, weil sie dauernd unterbrochen werden, Handygespräche führen oder mal rasch ein paar Unterschriften nebenher hinwerfen – und wenn sie sich endlich wieder dem Patienten zuwenden, vollständig den Faden verloren haben. Ärzte, die ihre Kollegen bei einer Störung darauf hinweisen, dass sie jetzt beschäftigt sind, sich aber nach dem Patientengespräch melden, werden künftig auch weniger unterbrochen werden.

Gute Ärzte hüten sich auch davor, negative Prognosen zu äußern. Wenn sie den Patienten mitteilen, dass es kaum noch Hoffnung auf Besserung gibt, so besteht die Gefahr, dass diese in eine tiefe Depression stürzen, die einen noch rascheren gesundheitlichen Zusammenbruch zur Folge hat. Gute Ärzte verstehen es, ihren Mund zu halten, wenn ihnen ein Verdacht kommt, wenn ihnen etwas sehr beunruhigend erscheint, sie in Wahrheit aber noch gar keine Klarheit haben.

Eine Schwangere beispielsweise mit dem Blick auf das Ungeborene im Ultraschall mit der Aussage zu konfrontieren, das Herz sei aber viel zu groß, wird enormen Stress in ihr auslösen. Auch medizinische Fachausdrücke behält der Arzt entweder für sich oder nimmt sich Zeit, diese zu erklären.

Gute Ärzte schicken ihre Patienten nicht in jeden verfügbaren diagnostischen Test, bloß um nur ja keine Option mit noch so geringer Wahrscheinlichkeit auszulassen. Wer etwas mehr Zeit in das Gespräch, in die Anamnese investiert, braucht nicht die fünfte Röntgenuntersuchung und den zehnten Bluttest.

Gute Ärzte nehmen zudem die Hinweise des Pflegepersonals ernst und betrachten sie als wichtige Hinweise. Wenn eine erfahrene Krankenschwester sagt: »Frau Müller geht's heute gar nicht gut«, so ist diese Einschätzung wichtiger als jeder Laborwert.

TIPPS ZUR SELBSTVERTEIDIGUNG:

Die Wahl des richtigen Hausarztes ist eine überaus wichtige und sollte nicht allein nach den Kriterien der Wohnortnähe entschieden werden. Gehen Sie nicht erst auf die Suche, wenn es bereits zu einer gesundheitlichen Krise gekommen ist. Ein guter Hausarzt sollte Sie und Ihre Familie kennen. Wenn er ihre Kinder von Geburt an begleitet, kennt er auch deren Eigenheiten; insgesamt ergibt sich so ein stärkeres Vertrauensverhältnis, und der Arzt fühlt sich für die Familie verantwortlich. Selbstverständlich macht ein idealer Hausarzt auch Hausbesuche und gibt für Notfälle seine private Handynummer heraus.

Vorsicht ist geboten, wenn der Arzt gleich alles weiß und kaum Fragen stellt. Wenn er Rezepte ausstellt, ohne zu erläutern, um was es sich bei dem Verschriebenen genau handelt – und ohne Alternativen anzubieten oder Risiken überhaupt zu erwähnen.

Vorsicht ist auch geboten, wenn der Arzt nicht selbstbewusst oder erfahren genug ist, um sich auf den konkreten Einzelfall einzulassen, und stattdessen sich selbst mit einer Standardtherapie gegen eventuelle Komplikationen absichert – auch aus Angst davor, verklagt zu werden, falls etwas schiefläuft.

Ein kompetenter Hausarzt kennt seine eigenen Grenzen und wird zur rechten Zeit als Vermittler gegenüber Fachärzten oder Kliniken auftreten. Er übersetzt den Patienten die unverständlichen Passagen aus Befunden in verständliches Deutsch und weiß auch hinsichtlich notwendiger individueller Adaptierungen Bescheid.

Es kann einige Zeit dauern, bis so eine ideale Ärztin oder ein idealer Arzt gefunden ist. Umso wichtiger ist es, dass Sie bereits in guten Zeiten jemanden auswählen, zu dem Sie echtes Vertrauen haben.

b) Das gefräßige System

6) Der verkaufte Patient

Viele Jahre lang wurde »der Arzt« von den Medien geliebt und gehätschelt. So heftig die Pharmaindustrie, der Kassen-Moloch und die Gesundheitspolitiker oftmals kritisiert wurden, der Arzt selbst war immer tabu und wurde meist als Sympathieträger porträtiert: überarbeitet, aufgefressen von Verwaltungskram, drangsaliert von den Kassen, aber immer ein »Good Guy«, immer aufseiten der Patienten. Vorschusslorbeeren, die den Professor für Gesundheitsökonomie Karl Lauterbach seit Langem auf die Palme bringen: »Jeder völlig ahnungslose dahergelaufene Landarzt wird von unerfahrenen Journalisten als Kommunikator ernst genommen«, schimpfte er gegenüber dem *Spiegel*.[18]

Dies hat sich in den letzten beiden Jahren plötzlich gewandelt. Nun hagelt es Schlagzeilen, die am Image der Weißkittel gewaltige Kratzer hinterlassen. Unter dem Sendungstitel »Wer stoppt Dr. Maßlos?« lud die ARD-Talkshow *Hart aber fair* zum TV-Duell. Die *Bild-Zeitung* schäumte: »Patienten-Wut: Ärzte fordern Vorkasse!« Und der *Spiegel* beschrieb unter der Schlagzeile »Ärzte ohne Grenzen« zynische Vertreter der Zunft, die mit dem Porsche Cayenne zur Mediziner-Demo fahren, um mehr Honorar einzufordern. Weil es den meisten Ärzten aber scheinbar zu mühsam war, die von der Kassenärztlichen Bundesvereinigung organisierte Protestveranstaltung zu besuchen, hatte deren Vorsitzender Andreas Köhler sicherheitshalber auch noch per Inserat Mietdemonstranten angeheuert, die in Arztkittel gesteckt wurden: damit die TV-Kameras schöne Bilder von der geknechteten, unterbezahlten Ärzteschaft zeigen konnten.

Fangprämien für weitervermittelte Patienten

Im September 2009 flog dann auch noch ein Skandal auf, der wohl alle Patienten massiv beunruhigte: In großem Stil wurden sogenannte »Fangprämien« bezahlt, wenn Ärzte ihre Patienten an Kollegen, Kliniken oder die neu geschaffenen »Medizinischen Versorgungszentren« zur Behandlung weitervermittelten. Dafür seien Beiträge von 200 bis 300 Euro durchaus üblich, bestätigten Insider, je nachdem, ob der Patient zur Auslastung eines Diagnoseapparats zu einem befreundeten Facharzt übermittelt wurde oder ob ein neues Hüftgelenk eingebaut werden sollte. Ungeklärt ist bislang die Frage, bei wie vielen Patienten die Überweisungen zumindest medizinisch sinnvoll waren und wo ohne Notwendigkeit weitervermittelt wurde, um die Prämie zu kassieren. Wo also Patienten aus rein finanziellen Motiven krank gehalten wurden, um weiterhin behandelt zu werden.

Karl Lauterbach warnte, dass durch derartige Vermittlungsprämien Patienten sogar zu Tode kommen können, etwa in der Krebstherapie: »Patienten müssen in die Klinik verlegt werden, die optimal für ihre Behandlung geeignet ist, nicht in das Krankenhaus, das die meisten Bestechungsgelder auf den Tisch legt.«[19] Patienten dürften keinesfalls vom Arzt versteigert werden.

Laut Dina Michels, die bei der Kaufmännischen Krankenkasse Hannover als interne Ermittlerin für Abrechnungsbetrug zuständig ist, seien derartige Praktiken auch außerhalb der Krankenhäuser durchaus üblich. Die Prämien stammten hier etwa von Sanitätshäusern, Optikern oder Hörgeräte-Akustikern. »Manche Anbieter haben die Gebiete regelrecht unter sich aufgeteilt«, erklärt Michels. Entlohnt würden die Ärzte für ihre Drückerdienste meist nicht direkt, sondern auf Umwegen. »Manche zahlen den Ärzten die Kosten für eine Arzthelferin oder die Leasingrate des Privatautos.«

Wie das in der Praxis ablaufen kann, habe ich am Beispiel

meiner jüngsten Tochter erlebt. Von der Kinderärztin wurden wir –»zur Sicherheit« – an einen Orthopäden überwiesen, der das Baby mittels Ultraschall an den Hüften untersuchte und plötzlich eine besorgte Miene machte. Das Kind leide an einer schweren Hüftdysplasie, eröffnete er uns. Das sei eine angeborene Fehlbildung des Skelettes, der Gelenkkopf des Oberschenkelhalses sei schlecht an die Gelenkpfanne des Hüftgelenks angepasst. Im schlimmsten Fall könnte die Pfanne herausrutschen. Er gebe uns jetzt die Adresse eines Sanitätshauses, wo wir eine Spreizhose für das Baby erhalten. Dann sollten wir in regelmäßigen Terminen zur Kontrolle wiederkommen. Wir machten uns auf den Weg und besorgten diesen Behelf, zwängten das Baby in das steife unbequeme Folterinstrument und hatten fortan ein Kind, das sich die Lunge aus dem Hals brüllte. Und hierin sollte unsere Tochter schlafen? Das Vorhaben erwies sich als unmögliche Quälerei. Und so montierten wir die Spreizhose wieder ab.

Am nächsten Tag fuhr ich mit meiner Tochter in die orthopädische Klinik und ließ sie dort noch einmal »zur Sicherheit« auf das Vorliegen einer Hüftdysplasie untersuchen. Von der Diagnose des Orthopäden erwähnte ich nichts. Der Arzt unterzog die Hüften sorgfältig einem Ultraschall, dann wendete er sich an mich und erklärte, dass es hier in der Klinik relativ selten vorkommt, dass er ein Kind mit so perfekten Hüften zur Untersuchung habe. Er könne nicht das kleinste Problem erkennen. Wir entsorgten daraufhin die Spreizhose in den Plastikmüll und strichen die bereits vereinbarten Kontrolltermine beim Orthopäden ersatzlos. Ob der Orthopäde vom Sanitätshaus eine »Fangprämie« kassiert hat oder ob er bloß einen kleinen Dauerpatienten anwerben wollte, weiß ich nicht. Wie erleichtert unsere Tochter war, als wir sie aus ihrer Hüftzwangsjacke befreiten, ist mir jedoch noch in lebhafter Erinnerung. Mittlerweile ist sie sechs Jahre alt. Mit der Hüfte hatte sie seither nie wieder ein Problem.

Dieses Beispiel zeigt im Kleinen, wie Gesunde zu Patienten gemacht werden, damit die Ärzte den Kassen ihre Leistungen verrechnen können. Der Korruptionsexperte Uwe Dolata, Sprecher des bayrischen Landesverbandes im Bund Deutscher Kriminalbeamter, rät dazu, generell misstrauisch zu sein, wenn ein Orthopäde Produkte eines speziellen Sanitätshauses in einer Glasvitrine ausstellt. »Nicht wenige Orthopäden bekommen die Miete für ihre Praxisräume von den Sanitätshäusern erstattet.« Und Dina Michels fügt hinzu: »Einen guten Arzt erkennen Sie daran, dass er seinen Patienten nur auf deren Nachfrage Anbieter nennt und dann immer gleich mehrere.«[20] Erfundene oder tatsächliche Krankheitsfälle werden demnach immer mehr zu einer Ware und nach rein kommerziellen Gesichtspunkten abgehandelt. An Gesunden lässt sich nämlich im Normalfall nichts verdienen.

Im derzeitigen Gesundheitssystem hat der Arzt keinerlei wirtschaftliches Interesse daran, einen Patienten gesund zu machen. Vielleicht wäre dieser Diskussionspunkt endlich einmal in einer Gesundheitsreform, die diesen Namen auch verdient, zu berücksichtigen. »Der Kommerz muss aus der Medizin raus«, formuliert es Peter Sawicki vom Kölner Institut für Qualität und Wirtschaftlichkeit im Gesundheitssystem (IQWiG).[21] »Die Ärzte dürfen nicht überlegen: Wie viel verdiene ich, wenn ich bei einem Patienten eine Herzkatheter-Untersuchung mache, und wie viel, wenn ich mit ihm über die Änderung seiner Lebensweise spreche?« Die finanziellen Anreize in den Krankenhäusern hätten bereits groteske Formen angenommen, und bezahlt würde vor allem die technisch-chemische Leistung. Das sei aber eine Fehlentwicklung, meint Sawicki und formuliert einen ganz simplen Anspruch an die Mediziner: »Ärzte sollten sich um die Patienten kümmern, und ihr Verdienst darf nicht davon abhängen, ob und welche Maßnahmen sie ergreifen.«

TIPPS ZUR SELBSTVERTEIDIGUNG:

Wenn Ihnen bei einer Behandlungsmethode, einem Therapievorschlag oder einem Diagnoseverfahren etwas spanisch vorkommt, so machen Sie unbedingt von Ihrem Recht auf eine zweite Meinung Gebrauch. Gehen Sie zu einem anderen Arzt, nehmen Sie Ihre Befunde mit und legen Sie die Karten auf den Tisch. Allerdings erst, nachdem der zweite Arzt zu einer unabhängigen Meinung gekommen ist und diese auch geäußert hat. Dann können Sie auch die vom ersten Arzt vorgeschlagene Therapie erwähnen. Damit vermeiden Sie, dass der Arzt in eine Solidaritätshaltung seinem Kollegen gegenüber rutscht. Wenn er sich selbst festgelegt hat, wird er hingegen seine eigene Entscheidung verteidigen und jene des Kollegen kritisch würdigen.

7) Zu gut versichert

Private Krankenversicherungen tragen mit Aufwendungen in Höhe von 22 Milliarden Euro etwa 9 Prozent der Gesundheitsausgaben in Deutschland.[22] Das ist im Vergleich zur gesetzlichen Krankenversicherung, über deren Beiträge 140 Milliarden Euro ins System fließen, verschwindend gering. Sogar die privaten Haushalte steuern mit 33 Milliarden Euro einen deutlich größeren Posten aus der eigenen Geldbörse zum Budget bei.

Doch im Ernstfall sind es die Privatversicherten, die unter allen gleich gut behandelten Patienten eindeutig am gleichsten sind, genießen sie doch eine ganze Menge Privilegien. Je nach Vertrag mit ihrer Krankenkasse haben sie Anrecht auf ein Einzelzimmer und auf Wunsch freie Arztwahl mit Chefarztbehandlung. Oft wird auch die Rechnung eines Heilpraktikers für alternativmedizinische Therapien übernommen, und es gibt ein Krankentagegeld als Versicherung gegen Verdienstausfall.

Angestellte müssen ein monatliches Einkommen von mehr als 4000 Euro nachweisen können, um sich überhaupt privat versichern zu können. Großverdiener können mit einer Privaten Krankenversicherung sogar Geld sparen, weil die Beiträge nicht wie bei der gesetzlichen Krankenversicherung als fester Anteil des Einkommens berechnet werden – derzeit 14,9 Prozent –, sondern ein Fixbetrag vereinbart wird. »Selbst wenn Sie 10 000 Euro im Monat verdienen, bezahlen Sie je nach Vertrag im Schnitt nur rund 300 Euro«, heißt es in einer Werbebroschüre.

In Arztpraxen wie in Kliniken sind Privatpatienten sehr

gerne gesehen. Wer sich auch schon einmal gefragt hat, warum diese privilegierten Personen, sobald sie sich nur angemeldet haben, gleich an die Reihe kommen, und noch dazu der Arzt persönlich aus seinem Zimmer eilt und sie überaus freundlich begrüßt werden – all denen sei gesagt, dass diese Beobachtungen nun auch empirisch dokumentiert sind:

- Kassenpatienten müssen länger auf einen Termin beim Arzt warten als Privatpatienten, so eine von der Kassenärztlichen Bundesvereinigung (KBV) in Auftrag gegebene Befragung unter 6100 Patienten. Etwa doppelt so viele Kassenversicherte müssen drei Wochen oder länger auf einen Termin warten, und das, obwohl manche von ihnen über akute Beschwerden klagen. Hat es der gesetzlich Versicherte in die Praxis geschafft, muss er Zeit und Demut mitbringen. Langsamer ins Sprechzimmer wird er nämlich auch gebeten: 51 Prozent der Privatpatienten sehen innerhalb von 15 Minuten den Arzt, aber nur 39 Prozent der Kassenversicherten. Besonders deutlich praktizieren diese ungleiche Behandlung die Fachärzte. Dennoch, so bilanziert KBV-Chef Andreas Köhler zufrieden, scheint diese Ungleichbehandlung in der Praxis nicht weiter aufzufallen. Denn 80 Prozent war es egal, dass sie auf Termine warten mussten.
- Eine Studie des Instituts für Gesundheitsökonomie der Universität Köln zeigt noch wesentlich deutlichere Unterschiede auf. Hier kamen die Wissenschaftler zum Ergebnis, dass Kassenpatienten etwa dreimal so lange beim Arzt warten müssen wie Privatversicherte.

Die Gründe für eine derart bevorzugte Behandlung lassen sich mit einem Satz benennen: Ärzte können für die Behandlung Privatversicherter im Schnitt deutlich mehr abrechnen als bei Mitgliedern einer gesetzlichen Krankenkasse. Außerdem sehen die gesetzlichen Regelungen hier keine Budgetlimits vor, das heißt, die Gesamtmenge der abrechenbaren Leistungen ist keiner Beschränkung unterworfen.

Wie groß die Differenz bei der ambulanten Behandlung ausfällt, hat ein Team um die beiden Gesundheitsökonomen Jürgen Wasem von der Universität Duisburg-Essen und Stefan Greß von der Hochschule Fulda kürzlich im Detail ermittelt[23]. Für eine im Grundsatz gleiche Leistung erhält ein niedergelassener Arzt von der Privatversicherung durchschnittlich das 2,28-Fache der Vergütung, die ihm die gesetzliche Kasse zahlt. Bei Radiologen, Internisten, Kinder- und Hausärzten fällt der Aufschlag sogar noch etwas höher aus. Umgerechnet auf die Gesamtheit der Patienten addiert sich der Vergütungsunterschied auf die hübsche Summe von 3,6 Milliarden Euro. Dafür kann man doch manchmal etwas freundlicher sein!

Die Standesvertreter der Ärzteschaft haben dafür eine recht eigenwillige Begründung: Sie argumentieren, dass die Mediziner aufgrund des Kostendeckels auf den Ärztehonoraren derzeit etwa 30 Prozent ihrer Leistungen für »Normalpatienten« gratis erbringen müssten. Wenn also die Ausgabengrenze beseitigt würde, könnten die Ärzte die Behandlung der Kassenpatienten genauso abrechnen wie jene der Privatpatienten, und dann werde es folgerichtig auch keine Unterschiede bei den Wartezeiten und in der Qualität der Behandlung geben. Ob es sich dabei nicht eher um eine gefährliche Drohung handelt, sei dahingestellt. Denn gerade weil mit der höheren Vergütung natürlich auch der Anreiz, Privatpatienten bevorzugt zu behandeln, steigt, können sich die vermeintlichen Privilegien leicht in ihr Gegenteil umkehren.

Belegt ist, dass es bei Privatpatienten in Deutschland in vielen Fällen zu einer Überversorgung kommt, die durchaus schädlich sein kann. »Überdiagnostik« und »Übertherapie« sind bereits zu medizinischen Fachbegriffen geworden, die im Ergebnis keineswegs zur raschen Gesundung beitragen.

Die Analysen zeigen, dass Privatversicherte häufiger zum Facharzt gehen, länger im Krankenhaus behandelt und häufiger operiert werden. Die Operationen scheinen in vielen Fällen nicht nötig zu sein, denn Privatpatienten geht es deshalb nicht besser. 33 Prozent der Privatversicherten berichten von Doppeluntersuchungen in kurzer Zeit, wogegen es unter den gesetzlich Versicherten 18 Prozent sind. Teure, hinsichtlich ihres Nutzens wenig getestete Therapien werden an Privatpatienten zuerst angewendet. Sie erhalten deutlich mehr Röntgenuntersuchungen. Dass der Chef des Hauses selbst operiert, kann im Einzelfall eher eine Bedrohung darstellen, weil ihm bei schwierigen operativen Eingriffen – mangels täglicher Praxis – oft die Übung fehlt. Darüber hinaus kommt es immer wieder vor, dass reine Wissenschaftler, deren Hauptgebiet das Labor ist, eine Chefarztposition erlangen, weil die Klinik glaubt, mit renommierten Namen ihr Image zu verbessern – dass diese Wissenschaftler keine routinierten Operateure sind, wird beiseitegeschoben. Privatpatienten können dies »von außen« meist nicht abschätzen, allerdings in der Folge zu spüren bekommen, wenn der Chefarzt selbst zum Skalpell greift.

»Privatversicherte warten kürzer auf unnötige Operationen und überflüssige Röntgenaufnahmen«, relativiert IQWiG-Chef Peter Sawicki die vermeintlichen Privilegien in seinem prägnanten Stil. Und Werner Bartens formulierte es in der *Süddeutschen Zeitung*[24] mit beißendem Sarkasmus so: »Hat sich schon jemand bei den Privatversicherten bedankt? Nein? Dabei sind sie es, die den medizinischen Fortschritt ermöglichen. Sie lassen unbewiesene Therapien über sich ergehen, schlucken neue Medikamente, machen jeden Test mit und opfern sich für uns alle auf. Sonst traut sich keiner.« Privatversicherte, folgert Bartens, seien demnach die unbedankten Märtyrer der Medizin.

TIPPS ZUR SELBSTVERTEIDIGUNG:

Hängen Sie es nicht an die große Glocke, dass Sie privat versichert sind, wenn Sie einen Spezialisten aufsuchen. Zumindest so lange, bis der Therapievorschlag steht. Damit vermeiden Sie, dass beim Arzt sofort die Euro-Zeichen in den Augen aufleuchten, wenn er sich Ihren Beschwerden widmet. Nehmen Sie sich Zeit für eine zweite und eine dritte ärztliche Meinung, und informieren Sie sich über die konkreten Behandlungsrisiken. Dies können Sie gerne auch bei der Konkurrenz machen, der Sie von den Therapievorschlägen des zuvor konsultierten Arztes berichten.

Wenn es aber um den Komfort und die Anzahl der Betten im Zimmer geht – spätestens dann sollten Sie unbedingt ihre Versicherungskarte zücken.

8) Das Genom-Orakel

Welch großartige Hoffnungen wurden in die Ent-
schlüsselung des menschlichen Genoms gesetzt! Milliarden
wurden investiert, Wissenschaftler aus mehreren Ländern
nahmen an dem Projekt teil – und schließlich war das monst-
röse Unterfangen beendet. Doch was haben wir jetzt davon?
Ein paar Halsabschneider-Firmen, die mit Gentests unseriös
Geld machen, einen Haufen von Wissenschaftlern, die mit
Steuermillionen weiterhin nach Risikogenen suchen, und
einen ungeheuren Datensalat, dessen Komplexität wir mit
unserem Verstand gar nicht erfassen können.

Mittlerweile ist es um das Humangenomprojekt wieder
ein wenig ruhiger geworden. Doch rund um die Jahrtausendwende, mitten im schönsten Biotechnologie-Boom, befan-
den wir uns gleichzeitig in einer regelrechten Gen-Euphorie.
In der Medizin-Redaktion, die ich damals leitete, hatten wir
einen feststehenden Titel: Wir kürten jeden Freitag anhand
der aktuellen Studien, Kongressberichte und Pressemitteilungen ein »Gen der Woche«, das uns jeweils erklärte, was
alles durch mutierte Gene gesteuert wird. Homosexualität
läge demnach genauso in den Genen wie Diabetes, Multiple
Sklerose, Autismus, Übergewicht oder der saisonale Hang
zum Heuschnupfen. Als im Frühjahr 2000 das menschliche
Genom vollständig entschlüsselt war, besaß man damit eine
Art Schatzkarte, die nach allen möglichen lukrativen Risiken
abgesucht werden konnte.

Die Brustkrebsgene waren bereits entdeckt. Und wenn
eine nahe Verwandte an Brustkrebs erkrankte, so konnte die
arme Testerin für ein paar tausend Euro einen ängstlichen

Blick in die Zukunft tun. Bald, so ging die Rede, werde in den Apotheken ein Komplettset angeboten, und ein paar Tropfen Blut genügten, um eine Analyse aller in den Genen verankerten Risiken zu liefern.

Dann kamen auch die anderen Körperteile auf den Prüfstand, der Darm ebenso wie die Prostata, die Eierstöcke oder die Brüste. Die Kunden erfuhren, wie die Chancen stehen, dass in den nächsten zehn bis zwanzig Jahren ein Tumor wächst. Oder mit welcher Wahrscheinlichkeit Dr. Alzheimer zu Besuch kommt. Man musste auch nicht mehr mit der eigenen Disziplinlosigkeit hadern, wenn es um richtige Ernährung und genügend Bewegung geht, denn – leider, leider – wurde einem der Hang zur Fettsucht von den Eltern mitgeliefert. Kurz, die Gene galten in der Medizin eine Zeit lang als der Hort des Schicksals, in dem jene Übel unabänderlich festgeschrieben sind, die uns in der Zukunft heimsuchen.

Testen, Klonen, Verdienen

Mittlerweile ist diese morbide Euphorie verflogen, und Dutzende der Companies, die ihre Entdeckungen in die Welt posaunt hatten, sind mit der Krise der neuen Technologien an ihren eigenen Genschäden zugrunde gegangen. Was bleibt, ist die Erkenntnis, dass einzelne Genmutationen, die klar umrissene Risiken nach sich ziehen, in Wahrheit sehr sehr selten sind.

Der Amerikaner Mark Skolnick hegte im Jahr 1994 noch die Hoffnung, dass er nach jahrelanger Suche mit seiner Forschergruppe tatsächlich das einzig existierende Brustkrebsgen gefunden habe, das den Großteil aller Krebsfälle erklären könne. Wenige Jahre später schob er aber bereits selbst ein BRCA-2-Gen nach (die Abkürzung steht für »BReast CAncer«). Seine Firma Myriad Genetics brachte rasch einen Krebstest

zum Preis von 2400 Dollar auf den Markt. Frauen mit einem
positiven Testergebnis, so Skolnick damals, erkranken im
weiteren Lauf ihres Lebens mit 90-prozentiger Gewissheit
an Brustkrebs und zu 60 Prozent an Eierstockkrebs. »Wenn
eine Frau also ihre Kinder bekommen hat, sollte sie ernsthaft
erwägen, sich die Eierstöcke entfernen zu lassen«, so sein
Rat.

Der Markt für Gentests ist seit Skolnicks Pioniertat explo-
diert. Jährlich wurden etwa 100 neue Tests von teils atembe-
raubend schlechter Qualität entwickelt. 800 Erbkrankheiten
lassen sich mittlerweile diagnostizieren, die Wissenschaft
kennt rund 5000 weitere Genabschnitte, die mit irgendwel-
chen Krankheiten in Verbindung stehen. Nur wie die Mechanismen konkret ablaufen, weiß niemand so genau. Das hat
die Glaubwürdigkeit und damit den Verkaufsboom bei Gentests schwer untergraben.

So musste auch Skolnick die ursprünglich von ihm postu-
lierte Treffsicherheit seiner Tests zwischenzeitlich mehrmals
revidieren: Auch wenn in einer Familie zwei Fälle von Brustkrebs auftreten, sind seine beiden berühmten Krebsgene nur
in den seltensten Fällen beteiligt. Und wenn der Krebstest
einmal positiv ausfällt, so heißt das noch lange nicht, dass
die Frauen später auch tatsächlich mit so hoher Wahrscheinlichkeit, wie Skolnick marktschreierisch verbreitet hatte, an
Krebs erkranken.

Bei einem seit 1996 in Deutschland an zwölf Kliniken laufenden Projekt, wurden bislang mehr als 3000 Frauen beraten, die Brustkrebsfälle in ihrem engsten familiären Umfeld
hatten. Bei den meisten Frauen konnte schon auf Grund der
Verwandtschaftsverhältnisse eine genetische Beteiligung
ausgeschlossen werden. »In den meisten Familien ist es
schlicht Zufall, wenn zwei Frauen erkranken«, erklärte dazu
der Humangenetiker Alfons Meindl von der Universität
München.[25] Eine Analyse des Genprofils von 989 Patienten

mit Brust- oder Eierstockkrebs und ihren Verwandten ergab
für Deutschland weitgehende Entwarnung[26]. In Familien mit
zwei oder drei betroffenen Frauen wurden höchstens bei jeder zehnten Patientin Mutationen in BRCA1 oder 2 gefunden.
Erst wenn in einer Familie drei oder mehr Tumoren auftraten
und zwei der krebskranken Frauen jünger als 50 Jahre alt waren – erst dann war ein Drittel der durchgeführten Gentests
positiv.

Mittlerweile wurden eine ganze Reihe von neuen Brust-
krebsgenen entdeckt, beispielsweise BRCA3 und CHEK2.
Doch anstatt die Situation zu klären, wurde sie noch un-
übersichtlicher. Meindl und seine Kollegen untersuchten
514 Hochrisikofamilien mit negativen BRCA-Tests, ob bei
Ihnen die neu entdeckten CHEK2-Mutationen vorliegen. Mit
einer Trefferquote von 1,6 Prozent erwies sich dieser Erbscha-
den in Deutschland aber als noch seltener. Die Überprüfung
auf CHEK2 sollte deshalb, schlossen die Wissenschaftler,
vorerst auch in keinen Gentests angeboten werden.[27]

Mittlerweile hat sich die Meinung verstärkt, dass wahrscheinlich mehrere Dutzend Gene an der Entstehung eines
Tumors beteiligt sind. Und die etwas ernüchterten High-
tech-Mediziner geben gerne zu, dass in der überwältigen-
den Mehrzahl der Krebsfälle alles Mögliche mitspielen mag,
aber sicher keine isolierten Gene. Eine sorgfältige Analyse
der Krebserkrankungen von 44 788 skandinavischen Zwil-
lingspaaren zeigte, dass nur bei drei Krebsarten überhaupt
ein relevantes Vererbungsrisiko vorliegt: bei Brust-, Darm-
und Prostatakrebs.[28] Es ist allerdings wesentlich geringer,
als bislang vermutet wurde. Bei eineiigen Zwillingen liegt
das Risiko, selbst bis zum Alter von 75 Jahren an Brustkrebs
zu erkranken, wenn zuvor die genetisch gleiche Zwillings-
schwester betroffen war, bei 13 Prozent. Bei normalen Ge-
schwistern beträgt das Risiko 9 Prozent, und es verringert
sich mit zunehmendem Verwandtschaftsgrad weiter. Die

entsprechenden Risiken bei Darmkrebs: 11 Prozent für eineiige Zwillinge, 5 Prozent für Geschwister; bei Prostatakrebs:
18 beziehungsweise 3 Prozent.

Firmen, die heute noch Gentests im großen Stil anbieten,
sind großteils unseriös und haben mehr mit Kaffeesatzlesern
und Jahrmarkthellsehern gemein als mit der Wissenschaft.
Denn Gene sind etwas sehr Mobiles und unterliegen vielen
Einflüssen. Wie falsch das Bild ist, das wir uns lange Zeit
von den bestimmenden Erbfaktoren gemacht haben, zeigt
das Beispiel des amerikanischen Milliardärs John Sperling,
der die wissenschaftlichen Versprechungen jener Tage allzu
wörtlich nahm. Sperling hatte – trotz seiner stolzen 82 Le-
bensjahre – Angst, sein geliebter Hund Missy könne vor ihm
das Zeitliche segnen. Um diesem Schock vorzubauen, be-
auftragte er den texanischen Forscher Mark Westhusin, von
seinem Hündchen eine Originalkopie herzustellen. Westhusin, der bereits mit dem Klonen von Rindern einige Erfahrung gesammelt hatte, zögerte nicht lange. Er machte sich
mit seinem Team an die Arbeit und verbrauchte einen Etat in
Millionenhöhe.

Der komplizierte Hundebauplan gab ihm allerdings Rätsel über Rätsel auf. Und als Sperling immer mürrischer seine
Schecks zeichnete, fragte Westhusin seinen Auftraggeber,
ob er nicht auch für seine wunderhübsche Katze Rainbow ein
Reserveexemplar anlegen wolle. Sperling wollte, und diesmal
gelang das Unternehmen. Nach 86 Versuchen wurde endlich
Copycat geboren. Sie war gesund, quicklebendig und wuchs
prächtig heran. Dennoch traf Mäzen Sperling beinahe der
Schlag, als er mit der Gegenleistung für sein Geld konfrontiert wurde. Denn die Mieze aus dem Klonlabor sah aus wie
ein ganz ordinärer Findling aus dem Tierheim. Sie hatte mit
ihrem Gen-Zwilling rein gar nichts gemein. Während Rainbow, das Original, eine raffinierte goldbraun-weiße Färbung
im Fell hatte und eher von plumper Gestalt war, präsentierte

sich Copycat aktiv und schlank, ihr Fell grau-weiß gescheckt. Die Klonkatze erwies sich als Kuckucksei.

Haustierfreund Sperling stoppte daraufhin erbost den Zufluss weiterer Mittel, zumal sein Lieblingshündchen Missy mittlerweile tatsächlich gestorben war. Und Forscher Westhusin erklärte deprimiert gegenüber dem Nachrichtenmagazin *Spiegel*: »Copycat war das Schlimmste, was uns passieren konnte.«[29] Dabei hatte Westhusin keinen Fehler gemacht. Die Gentests, die Sperling verlangte, um einen eventuellen Betrug auszuschließen, verliefen alle eindeutig: Copycat war tatsächlich mit Rainbow genetisch identisch. Der Trugschluss lag in der Vorstellung, Klone seien perfekte Kopien.

Zwar haben Klone alle Gene in ihren Zellkernen miteinander gemein, doch aus diesen Genen macht offenbar jedes Individuum etwas anderes. Eineiige Zwillinge sehen sich demnach nur deshalb so ähnlich, weil sie zur gleichen Zeit unter den gleichen Bedingungen heranwachsen. Werden genetische »Zwillinge« allerdings im Abstand vieler Jahre gezeugt, so sind sie ganz anderen Einflüssen ausgesetzt, und die verschiedenen Gene werden beim Heranwachsen des Fötus zu ganz unterschiedlichen Zeiten aktiv. Auf diese Weise prägt die Umwelt den Organismus schon vor der Geburt. Beim Menschen tritt noch etwas Entscheidendes hinzu: der Einfluss der Psyche. Alles zusammengenommen macht die Gene völlig unberechenbar. Die »Buchstaben des Lebens« zu lesen erweist sich als wesentlich schwieriger als angenommen. Denn in den Genen ist kein starres Programm festgeschrieben, sondern bloß eine Vielzahl von Möglichkeiten angelegt.

Die individuelle Klaviatur des Lebens

Nun ist es schon einige Zeit her, dass irgendein nasewei-
ses Forscherteam bekannt gab, es habe das »Homosexuellen-
gen« gefunden oder wüsste, auf welchem Chromosom die
Bauanleitung für Brustkrebs zu finden ist. Als würde Krebs
im Wettstreit der besten Gene irgendeinen Überlebensvorteil bieten und daher die Evolution für seine Weitergabe von
Generation zu Generation sorgen.

Nein, aktuelle Resultate sehen so aus wie die von Maria
Worsham vom Henry Ford Hospital in San Diego, Kalifor-
nien. Sie untersuchte mit ihrem Team Gewebsproben von
Patienten mit Kopf- und Halstumoren und fand sage und
schreibe gleich 231 Gene, die am Krankheitsgeschehen beteiligt waren. Und hier listete sie nur jene Gene auf, die zuvor
nicht in der Fachliteratur beschrieben worden waren. Was
genau sie zum Krebsprozess beitragen, ist noch gar nicht
bekannt. Manche davon sind in das Wachstum von Blutge-
fäßen involviert, andere spielen eine nicht näher bekannte
Rolle bei der Interaktion mit dem Immunsystem. Fast jedes
Gen ist ja – rational wie die Evolution als Baumeister des
Lebens vorging – in eine ganze Reihe von Aufgaben involviert, hat sozusagen ein paar Haupt- und dazu noch ein paar
Nebenjobs. Gene verstärken oder hemmen sich gegenseitig.
Sie ergeben eine individuelle Klaviatur des Lebens. Auch
die Proteine, die in der Zelle nach dem genetischen Bau-
plan – Aminosäure für Aminosäure – zusammengeschraubt
werden, sind hoch flexibel einsetzbar. Die meisten dieser Ei-
weißkörper besitzen gleich mehrere Aufgaben: Sie fungieren
als Botenstoffe, als Hormone, als Bestandteile komplexerer
Moleküle, als Vorstufen von Vitaminen oder als Türwäch-
ter von Zellen. In dieser Funktion agieren sie fast so eigenwillig wie ihre menschlichen Pendants vor den Diskos und
wissen genau, wen sie in eine Zelle hereinlassen und wen sie
rausschmeißen. So lange jedenfalls, bis ein anderes Genpro-

dukt angeschwommen kommt und mitteilt, dass die Order und damit die Einlassliste geändert wurde. Diese Vielfältigkeit der Aufgabenbereiche von Genen führte schon unzählige Male zu großer Ernüchterung, wenn Wissenschaftler nach allzu einfachen Rezepten vorgingen. Dann stellte sich nämlich heraus, dass es fatal wäre, bestimmte Gene einfach nur stillzulegen, weil deren Proteine nämlich nicht nur am Krebswachstum beteiligt sind, sondern sie – quasi im Hauptjob – in lebensnotwendigen Abläufen des Organismus eine Schlüsselrolle spielen. Und eine Gentherapie, die den Tumor gleich mitsamt dem Menschen umbringt, macht eher wenig Sinn.

Was sich nicht geändert hat, ist der Überschwang, mit dem die Forscher ihre Arbeit zu verkaufen versuchen. Während früher damit angegeben wurde, dass »dieses eine Gen« der Schlüssel zum Verständnis einer ganzen Krankheit wäre, schwärmt Worsham davon, wie viele verschiedene Therapieansätze ihre 231 neuen Gene doch liefern könnten. Wie großartig die Chancen nun wären, den Tumor von allen Seiten zu umzingeln und ihm den Garaus zu machen. Folgerichtig wird der Schlussteil ihrer Arbeit – so wie üblich – zu einer Art Spendenaufruf, in dem die weiteren Möglichkeiten dargestellt werden, die man ausloten könnte – natürlich nur mithilfe neuer Sponsoren und neuer Forschungsgelder.

Tipps zur Selbstverteidigung:

Wenn jemand in Ihrer nahen Verwandtschaft an einer chronischen Krankheit oder an Krebs erkrankt ist, dann nehmen Sie das keinesfalls als eine Art Bestimmung, auf die auch Sie nun mit ihren »schadhaften Familien-Genen« schicksalshaft zutreiben.

Sogar bei Diabetes, jener Stoffwechselkrankheit, die erwiesenermaßen das höchste Vererbungsrisiko von den Eltern auf die Kinder birgt, gibt es gute und mit ein bisschen Willen auch recht einfache Möglichkeiten, die Krankheit wirksam zu vermeiden: durch einfache Änderungen im Lebensstil.

Gentests nützen vor allem jenen, die sie verkaufen wollen. Meiden Sie dieses Orakel.

9) Unnötige Eingriffe im Diagnosemarathon

Die zurückliegenden Jahre 2008 und 2009 werden wohl nicht als Highlights in die Annalen der Medizinge- schichte eingehen. Besondere Entdeckungen oder nennens- werte Fortschritte bei der Behandlung von Krankheiten gab es keine. Dafür hagelte es Nachrichten, die reihenweise ver- meintlich gesicherte Wahrheiten der Medizin erschütterten. Zuerst kam der Tiefschlag für die psychiatrische Zunft. Eine internationale Forschergruppe um den Psychologen Ir- ving Kirsch hatte alle verfügbaren Daten zu sechs der meist- verordneten Antidepressiva ausgewertet[30]. Wissend, dass oft nur die günstig verlaufenen Studien in den Journalen publi- ziert werden, die wirklich interessanten aber viel zu häufig in der Schublade verstauben, griff Kirsch zu einer ungewöhn- lichen Methode: Auf Basis des Informationsfreiheits-Geset- zes verlangte er von den Behörden die Herausgabe aller nicht veröffentlichter Studien, die zu Antidepressiva unternom- men worden waren. Ergebnis dieser umfassenden Analyse: Die Psychopillen sind größtenteils wirkungslos. Patienten, die in den Studien nur Zuckerpillen geschluckt hatten, rea- gierten kaum anders als jene, denen ein angeblich stim- mungsaufhellender Wirkstoff verabreicht worden war. Der Unterschied lag »unterhalb der erforderlichen Kriterien für klinische Signifikanz«, die Medikamente hatten also für die Menschen keine ersichtlichen positiven Auswirkungen.

Das ist insofern interessant, als die »Volkskrankheit De- pression« in den letzten Jahren von der Pharmaindustrie und ihren Helfern massiv in der Öffentlichkeit diskutiert worden ist. Zwei Hauptbotschaften wurden dabei transportiert: Zum einen, dass Depression ein Massenphänomen ist, das weggeleugnet wird, weil eine Scheu besteht, sich selbst oder nahe Verwandte als »psychisch nicht gesund« abzuqualifizieren. Dem wurde dann entgegengehalten, dass Depression jedoch in den besten Familien vorkommt und sich deshalb niemand dafür schämen muss. Zum anderen wurde die Botschaft verbreitet, dass Depressionen aus konkretem Mangel an bestimmten Hormonen und Botenstoffen entstehen – und es glücklicherweise wirksame Medikamente gibt, um diesen Mangel auszugleichen und eine angeschlagene Psyche wieder aufzurichten.

Die Kampagne hatte durchschlagenden Erfolg. Die Scheu der Menschen, sich selbst oder auch den eigenen Kindern eine depressive Verstimmung, eine Konzentrationsschwäche, unbestimmte Ängste oder Antriebslosigkeit einzugestehen, nahm stark ab. Man war dankbar, dass man nur ein »Glückshormon« über Pillen nachzuladen brauchte, um den Gefühlshaushalt wieder heil zu machen. Zahlreiche Initiativen wurden gestartet, »Bündnisse gegen Depression« gegründet. Experten verlautbarten, dass jeder fünfte Deutsche zumindest zeitweilig an schweren »depressiven Störungen und Verstimmungen« leidet, aber nur vier Millionen Menschen auch tatsächlich behandelt würden. Und dass die Dunkelziffer enorm sei.

Die Kassen verzeichneten jährliche Ausgabesteigerungen jenseits der Zehn-Prozent-Marke für Antidepressiva. »Allein bei den Kindern haben die Verschreibungen in den letzten drei Jahren um 50 Prozent zugenommen«, sagte dazu der österreichische Kassenvorstand Erich Lamminger. Die Scheu, einen psychischen Mangel zu erkennen und gleich auch zu therapieren, war anscheinend verschwunden.

Millionen Menschen wurden demnach mit Psychopillen behandelt, deren Wirkung allein auf dem Placeboeffekt aufbaut. Ein beschämendes Ergebnis für eine Schulmedizin, die vehement für sich die Wissenschaftlichkeit behauptet und aggressiv gegen jegliche »Pseudomedizin« vorgeht.

Ein paradoxer Effekt

Als Nächstes folgte die lange erwartete und wohl nicht ganz unbeabsichtigt verschleppte Publikation der sogenannten ENHANCE-Studie[31]: Sie erwies sich als schwerer Rückschlag für die Verfechter der radikalen Cholesterin-Senkung. Getestet wurde der als neuer Shooting Star unter den Arzneimitteln gepriesene Wirkstoff Ezetimib, der den Cholesterinspiegel binnen kurzer Zeit um 15 bis 18 Prozent senkt und damit als deutlich effektiver gilt als beispielsweise die Wirkstoffgruppe der Statine. Ezetimib ist in den Arzneimitteln »Inegy« sowie »Ezetrol« enthalten, die von rund 150 000 Menschen in Deutschland vor allem zur Vorsorge gegen Herzkrankheiten eingenommen werden. Die Pillen kosten etwa zwei Euro pro Stück und verschaffen den Herstellerfirmen Schering-Plough und Merck weltweite Umsätze von rund drei Milliarden US-Dollar pro Jahr.

Die Studie hätte eigentlich belegen sollen, dass Ezetimib das Wachstum der Gefäßablagerungen (Plaque) reduziert und damit die Gefahr von Herzkrankheiten reduzieren kann. Stattdessen wuchsen die Ablagerungen bei Patienten, die Ezetimib erhielten, sogar stärker als in der Kontrollgruppe.

Dann ordnete die US-Arzneimittelbehörde FDA an, dass im Beipackzettel als weitere mögliche Nebenwirkung Depressionen genannt sein müssen. Im Sommer schließlich verdichteten sich die Hinweise, dass Ezetimib noch weit schwerere Nebenwirkungen haben könnte. Ausgelöst wurde dies durch Zwischenauswertungen der – erst im September veröffentlichten – SEAS-Studie[32]. Dort zeigte sich, dass die Anzahl der tödlich verlaufenen Krebs-Erkrankungen in der Behandlungsgruppe um 67 Prozent erhöht war.

Im November 2009 erschien schließlich eine weitere Arbeit[33], die den paradoxen Mechanismus von Ezetimib abermals demonstrierte: Obwohl das »schlechte« LDL-Cholesterin stark gesenkt wurde, erhöhten sich gleichzeitig die Gefäßablagerungen signifikant. Ein Ergebnis, das die gesamte Cholesterin-Hypothese erschüttert. Diese geht davon aus, dass LDL die Hauptschuld daran trägt, dass sich an den Innenwänden der Blutgefäße fettige Plaque festsetzt, die später zu Herzinfarkten oder Schlaganfällen führen kann. Gesichert ist hingegen, dass die von dem Medikament verursachten Gefäßschäden problematisch sind. Im Vergleich zur Kontrollgruppe traten in der Ezetimib-Gruppe fast fünfmal so viele Fälle schwerer Herz-Kreislauf-Krankheiten auf.

Diese Informationen wurden in der deutschsprachigen Presse praktisch ignoriert. Abgesehen von einigen Börsenberichten über Kursverluste bei den betroffenen Konzernen sowie vereinzelten kritischen Berichten von Pharma-Bloggern[34] herrschte Schweigen im Walde. Auch das fragwürdige Dogma der Cholesterinsenkung wurde bislang keineswegs in Frage gestellt. Zahlreiche Fachgesellschaften empfehlen in ihren Richtlinien nach wie vor den problematischen Cholesterinsenker. Bis zu den Ärzten ist von diesen Studien anscheinend kaum etwas durchgedrungen.

Zwischendurch erlebte die Zunft der Diabetologen ihr Waterloo, als die ADVANCE- und die ACCORD-Studie publiziert wurden. Darin wurde die simple Frage geprüft, ob es für Diabetiker einen Vorteil bringt, wenn ihre Zuckerwerte mit Hilfe von Medikamenten auf das Niveau von Gesunden eingependelt werden. Man sollte meinen, dass eine derart wesentliche Frage längst geklärt ist, wurde den Diabetikern doch schon seit Jahrzehnten in ihren Schulungen – und nun in den sogenannten Disease-Management-Programmen – gepredigt, wie wichtig die optimale Einpendelung des Blutzuckers ist. In Wahrheit hatten die publizierten Arbeiten aber widersprüchliche Ergebnisse gebracht.

Diesmal jedoch gab es keinerlei Signal, dass irgendjemand von der radikalen Blutzuckersenkung profitierte. Während ADVANCE einen Nulleffekt der Diabetestherapie zeigte, musste die öffentlich finanzierte ACCORD-Studie nach dreieinhalb Jahren Laufzeit sogar vorzeitig abgebrochen werden, weil in der Gruppe der »gut« eingestellten Diabetiker die Sterberate über einen zuvor festgelegten Alarmwert angestiegen war und zum Zeitpunkt des Abbruchs um 22 Prozent über jener der Kontrollgruppe lag. Dass dies kaum ein Zufallsergebnis sein konnte, bewies im Januar 2009 die VADT-Studie[35], in der abermals die Nutzlosigkeit der radikalen Blutzuckersenkung dargestellt wurde. Obwohl die Diabetiker konstant niedrigere Zuckerwerte hatten als in der Kontrollgruppe, ergab sich daraus kein günstiger Einfluss auf die Herzgesundheit, auf die Vermeidung von Gefäßschäden oder auf die Sterblichkeit. Dafür zeigte sich abermals, dass die Medikamente Übergewicht fördern. Die »gut eingependelten« Diabetiker legten deutlich stärker an Gewicht zu. Außerdem traten bei ihnen mehr Fälle schwerer Unterzuckerung auf, was lebensgefährlich sein kann.

Angesichts einer derartigen Häufung von Negativmeldungen ging ein kleinerer Skandal glatt unter. Er betrifft die vor mehr als 60 Jahren eingeführte Pneumokokken-Impfung (PPV-23), die von der Ständigen Impfkommission am Robert Koch Institut (STIKO) für alle Personen im Alter ab 60 Jahren empfohlen wird. Eine von der WHO finanzierte Aufarbeitung aller verfügbaren Evidenz[36] durch Matthias Egger und sein Team vom Institut für Sozial- und Präventivmedizin der Universität Bern ergab, dass die Pneumokokken-Impfung keinen ersichtlichen Nutzen hat. Weder kann sie die Zahl der Lungenentzündungen senken, noch verringert sie das Sterberisiko der Geimpften. Eine späte Erkenntnis nach insgesamt 62 Jahren Anwendung. Doch so wie die Reaktionen auf die bislang umfassendste und methodisch hochwertigste Prüfung dieser Angelegenheit ausfallen, könnte die Impfung tatsächlich sogar ihr 100-jähriges Jubiläum schaffen. Weder die STIKO noch der Studiensponsor WHO reagierten bislang mit einer Abschaffung der Impfempfehlung. In einem Positionspapier verteidigt die WHO diese Impfung mit dem Hinweis, dass sie bei gesunden jungen Menschen recht gut gegen Lungenentzündungen zu schützen scheint. Diese Stellungnahme ist insofern paradox, als diese Pneumokokken-Impfung für gesunde junge Menschen gar nicht empfohlen wird. »Es stellt sich wirklich die Frage, was wir hier eigentlich öffentlich finanzieren«, sagt Tom Jefferson, Impfexperte der unabhängigen Cochrane-Gruppe, »eine Politik, die auf wissenschaftlichen Beweisen beruht oder auf bloßen Marotten.«

Der Studien-Erfinder

Die nächste Hiobsbotschaft kam aus der Branche der Schmerzforschung und traf Scott Reuben, einen US-amerikanischen Wissenschafter, der sich redlich bemüht hatte, den schlechten Ruf der Pharmakonzerne aufzupolieren: Keine einzige seiner zahlreichen Studien aus dem letzten Jahrzehnt hatte jemals ein negatives Ergebnis gebracht. Dumm nur, dass er zugeben musste, 21 seiner wichtigsten Arbeiten frei erfunden zu haben.

Der 50-jährige Anästhesist vom Baystate Medical Center in Springfield, Massachusetts, hatte sich einen Namen als Experte für die Behandlung postoperativer Schmerzzustände gemacht. Noch im Sommer 2007 war der Forscher in einem Editorial des Fachjournals *Anesthesia & Analgesia*, in dem Reuben einige seiner gefälschten Arbeiten veröffentlicht hatte, wegen seiner »sorgfältig geplanten« und »akribisch dokumentierten« Studien gepriesen worden. Seine Ergebnisse wurden weltweit in zahllosen Leitlinien zur Schmerztherapie zitiert, Millionen Menschen nach seinen Vorgaben behandelt.

Reuben hatte entscheidend zum Aufstieg der sogenannten COX-2-Hemmer beigetragen, die in den von ihm durchgeführten Studien stets überragende Ergebnisse lieferten. Zu dieser Klasse zählt auch das Skandalmedikament Vioxx, das der Pharmakonzern Merck wegen schwerer Nebenwirkungen 2004 vom Markt nehmen musste. Ob das artverwandte Medikament Celebrex des Konzerns Pfizer ähnliche Folgen hervorrufen kann, wird seither kontrovers diskutiert. Verdächtig oft empfahl Reuben Celebrex in Kombination mit einer weiteren, von Pfizer vermarkteten Arznei, dem Antiepileptikum Lyrica, und arbeitete auch geschäftlich eng mit dem Konzern zusammen. (Das bedeutet jedoch nicht, dass Pfizer von dem Betrug wusste.)

»Das Erstaunlichste ist, dass keiner der vielen Co-Autoren etwas von Reubens Schiebereien bemerkt haben will«, wundert sich die Hamburger Gesundheitswissenschaftlerin Ingrid Mühlhauser. Die Herausgeber der Fachzeitschriften seien als Kontrollinstanz weitgehend machtlos: Sie bekämen in der Regel keinen Einblick in die Originaldaten der Studie und müssten den gelieferten Resultaten blind vertrauen. »Als Autor sollte allerdings nur jemand angeführt werden, der auch substanziell an einer Studie mitgearbeitet hat«, findet Mühlhauser.

Dass es hier mit der Moral nicht zum Besten steht und viele Autoren keine Ahnung haben (wollen), was eigentlich passiert ist, zeigte erst kürzlich ein Skandal an der Medizinischen Universität Innsbruck. Das britische Fachjournal *The Lancet* hatte eine Studie zur Stammzelltherapie des Urologen Hannes Strasser zurückgezogen, nachdem zahlreiche Ungereimtheiten aufgetaucht waren. Nach einer internen Prüfung wurde mittlerweile von der Wiener Zulassungsbehörde AGES PharmMed die Staatsanwaltschaft eingeschaltet.

Schlagzeilen hatten dabei allerdings auch die Co-Autoren, allen voran der Vorstand der Innsbrucker Urologie, Georg Bartsch, gemacht, der das Journal bat, seinen Namen nicht zu nennen, da sich seine Beteiligung auf eine »Ehren-Autorenschaft« beschränkt habe. *The Lancet* lehnte ab. Begründung in einem diesbezüglichen Editorial: Alle Autoren hätten eine Erklärung unterzeichnet, mit der sie bestätigten, alle Untersuchungen und Therapien selbst durchgeführt und auch die endgültige Version des Manuskripts gelesen und freigegeben zu haben. Der Rückzug auf eine »Ehren-Autorenschaft« werde daher als Versuch gewertet, sich aus der Verantwortung zu stehlen.

Schützenhilfe für die Industrie

Unterdessen versuchen sich Schmerzexperten in Schadensbegrenzung. Reubens Fälschungen seien zwar »eine Schweinerei, die unser Ansehen enorm beschädigt«, so der Schmerzspezialist Hans-Georg Kress. Trotzdem meint der Leiter der Abteilung für Anästhesiologie und Intensivmedizin an der Medizinischen Universität Wien, »die Leitlinien muss man deshalb aber nicht neu schreiben«. Es genüge, Passagen mit Zitaten aus Reubens Arbeiten einfach aus dem Text zu entfernen, assistiert Edmund Neugebauer, Chirurgieprofessor der Universität Witten-Herdecke, in Beantwortung einer entsprechenden Anfrage der *Süddeutschen Zeitung*. Dass Neugebauer als Berater der Pfizer-Aktion »Schmerzfreie Klinik« auftrat, in der die umstrittenen Medikamente eine Rolle spielen, wird in dem Artikel hingegen nicht erwähnt.

Auch Hans-Georg Kress ist für Pfizer aktiv. Etwa wenn er bei einem Satelliten-Symposium des Konzerns über »den geriatrischen Schmerzpatienten« referiert oder (im Jahr

2006) das Pfizer-Medikament »Lyrica« bei einer PR-Presse-
konferenz zur Therapie chronischer Schmerzen »auch bei be-
tagten multimorbiden Patienten« anpreist. »Selbstverständlich stehe ich auch heute noch zu dieser Aussage«, bekräftigte
Kress, als ich ihn darauf ansprach.

Für den Pharmazeuten Wolfgang Becker-Brüser, Herausgeber des kritischen *Arznei-Telegramm*, ist eine derartige
Empfehlung »abstrus, das geht vollkommen an der Realität
vorbei«. Schließlich wirke das Mittel als Antiepileptikum
stark auf das Zentralnervensystem. »Die Leute werden
schwindlig, benommen, schlafen ein. Das sind sehr häufige
Nebenwirkungen, und die Patienten haben ein hohes Sturzrisiko.« In Wahrheit sei eine derartige Argumentation reine
Schützenhilfe für Pfizers Bestreben, dem teuren Umsatz-
bringer einen breiteren Absatzmarkt zu verschaffen.

»Gerade bei den großen Volkskrankheiten kommen laufend neue Medikamente auf den Markt, die um ein Vielfaches teurer sind, ohne dass sie einen zusätzlichen Nutzen
bringen«, kritisiert Andrea Siebenhofer-Kroitzsch, Professorin für Evidenzbasierte Medizin an der Universität Frankfurt.

Im Dezember 2008 erschien eine aktualisierte Übersicht
zu den fünf wichtigsten Wirkstoffgruppen der Blutdruck-
präparate. Am besten schnitt dabei überraschend die Gruppe
der Diuretika ab, die den Blutdruck durch Entwässerung
senken. Diese bereits recht alten und billigen Arzneimittel
schützten in den EBM-Analysen am besten vor Schlaganfall
und Herzkrankheiten und waren in keinem einzigen Therapieziel den teureren Blutdrucksenkern wie ACE-Hemmern,
Kalziumantagonisten oder Betablockern unterlegen.

Während in diesem Bereich die Spanne vom billigsten
zum teuersten Medikament noch überschaubar ist, kommt
das neueste Diabetesmedikament »Byetta« auf rund 200 Euro
pro Monat und kostet damit gleich den rund 40-fachen Preis
der älteren Diabetespräparate, mit denen es in Kombination

verabreicht werden soll. »Byettas Wirkstoff Exenatid ist dem Speichel einer giftigen Echse synthetisch nachempfunden«, erklärt der Wiener Pharmakologe Michael Freissmuth. »Die Echse bringt ihre Feinde damit um, dass sie deren Insulin so hoch pusht, dass diese an Unterzuckerung sterben.« Den Patienten, die das Mittel spritzen, sei ständig schlecht, sagt Freissmuth. »Sie fühlen sich, als ob sie sich überfressen hätten.«

Belege dafür, ob Byetta in der Lage ist, diabetische Folgeschäden auf längere Sicht zu reduzieren, fehlen bislang. Dafür will die US-Arzneimittelbehörde FDA ihre Warnungen wegen schwerwiegender Komplikationen wie Entzündungen der Bauchspeicheldrüse verschärfen. »Obwohl der Nachweis für einen wirklichen Patientennutzen fehlt, bezeichnen Diabetesexperten das ungeniert als ›Durchbruch in der Diabetesversorgung‹«, ärgert sich Siebenhofer-Kroitzsch.

Ähnlich umstritten ist der Wirkstoff »Rosiglitazon«, einer der Bestseller am Diabetesmarkt. Auch hier ist laut Bewertung des *Arznei-Telegramm* kein hinreichender Nutzen belegt, dafür steigert das Medikament das Körpergewicht der Patienten. Es steht außerdem im Verdacht, das Risiko für Ödeme und Herzinfarkt sowie bei Frauen das Knochenbruchrisiko zu erhöhen. In einem im Oktober 2008 publizierten Konsenspapier sprachen sich sowohl die amerikanische als auch die europäische Diabetesgesellschaft ausdrücklich gegen die Verwendung von Rosiglitazon aus.

Woran liegt es aber, dass derartige Fragen über Nutzen und Schaden erst nach vielen Jahren der Anwendung gestellt werden? »Die meisten Menschen glauben ja, dass ein Medikament ordentlich untersucht ist, wenn es zugelassen wird«, erklärt Ingrid Mühlhauser. »Das ist aber ein großer Irrtum.« Für die Vorteile eines Medikamentes fänden sich in den Datenbanken meist genügend Belege aus Studien. Bei den Nebenwirkungen ist die Informationslage hingegen eher trist.

»Die meisten Studien dauern oft nur wenige Monate und umfassen ein paar Dutzend bis ein paar hundert Teilnehmer«, erklärt der Epidemiologe Jan Vandenbroucke von der Universitätsklinik Leiden, Niederlande. »Das reicht gerade, um sehr häufige Nebenwirkungen aufzuspüren, die gleich zu Beginn einer Therapie auftreten.«

Zudem würden für Studien oft recht junge Menschen rekrutiert, die nicht unter chronischen Krankheiten leiden. In der Realität werden dieselben Arzneimittel dann aber über einen langen Zeitraum älteren Patienten verabreicht, die zudem diverse andere Leiden haben, für die sie ebenfalls Medikamente nehmen. Die Studien ermitteln also Ergebnisse, wie sie vergleichsweise im Motorsport erzielt werden, wenn ein Auto unter idealen Bedingungen auf einem Formel-1-Ring getestet wird. Kein Wunder, dass wir – um im Bild zu bleiben – im täglichen Leben dann jedoch häufig im Stau stecken.

Wie lukrativ es sein kann, sich von den Pharmafirmen als »Meinungsbildner« einspannen zu lassen, zeigt das Beispiel des US-Psychiatrieprofessors Charles Nemeroff, der zwischen 2000 und 2006 von verschiedenen Firmen 2,8 Millionen Dollar erhalten hat. Nach Bekanntwerden der Höhe dieser Beträge, verkündete der Konzern GlaxoSmithKline eine künftige Begrenzung der Zahlungen pro Arzt und Jahr in den USA auf höchstens 150 000 Dollar. Auch in Deutschland kommen »Opinion Leader« auf Tagesgagen von 2000 bis 10 000 Euro, wenn sie getarnt oder offen auf Firmenveranstaltungen auftreten. »Besonders erfolgreich sind Meinungsbildner, die beispielsweise den Vorsitz in Fachgesellschaften haben«, erklärt Wolfgang Becker-Brüser. »Die saloppe Bezeichnung ›Mietmaul‹ oder ›habilitierter Pharmareferent‹ bezeichnet ihre Rolle sehr treffend.«

Geld folgt der Leistung

Früher erhielten Krankenhäuser und Ärzte fixe Beträge für Patienten. Dann sollte eine leistungsbezogene Finanzierung mehr Gerechtigkeit ins Gesundheitssystem bringen, und damit ist seit 2004 in den deutschen Krankenhäusern die Bezahlung der Leistungen nach Fallpauschalen verbindlich. Verrechnet wird nach dem DRG-Katalog (»diagnosis related groups«), der für jede Diagnose bestimmte Fallpauschalen nach dem Prinzip »Geld folgt der Leistung« festlegt. Dahinter stand der Vorsatz, die Aufwendungen der Kliniken sowie die Arbeit der Ärzte und Pflegeberufe nach tatsächlichem zeitlichen und materiellen Einsatz der Mittel zu bemessen. Ein Patient, der bloß im Bett liegt und sich erholt, ist demnach »billiger« als ein anderer Patient, der eine ganze Reihe komplizierter Operationen durchläuft und auf der Intensivstation 24 Stunden lang überwacht werden muss.

So weit, so logisch und nachvollziehbar. Doch wohin führte das in der Praxis?

Für die Krankenhäuser, aber auch für die niedergelassenen Ärzte war es in der Folge betriebswirtschaftlich kontraproduktiv, »nichts« zu tun. So wie ein Mechaniker einen PKW nur in seltenen Fällen als »vollständig in Ordnung« durchwinkt, sondern zumindest noch einen Luftfilter- oder Ölwechsel vornehmen wird, sind auch Patienten, bei denen nichts getan werden muss, Verlustposten. Beim praktischen Arzt wird deshalb ständig der Blutdruck gemessen, beim Gynäkologen das Ultraschallgerät betätigt und in der Klinik das Skalpell gezückt.

Zu den häufig überflüssigen Eingriffen zählen Bandscheibenoperationen: 80 Prozent der rund 150 000 jährlich in Deutschland vorgenommenen Eingriffe sind nach Ansicht von Wirbelsäulenexperten unnötig. Die Bandscheibenoperation weist trotz verbesserten Techniken nach wie vor ein hohes Komplikationsrisiko auf. Bei jedem dritten Patienten treten danach die Schmerzen genauso oder noch schlimmer auf. Alternativ bewährt sich Entlastung, Gymnastik, Ruhe und Entspannungstechniken, und meist genügt es, einige Wochen zu warten, bis die Beschwerden von selbst vergehen.

Ein weiteres Beispiel: »In keinem Land der Welt wird der Blinddarm so oft operiert wie in Deutschland«, gibt der Münchner Chirurg Bernd Ablassmaier an. Er vermutet, dass »jeder zweite oder dritte Blinddarm unnötig herausgeschnitten wird«. Das wären pro Jahr 40000 bis 65000 vermeidbare Operationen.

Eine Spezialität der Österreicher wiederum ist die Entfernung der Gebärmutter. »Ganze Landkreise sind hier gebärmutterfrei«, kritisiert der Wiener Gesundheitsökonom Ernest Pichlbauer. Als Ursache nennt er den Bezahlungsmodus: Eine Operation wird bezahlt, und eine Gebärmutter gilt vielen Chirurgen ab der Menopause als unnötiges Organ. »Wenn sonst nichts zu tun ist, operiert man halt das.«

10) Die Gier der Ärzte

Fast jeder dritte erwirtschaftete Euro fließt in Deutschland in Sozialleistungen für Rentenzahlungen, Gesundheit, Pflege oder Familien. Das waren im Jahr 2009 mehr als 750 Milliarden Euro. Davon wiederum geht jeder dritte Euro, insgesamt 260 Milliarden, an das Gesundheitswesen. Pro Kopf sind das vom Baby bis zum Greis jährlich 3250 Euro.

Innerhalb des Gesundheitsbudgets sind in den letzten Jahren die Aufwendungen für Medikamente, speziell für Psychopharmaka und Antidepressiva, sowie Leistungen im Bereich der Vorsorgemedizin am stärksten gestiegen. Hier sind die Kostentreiber vor allem die neuen, extrem teuren Schutzimpfungen wie die HPV-, die Windpocken- oder die Baby-Pneumokokken-Impfung, die in den letzten Jahren in den Impfplan aufgenommen und von der gesetzlichen Krankenversicherung gezahlt wurden. Mit Kosten von nunmehr 44 Milliarden Euro übertreffen die Ausgaben für Medikamente heute bereits die gesamten Aufwendungen für die niedergelassenen Ärzte (knapp 40 Milliarden) sowie für die Apotheken (38 Milliarden).

Niedergelassene Ärzte erwirtschaften im Schnitt eine Honorarsumme von etwa 200 000 Euro pro Jahr. Davon müssen die Miete für die Praxis, die Leasingraten für Geräte oder das Gehalt der Mitarbeiter bezahlt werden. Um auf diesen Umsatz zu kommen, müssen Ärzte unterschiedlich viele Patienten versorgen: im Osten Deutschlands etwa 4200 Patienten pro Jahr, im Westen hingegen etwa 3300. Zu den Leistungen aus der vertragsärztlichen Versorgung kom-

men noch Einnahmen aus der Behandlung von Privatpatienten, aus dem Verkauf individueller Gesundheitsleistungen
(IGeL) oder aus Prämien für die Teilnahme an Reformprojekten, etwa neuen Hausarztmodellen. Damit können Ärzte
ihren Kassenumsatz um bis zu ein Drittel steigern – vor allem dann, wenn sie in Gegenden praktizieren, wo viele privat versicherte Beamte leben oder wo von einer wohlhabenden Klientel häufiger selbst bezahlte Leistungen nachgefragt
werden, etwa eine Ernährungsberatung, Akupunktur oder
bestimmte diagnostische Leistungen, welche die Kasse nicht
übernimmt.

Enorm sind die Einkommensunterschiede zwischen den
verschiedenen Fachgruppen. Laborärzte bringen es beispielsweise auf mehr als eine Million Euro, während am anderen
Ende der Skala die Nervenärzte mit einem Umsatz von nur
100 000 Euro stehen. Dafür haben diese aber auch den niedrigsten Aufwand für Gerätschaften. Bei Radiologen machen
diese hingegen etwa 80 Prozent des Umsatzes aus.

Wie viel bleibt den Ärzten von den Umsätzen übrig? Im
gesamtdeutschen Schnitt erwirtschaftet ein Hausarzt einen
Gewinn von rund 83 000 Euro pro Jahr. Allerdings kommen zu dieser Summe noch IGeL sowie Privatabrechnungen
dazu. In Bayern wird am besten verdient, am anderen Ende
der Skala liegen die Berliner Hausärzte. Deutlich mehr als die
Allgemeinmediziner erwirtschaften die fachärztlich tätigen
Internisten, die Augenärzte und die Radiologen. »Manchmal wird ein Beruf auch schlechtgeredet«, erklärte Eberhard
Gramsch, Vorstand der Kassenärztlichen Vereinigung Niedersachsen, kürzlich gegenüber der *Frankfurter Allgemeinen
Zeitung*: »Man kann davon noch leben.«

In den Kliniken kommt ein Assistenzarzt im ersten Jahr
seiner Anstellung auf etwa 40 000 Euro. Dazu werden noch
eine ganze Reihe von leistungsabhängigen Aufschlägen addiert: Dazu zählen Überstunden und Bereitschaftsdienste,

die über 38,5 Stunden hinausgehen, sowie die Beteiligungen am Pool für die Behandlung von Privatpatienten. Je nach Fachgebiet ist hier ein hübsches Zusatzeinkommen drin. Während die Ärzte an der Kinderklinik im unteren Bereich rangieren, können Chirurgen oder Fachärzte für Innere Medizin aus diesem Pool mit einem schönen Zubrot rechnen.

Ärzte im Visier der Fahnder

So viel zu den – im Vergleich mit anderen Akademikern – keineswegs schlechten Einkünften der Ärzte. Dass es immer noch ein wenig mehr sein kann und bei manchen die Gier über jegliche berufliche Skrupel siegt, zeigt die Praxis leider sehr oft. Der Ruf des selbstlosen Heilers dient dann nur noch als Maske, um dahinter die eigenen finanziellen Interessen umso bedenkenloser voranzutreiben. Viele schrecken dabei auch vor kriminellen Methoden nicht zurück. Betrug und Korruption im Gesundheitswesen nehmen offenbar deutlich zu. Immer häufiger beispielsweise stoßen Fahnder auf Ärzte, die nicht erbrachte Leistungen abrechnen.

Fast jede große Versicherung hat heute eine Abteilung, die auf Abechnungsbetrug spezialisiert ist und nach illegalen Machenschaften von Ärzten, Apothekern, Sanitäts- und Krankenhäusern forscht. Seit vielen Jahren geht der Frankfurter Staatsanwalt Alexander Badle Betrügereien im Medizinbetrieb nach. »Es gibt Fälle, in denen Ärzte ihre Patientenakten nutzen, um Behandlungen bei Patienten anzugeben, die gar nicht in der Praxis waren«, sagt er. Warum aber wollen die im Schnitt doch überdurchschnittlich gut verdienenden Ärzte mehr herausholen, als ihnen zusteht? Wenn die Ermittler Ärzten Betrug nachweisen, erhielten sie oft die Erklärung: »Die Kosten der Praxis sind aus dem Ruder gelaufen, die Falschabrechnungen waren der einzige Ausweg aus der finanziellen Notsituation«, erzählt Badle. Oft seien auch gute Ärzte einfach schlechte Unternehmer. Die Anti-Kor-ruptions-Organisation Transparency International geht von zweistelligen Milliardensummen aus, die dabei insgesamt zu Unrecht bezogen werden.

Auf den meisten größeren Kongressen sind weit mehr als die Hälfte der Besucher von der Pharmaindustrie eingeladen. Der Arzt gewinnt ein paar freie Tage in einer netten Stadt, residiert im Luxushotel und kann während des Kongresses weitere Kontakte knüpfen. Viele Ärzte sind ganz fest davon überzeugt, dass die Einladung auf ihr späteres Verschreibungsverhalten keinerlei Auswirkungen hat. Welch Irrtum!

Noch eine Stufe höher in der Karriereleiter stehen jene Ärzte, die auf diesen Kongressen Vorträge im Sinne ihrer Sponsoren halten dürfen. Oftmals werden diese Referate gleich von den Firmen verfasst, und die engagierten »Mietmäuler« müssen kurz vor ihrem Auftritt nur noch rasch geschult werden, damit sie bei Zwischenfragen nicht völlig ahnungslos dastehen.

11) Der Lebenszyklus von Medikamenten

Medikamente haben in den Augen der Herstellerfirmen ein viel zu kurzes Leben. Damit ist die Zeitspanne vor Ablauf des Patentschutzes gemeint – in der sich mit einem Medikament ordentlich verdienen lässt. Deshalb gilt es, den Lebenszyklus eines Medikamentes nach allen Regeln der Kunst auszunutzen. Damit dies auch funktioniert, müssen alle Rädchen im System wie geschmiert ineinandergreifen. Dazu gehört:

- dass die Ärzte vom Medikament eine gute Meinung haben und es häufig verschreiben;
- dass sogar die Patienten das Medikament kennen und es aktiv von den Ärzten verlangen;
- dass die Kassen keinerlei Probleme bei der Bezahlung machen, auch wenn das Mittel wesentlich teurer ist als vergleichbare Produkte;
- dass es gelingt, ein Produkt in möglichst vielen zusätzlichen Anwendungen einzusetzen, auch wenn es dafür gar keine eigenen Zulassungsstudien gibt.

Pharmakonzerne und ihre PR-Agenturen werden deshalb darauf achten, dass die Ärzte in ihrem Sinne informiert und am besten sogar eigens geschult werden. Die Kontaktaufnahme beginnt schon an den Universitäten, wo die höheren Semester gezielt umworben werden. Später folgen Einladungen zu Seminaren und Kongressen, die häufig an begehrten Urlaubsorten oder in attraktiven Städten stattfinden.

Ich habe kürzlich selbst so ein Angebot wahrgenommen und habe auf Pharmakosten eine Woche in der Karibik verbracht. (Was ich dann später darüber geschrieben habe, sorgte dafür, dass ich wohl keine zweite Einladung dieser Art erhalten werde.) Dabei gab es vormittags zahlreiche Fortbildungs-Veranstaltungen, die allerdings eher den Charakter von Propaganda-Feldzügen gegen die Arzneimittel der Konkurrenz hatten. Nachmittags gab es kulturelle Angebote sowie Einladungen zu mondänen Abendgesellschaften.

Am meisten beeindruckte mich dabei der riesige Gebäudekomplex des »Caribbean Hilton«, in dem ich untergebracht war: Das Hotel erinnerte stark an eine Privatuniversität und wimmelte nur so vor hochsemestrigen Studenten. In unzähligen Seminarräumen fanden medizinische Veranstaltungen statt. Nach meinem Eindruck waren weit mehr als die Hälfte der Hotelgäste Ärzte aus aller Welt, die hier auf Kosten der Pharmaindustrie fortgebildet wurden.

Die ärztliche Aus- und Weiterbildung wird heute fast ausschließlich der Industrie überlassen. In Sonntagsreden betonen die Branchenvertreter, es gehe hierbei um nichts anderes, als den Wissensstand der Mediziner auf den neuesten Stand zu bringen und die Basis für die praktische Umsetzung der wissenschaftlichen Erkenntnisse zu vermitteln. Natürlich zum Wohl der Patienten.

In Wahrheit wird jedwede Fortbildung der Ärzte nicht in den Forschungs-, sondern in den Marketingabteilungen der Konzerne vorbereitet, organisiert, ausgewertet und auch bezahlt. Sie investieren hunderte Millionen Euro in »Medizinische Fort- und Weiterbildung«. Der Grund dafür sei ganz einfach, erklärt Steve Nissen, Leiter der Abteilung für Kardiovaskuläre Medizin der Cleveland Klinik im US-Bundesstaat Ohio: »Es verkauft ihre Produkte. Industriegesponserte Fortbildung hat nicht das Geringste mit Menschenfreundlichkeit zu tun. Es ist pures Marketing.« Der Kardiologe Nissen wurde 2007 vom *Time Magazine* als eine der »hundert einflussreichsten Personen der Welt« ausgezeichnet. Bekannt wurde er zunächst durch eine neuartige Technik, mit der über ein Mini-Ultraschallgerät Bilder vom Zustand der Innenseite der Schlagadern und Herzgefäße geliefert werden konnten. Über die Vermessung der Plaque ließ sich damit die Wirksamkeit von Medikamenten gegen Arteriosklerose wesentlich genauer messen. Obwohl er in der Folge zum umschwärmten Star der Medizin wurde, legte Nissen penibel darauf Wert, sich nicht vereinnahmen zu lassen. Er war einer der Vorkämpfer für die heute weithin akzeptierte Regel, jegliche finanziellen Beziehungen zur Industrie – auch solche der Forschungsförderung – strikt offenzulegen. Persönliche Honorare, erklärte Nissen, nehme er prinzipiell nicht an.

2004 veröffentlichte er mit seiner Arbeitsgruppe mehrere Studien, die eine ganze Wirkstoffgruppe, mit der Milliardenumsätze erzielt wurden, vernichteten. Nissen wies nach, dass die als Schmerzmittel unter anderem zur Behandlung von Rheuma eingesetzten »COX-2-Inhibitoren« vermehrt zu Herzinfarkten führen. In der Folge musste der Konzern Merck sein Medikament Vioxx vom Markt nehmen. Auch andere Produkte dieser Klasse, allen voran Pfizers Celebrex, standen stark unter Druck, konnten jedoch trotz zahlreicher Belege für ihre Risiken[37] durch enorme Lobbying-Anstrengungen der Hersteller bis heute am Markt gehalten werden. 2005 wurde ein neuartiges Diabetesmedikament – trotz Unterstützung der Zulassungsbehörden – aufgrund von Nissens Studienergebnissen vom Markt genommen. Eine weitere Nissen-Untersuchung traf 2007 die Gruppe der Glitazone: Diabetesbestseller, die über bislang nicht zur Gänze erforschte Mechanismen die Resistenz der Zellen gegen Insulin verringern.[38] Das zugehörige Arzneimittel Avandia des Konzerns GSK erlebte zwar einen enormen Umsatzeinbruch, blieb aber bislang am Markt.

Zahlreich und massiv ist in solchen Fällen stets die Gegenwehr der Herstellerfirmen. Der Konzern Merck lieferte ein besonders heftiges Abwehrgefecht gegen die Marktrücknahme seines Mittels Vioxx. Kein Wunder, bedeutete bei einem Jahresumsatz von zuletzt 2,5 Milliarden Dollar jeder Monat Verzögerung der Publikation für den Konzern bares Geld. Dafür wurden Daten zurückgehalten, Studien verschwanden in den Schubladen, Nebenwirkungen wurden konsequent und systematisch verharmlost. Kürzlich wurde sogar eine Art »Schwarze Liste« bekannt, in der Merck missliebige Ärzte und Wissenschaftler anführte, die sich negativ über Vioxx geäußert hatten. Diese Kritiker sollten »neutralisiert« und in ihrem Ruf »diskreditiert« werden, wie der Merck-interne E-Mail-Verkehr, der 2009 bei einer Gerichtsverhandlung in Melbourne vorgelegt wurde, beweist.

Als verlässliche Helfer für die Anliegen der Industrie erweisen sich meist die ärztlichen Fachgesellschaften, die sich häufig jegliche Skrupel abkaufen lassen. Manche dieser Fachgesellschaften und deren Vorstände setzen sich offen als Lobbyisten für riskante Medikamente ein. Unzählig sind hier die Beispiele, die ich als Medizinjournalist in den mehr als zwanzig Jahren meiner bisherigen Berufspraxis erlebt habe. Die Palette reicht von der Pressekonferenz mit angesehenen Experten, die in Wahrheit als reine Pharmaveranstaltung organisiert wurde, bis zum Privatissimum mit einem Professor, der eindringlicher als mancher Produktmanager für bestimmte Medikamente Stellung bezieht. Speziell manche Diabetesgesellschaften genießen in der Branche bereits einen Ruf extremer Pharmanähe, der an offene Käuflichkeit grenzt.

Gekaufte Meinungsführer

Geschenke für Mediziner wurden in den letzten Jahren etwas reduziert, weil das Thema in der Öffentlichkeit für negative Schlagzeilen gesorgt hatte. Versteckt gibt es sie aber nach wie vor, und sei es nur als Gratismuster von Medikamenten.

Anstatt die Zuwendungen im Gießkannenprinzip zu streuen, setzt die Industrie in den letzten Jahren vermehrt auf Konzentration. Wenn es gelingt, sogenannte »Key Opinion Leader« – allseits bekannte Meinungsführer an Universitäten und großen Kliniken – als Fürsprecher zu gewinnen, lautet die Taktik, so können damit zahlreiche weniger prominente Mediziner am effektivsten beeinflusst werden. Die Amerikanerin Kimberly Elliott, die über zwei Jahrzehnte bei Weltkonzernen in einflussreichen Positionen gearbeitet hatte, stieg kürzlich aus und erregte in der Folge mit ihren Beschreibungen der Pharmapraxis Aufsehen: »Wir haben jeden dieser Meinungsführer routinemäßig auf seinen Wert hin gemessen«, erklärte sie in TV-Interviews. Wenn die Experten bezahlte Vorträge, zum Beispiel auf Kongressen, hielten, so wurde genau geprüft, wie sich daraufhin die Verschreibungszahlen des Präparates entwickelten. Elliotts Aufgabe war es, diese Meinungsführer anzuwerben, zu betreuen und auf ihre Vorträge einzustimmen. »Meist habe ich Ihnen den gesamten Power-Point-Vortrag zusammengestellt und Ihnen erklärt, welche Argumente besonders wichtig waren.« Für einen Einzelvortrag, meist im Umfang von einer halben Stunde, zahlte sie Honorare von rund 1500 bis 2000 Euro. »Für uns sind diese Professoren nichts anderes als Verkäufer«, erläutert Elliott, »so wie unsere anderen Pharmareferenten.«

Ein weiterer wichtiger Partner für die Industrie sind Selbsthilfegruppen. Sie streuen die Informationen über neue Medikamente und Therapien in der geeigneten Zielgruppe. Deshalb ist ein enger Kontakt zu Selbsthilfegruppen selbstverständlich. Schulungen werden organisiert, Telefonspesen oder das Honorar für die Sekretärin übernommen. Im Gegenzug dürfen die Sponsoren auf den Selbsthilfe-Websites Informationen verbreiten und bekommen Patienten vermittelt, die auf werbewirksamen Pressekonferenzen erzählen, wie sehr ihnen das Mittel geholfen hat.

Schließlich braucht es noch den Segen der mächtigen Funktionäre in den Krankenkassen. Sie müssen fachlich überzeugt und persönlich umworben werden. Hier ist gutes Lobbying gefragt. Wie dies perfekt umgesetzt wird, zeigt das Beispiel einer großen PR-Agentur in Wien, die im deutschsprachigen Raum einzigartig ist. Sie kontrolliert eine ganze Ärztegesellschaft (Österreichische Gesellschaft für Allgemeinmedizin), gründet neue Selbsthilfegruppen (z.B. »Der Österreichische Patient«) und Fachvereine (»Gesunde Lunge«) und hat bis in die Spitzengremien der Krankenkassen ihre »befreundeten« Agenten sitzen. Bei dieser Agentur kann die Pharmaindustrie komplette Konsensus-Meetings bestellen, in denen die neuen Behandlungsrichtlinien für die Ärzte festlegt werden. Jede Leistung hat ihren festgelegten Preis, abhängig von Aufwand und Anzahl der Experten. Die Agentur organisiert alles für den »Lebenszyklus« eines neuen Medikaments: vom »Aufschrei« der Selbsthilfegruppe bis zur »richtigen« Rezeptur; außerdem die kundenwirksame Umsetzung der Werbebotschaft in TV und Printmedien. Damit dies problemlos funktioniert, wurde ein eigener Medizinverlag mit geschäftlicher Einbindung des größten Medienkonzerns Österreichs (Mediaprint) gegründet. Abgerundet wird dieses Spektrum mit der Firma »Update Europe«, die auf Ärztefortbildung spezialisiert ist, sowie der Firma »Peri-Consulting«, die das politische Lobbying besorgt. Bequemerweise befinden sich fast alle diese Firmen an derselben Adresse – und wenn man ins Handelsregister Einblick nimmt, so sind auch die Besitzer weitgehend identisch.

Die Rheuma-Kampagne

Wie dieses Zusammenspiel der verschiedenen Rädchen dieser Marketingmaschine in der Praxis funktioniert, möchte ich am Beispiel einer erfolgreichen Pharmakampagne für neue Rheumamedikamente zeigen, die bislang nicht von den Kassen bezahlt wurden, weil sie um das 200-Fache teurer sind als die bisherigen Mittel und dazu noch das Risiko schwerer Nebenwirkungen aufweisen.

Zunächst galt es, die einflussreichen Persönlichkeiten in den Kassen ins Boot zu holen. Über mehrere Wochen schaltete die Initiative »Der Österreichische Patient« zahlreiche ganzseitige Inserate in den wichtigsten Zeitungen, um eine möglichst frühzeitige Therapie der Rheumatoiden Arthritis einzufordern. In der ersten Phase der Anzeigenkampagne wurden wichtige »Player« des Gesundheitssystems direkt angesprochen und mit den Folgekosten konfrontiert, die bei Rheumapatienten anfallen. Im Schnitt, heißt es, beliefen sich diese Kosten für Krankenstände, Operationen und Krankenhausaufenthalte pro Patient auf jährlich 21768 Euro. Diese Summe ließe sich durch den frühzeitigen Einsatz neuer Arzneimittel erheblich veringern. Und dann folgt in Balkenlettern die Frage, etwa an Franz Bittner, den (damaligen) Chef der Wiener Gebietskrankenkasse: »WIE SIEHT IHRE LÖSUNG DAFÜR AUS, HERR BITTNER?«

Die Antworten der damit konfrontierten Kammer- und Kassenfunktionäre fiel recht einhellig aus: Klar doch, logisch! Früher behandeln ist sinnvoll, wenn man damit sowohl Leid wie Geld sparen kann. Oder im Originalton von Franz Bittner: »Gerade bei rheumatoider Arthritis ist ein früher Therapiebeginn entscheidend, da die schwerwiegendsten Schäden in den ersten beiden Erkrankungsjahren entstehen. Hier gilt es, alte Denkmuster zu entsorgen und ihnen die tatsächliche Kostenwahrheit fair gegenüberzustellen. Natürlich ist der möglichst frühe Einsatz moderner Medikamente zuerst einmal kostenintensiver. Aber was man sich ersparen kann, neben Leid für die Betroffenen, sind die Folgekosten durch Krankenstände, Operationen, Prothesen, Krankenhausaufenthalte etc.«

Wer sich über die Urheber dieser doch recht aufwändigen und teuren Kampagne informieren wollte, wurde auf zwei Patientenorganisationen verwiesen: die Rheumaliga und die Initiative »Der Österreichische Patient«. So sollte der Eindruck erweckt werden, es handle sich um eine Initiative von Fachärzten, die einem Bedürfnis der Patienten nachkamen. Andrea Fried, Chefredakteurin des Branchenjournals ÖKZ und Mitglied von Transparency International, deckte auf, dass es sich dabei um einen glatten Bluff handelte. In Wahrheit wurde die Kampagne nämlich vom US-Konzern Wyeth finanziert, einem der Hersteller der umstrittenen neuen Rheuma-Medikamente. Wyeth bedachte die Agentur Welldone mit einem Auftragsetat von rund 300 000 Euro.

Bei der Initiative »Der Österreichische Patient« handelt es sich, so Fried, »um eine Kooperation der Österreichischen Gesellschaft für Allgemeinmedizin (ÖGAM) und dem Verein Altern mit Zukunft – beide enge Partner und Kunden der Werbeagentur Welldone, wo sich auch die Kontaktadresse der Initiative ›Der Österreichische Patient‹ befindet.« Warum, wunderte sich Andrea Fried, brauchen Versicherer (wie z.B. Franz Bittner) ausgerechnet pharmagesponserte Inserate, um auf eine schlechte Versorgung ihrer eigenen Versicherten hinzuweisen. »Sollte es hier wirklich Mängel geben«, erklärte Fried, »wären statt Inseraten wohl eher Handlungen gefragt.«

Das in der Kampagne beworbene Präparat Enbrel des US-Konzerns Wyeth gehört wie Humira (Adalimumab) oder Remicade (Infliximab) zur Gruppe der sogenannten TNF-Blocker. Es handelt sich dabei um gentechnisch hergestellte Proteine, die in den Kreislauf der Immunreaktion eingreifen, um so das – bei Rheuma aus dem Ruder gelaufene – autoaggressive Potenzial des Immunsystems zu reduzieren. Enbrel kostet für die in der Praxis übliche Dreimonatskur pro Patient fast 5000 Euro und war bis dahin, so wie die anderen beiden Präparate, bei therapieresistenter mittelschwerer bis schwerer rheumatoider Arthritis zugelassen. Die Vorteile einer früheren oder breiteren Anwendung sind bislang schlecht belegt, diesbezügliche gute Daten Mangelware. Die Nebenwirkungen können, obzwar selten, so doch sehr ernsthaft sein. Zudem wird ein höheres Krebsrisiko diskutiert: »Der Verdacht, dass sie Lymphome und andere Krebserkrankungen auslösen können, ist bislang nicht ausgeräumt«, heißt es im pharmaunabhängigen *Arznei-Telegramm*.[39] »Die Störwirkungen sind biologisch plausibel, da TNF-D an der Abwehr von Infektionen und bösartigen Erkrankungen beteiligt ist.«

Nachdem diese Kampagne ein halbes Jahr gelaufen war, lud die Agentur Welldone im April 2009 zu einer Pressekonferenz ein, bei der mit Kassenchef Franz Bittner einer der einflussreichsten Personen in Österreichs Gesundheitssystem auf dem Podium saß. In der Konferenz ging es wieder um die angeblichen Fortschritte in der Therapie der rheumatoiden Arthritis. Diese würde nunmehr auch in einem früheren Krankheitsstadium von den Kassen bezahlt. Ab 1. Mai 2009, gab Bittner bekannt, könne bei Nichtansprechen auf die Behandlung mit einem Basismedikament sofort auf ein Biologikum umgestellt werden. Dies ermögliche eine bessere Versorgung und eine Steigerung der Lebensqualität der Patienten. Die Kostenübernahme galt jedoch nicht für alle drei Arzneimittel, sondern nur für das Produkt von Wyeth.

Riskante und extrem teure Arzneimittel zum möglichst frühzeitigen Einsatz bei tausenden Patienten freizugeben – zum Wohle der Hersteller: Diesen Auftrag hat die Wiener PR-Agentur mit ihrem Geschäftsführer, dem begnadeten Lobbyisten Peter Riedl, bravourös erledigt.

Wenige Wochen später gab Franz Bittner bekannt, dass er nun genug von seinem Job an der Spitze der größten ge-

setzlichen Krankenkasse Österreichs hat und in die Privatwirtschaft wechseln werde. Und wer die politischen Sitten
der Alpenrepublik immer schon eher in der Nähe eines Ope-
rettenstaates gesehen hat, wird sich nun bestätigt fühlen.
Denn Bittner wechselte gleich zu Peter Riedls Imperium und
wird fortan als hauptberuflicher Lobbyist für dessen Kunden, die wohl vor allem aus dem Umfeld der Pharmaindustrie stammen, tätig sein. In der peinlichen Mithilfe in diesem
Schwank zulasten der Beitragszahler hat er wohl seine Auf-
nahmeprüfung in die illustre Welt der Privatwirtschaft gesehen.

Symptomtherapie statt Ursachenforschung

Interessant wird es, wenn man die Selbstdarstellung der
»forschenden Industrie« anhand ihrer tatsächlichen Ergebnisse überprüft. Bleiben wir beim Beispiel »rheumatoide Arthritis«. Hier zahlen wir enorme Summen für die Symptom-
behandlung einer chronischen, nicht heilbaren Erkrankung.
Da sollte man doch auch davon ausgehen, dass ebenso emsig
an den Ursachen geforscht wird. Eine Suche in »Medline«, der
weltweit größten medizinischen Datenbank, führt jedoch zu
einem ernüchternden Ergebnis.

Zwar kommt der Fachbegriff »rheumatoide Arthritis« in
22890 Arbeiten vor. Sobald man aber eine Verknüpfung mit
»Ursachenforschung« vornimmt, schrumpfen die Resultate
der Suche dramatisch auf nur noch 74 Treffer. Verknüpft man
mit »Therapie«, so sind es hingegen 2412 Treffer. Es steht also
33 zu 1 im Verhältnis von Therapieforschungsstudie zur Ursachenforschung. Wenn man sich auf das letzte Jahrzehnt
beschränkt, in dem auch die erwähnten TNF-Blocker auf den
Markt kamen, so ist das Ergebnis sogar 110 zu 1.

Medline ist so etwas wie ein Spiegelbild des Outputs der
medizinischen Forschung. Es scheint so, als ob die Erfor-

schung der Ursachen der rheumatoiden Arthritis in den letzten Jahren eingestellt worden ist. Zynisch ausgedrückt, ist es eben ungleich lukrativer, eine chronische Erkrankung über das restliche Leben der Patienten zu behandeln, als – Gott bewahre – durch irgendeinen dummen Zufall möglicherweise durch Forschung ein Heilmittel zu finden.

Was aber ist, wenn es die besten Arzneimittel vorrätig gibt – und die Patienten wollen aus Angst oder Scham gar nichts davon wissen, dass sie überhaupt krank sind? Am Beispiel der Depression als Volkskrankheit hat eine jahrzehntelange Berichterstattung hier immerhin schon so viel zur Enttabuisierung beigetragen, dass diese Medikamente heute die größten Steigerungen in der Verordnung erzielen. Auch bei psychischen Auffälligkeiten von Kindern und Jugendlichen, sei es nun Hyperaktivität, Konzentrationsmangel oder übertriebene Schüchternheit, sind gewaltige Kampagnen gelaufen, um diese Krankheiten vom Geruch des Unnormalen, für das man sich schämen muss, zumindest ein Stück weit zu befreien.

Ein weiteres Tabufeld hat der Konzern Pfizer mit seiner berühmten blauen Pille gegen Impotenz beackert. Heute gilt Viagra auch deshalb als Bestseller, weil es viele Männer als Mittel zur Potenzsteigerung verwenden, auch wenn sie organisch gesund sind – und etwa als Sex-Doping in den Zweierurlaub mitnehmen.

Die Dominanz, über die Viagra auf dem Markt verfügt, ist für andere Konzerne mit ähnlichen Präparaten natürlich ein Ärgernis. Und so griff Eli Lilly, Hersteller des pharmakologisch ähnlichen Produktes Cialis, zu recht ungewöhnlichen Mitteln, um die Scheinwerfer auch mal auf das eigene Potenzmittel zu richten. Die Kampagne »Helden der Liebe« schaltete als getarnte Werbung sogar TV-Spots, in denen die Wichtigkeit von »richtigem Sex« auch bei reifen Paaren suggeriert wurde. Großflächige Plakate zeigten jeweils ein sich zärtlich berührendes, etwas älteres Pärchen mit Slogans wie »Weil die Seele nie vergisst, wie sich Nähe anfühlt« und »Weil Sehnsucht nicht einfach aufhört«. Dazu gibt es das sympathische Logo »Helden der Liebe« sowie den ebenfalls sympathischen verschnörkelten Schriftzug »Lilly«.

Wer würde da ahnen, dass uns hier ein Pharmakonzern auf heimtückische Art und Weise seine Pillen andrehen möchte?

TIPPS ZUR SELBSTVERTEIDIGUNG:

Seien Sie generell misstrauisch, wenn Sie in den bunten Beilagen der Tageszeitungen Medizinberichte lesen. Auch wenn sich am Rand kein Vermerk »bezahlte Anzeige« findet, sind hier sehr häufig die Werbeabteilungen und keineswegs unabhängige Wissenschaftsredakteure am Werk gewesen.

Leider ist es im deutschsprachigen Journalismus noch immer nicht üblich, dass bei den zitierten Fachexperten und Professoren deren finanzielle Beziehungen zu den Firmen erwähnt werden. Der Medizinjournalismus ist generell ein Sorgengebiet der Medien. Hier, wo viel Geld liegt, ist natürlich der Appetit der Marketingabteilung groß. Auch dem angeblichen Qualitätsjournalismus gelingt es nicht immer, sich hier abzugrenzen.

Achten Sie bei Gesundheitsberichten immer darauf, ob die Quellen einer Nachricht auch genannt werden. Außerdem: Wird eine Information kritisch oder weitgehend unhinterfragt überbracht? Wird eine neue Entwicklung auch »historisch-kritisch« betrachtet und in einen Gesamtkontext eingeordnet? Falls an einem Tag dies und am nächsten das pure Gegenteil veröffentlicht wird, ohne nähere Einordnung oder Hilfestellung – so als ob es sich beim Verfasser der Medizinnachrichten in Wahrheit um einen Zufallsgenerator handelt, so ziehen Sie doch gleich die Konsequenzen und überblättern künftig dieses Ressort.

Teil 2:

Und plötzlich bin ich Patient

12) Die Pillen-Dealer

Menschen mit chronischen Krankheiten zu heilen ist eine schwierige Kunst. In den meisten Fällen zu schwer für die moderne Medizin, deren Verdienste eher im Bereich des Handwerks liegen: wenn es gilt, komplizierte Brüche wieder zu richten, eine entzündete Gallenblase zu entfernen oder getrennte Nerven millimetergenau wieder zu verbinden. Ein junger Mensch, der einen Autounfall mit zahlreichen Verletzungen gerade so überlebt hat, von den Notfallchirurgen wieder »zusammengeflickt« wird und dann nur noch ausreichend Zeit braucht, bis alles ausheilt: Das sind ideale Patienten. Solche mit einer guten Konstitution, bei denen, sobald die Operation erfolgreich absolviert ist, die Selbstheilungskräfte zu voller Form auflaufen.

Bei den chronischen Krankheiten ist hingegen guter Rat teuer. Hier ist über viele Jahre hinweg im Stoffwechsel etwas grundsätzlich aus dem Lot geraten: jahrzehntelanges Rauchen, zu viel Zucker, zu wenig Bewegung und ein Immunsystem, das entweder zu schwach oder in seiner Funktion gestört ist. Solche Patienten werden nicht geheilt, sie werden verwaltet – und sie sind das tägliche Brot der niedergelassenen Ärzte. Die Behandlung beschränkt sich meist auf das Erneuern der Rezepte sowie das Anpassen und Ausdehnen der Therapie, sobald neue Beschwerden dazukommen. Wenn die Patienten lästig werden, ihre Unzufriedenheit äußern oder öfter in die Praxis kommen, als das die Kasse bezahlt, werden sie per Überweisung auf eine kleine Rundreise geschickt: zu Fachärzten oder ins Krankenhaus.

Wenn man fünf Ärzte fragt, bekommt man sechs Diagnosen, lautet ein bekannter Witz, der allerdings die Realität recht gut beschreibt. Und so gesellen sich – sobald die Patienten ihre Odyssee antreten – rasch neue Medikamente zu den bereits vorhandenen. Es kommt eben auf den Blickwinkel an, denn der Facharzt konzentriert sich nicht mehr auf den Mensch als solchen, sondern auf ein bestimmtes Organ. Die meisten seiner Patienten kommen viel zu selten und unregelmäßig, als dass er sich ihre gesamte Persönlichkeit einprägen könnte. Deshalb werden die Patienten auf ihre Symptome reduziert und darauf abgeklopft, ob sie sich eine der immer zahlreicher werdenden individuellen Gesundheitsleistungen (IGeL) aufschwatzen lassen. Dieses »intransparente Gemisch entbehrlicher Leistungen«, wie es *Spiegel*-Redakteur Jörg Blech nannte,[40] ist aus eigener Tasche zu bezahlen und reicht von der Glatzenbehandlung bis zur Schwermetallausleitung, vom »Sono-Check« bis zum »Brain-Check«. Bei Ersterem werden mit Ultraschall die inneren Organe beäugt, Zweiteres ist ein Hirnleistungstest, den sich Menschen einreden lassen, die Angst vor Alzheimer haben. Mit dem Versprechen, den allmählichen Niedergang der geistigen und körperlichen Kräfte zu verzögern oder gar rückgängig zu machen, ließen sich seit jeher gute Geschäfte machen.

Werden diese Angebote abgelehnt, beschränkt sich der weitere Kontakt auf Routinephrasen, und es geht an die Suche nach einer Diagnose. Der Darm wird mit einer Sonde abgefahren, die Prostata abgetastet und geschallt, ein Sicherheitsröntgen gemacht, wenn ein Gerät vorhanden ist, sowie die unvermeidliche Blutprobe genommen. Und am Ende kehren die Patienten mit einer neu erworbenen Krankheit und den zugehörigen Arzneien zu ihrem Hausarzt zurück. Noch viel mehr gilt dies, wenn die Rundreise in die Ambulanz einer Klinik führte oder gar eine Einweisung erfolgte. Hier stehen die teuersten bildgebenden Verfahren zur Verfügung, hier werden Dutzende von Laborwerten erhoben, Sonden eingeführt, Gefäße durchleuchtet und schließlich – im Vergleich mit dem Idealzustand – ein Risikoprofil entworfen, das sich erheblich von jenem unterscheidet, das der Hausarzt vor sich hatte.

Die auf einer derartigen Rundreise neu dazugekommenen Pillen wieder zu reduzieren, trauen sich jedoch die wenigsten Ärzte. Zum einen ist es schwierig, in dem Medikamentencocktail den Effekt eines Arzneimittels isoliert zu bestimmen. Für den Arzt ist es kaum abzuschätzen, ob ein Mittel nützt, ob es schadet oder ob es völlig verpufft. Zum Zweiten würde ein Arzt, der ein Medikament wieder absetzt, damit den Kollegen, die »sich schon was dabei gedacht haben«, ins Handwerk pfuschen. Etwa die Hälfte der über 65-jährigen Patienten hat wenigstens drei Diagnosen erhalten, immerhin 20 Prozent bringen es auf fünf oder mehr.

So summieren sich im Lauf des Lebens auch die Pillenabonnements. Die Ursachen dafür sind vielfältig. Zum einen binden die Ärzte ihre Patienten, wenn sie ihnen langfristig Medikamente verschreiben, und sie werden zu verlässlichen Stammkunden. Zudem neigen Ärzte dazu, »auf Nummer sicher« zu gehen. Oft genug verschreiben sie aber auch deshalb zu viel, weil sie an den Verschreibungen in irgendeiner Form finanziell profitieren. Besonders krass sind diese Verknüpfungen in Österreich, wo viele Ärzte selbst den Apotheker spielen und die Medikamente gleich in der Praxis haben. Im größten Bundesland Niederösterreich existieren mit Stand von 2009 beispielsweise 263 ärztliche Hausapotheken gegenüber 216 öffentlichen Apotheken.[41] Mit jeder Verschreibung kassiert der Arzt also gleich die Apothekerspanne mit.

Hier den einzelnen Ärzten ein konkretes Fehlverhalten vorzuwerfen ist schwierig, weil das System die Vielverschreibung fördert, statt sie zu unterbinden. Die Behandlungsleitlinien zu den verschiedenen Krankheiten sind meist ein Maximalprogramm. Sie stellen ein Ergebnis unzähliger Fachgruppen und Konsens-Meetings dar, die meist auch noch über finanzielle Unterstützung der Hersteller zustande kamen. Denn die ärztlichen Fachgesellschaften pflegen durchwegs sehr enge Beziehung zur Industrie, und so ist deren Einfluss auf die Therapieempfehlungen enorm.

Dasselbe gilt für die sogenannten Disease-Management-Programme, die für Chroniker, etwa bei Diabetes, angeboten werden. Mehr als die Hälfte der Diabetiker in Deutschland ist bereits in solchen Programmen eingeschrieben, bei denen sich die Therapie nach genauen Vorgaben richtet. Die Patienten bewegen sich dabei wie Waggons in einem Schienennetz und werden nach einem speziellen Fahrplan dirigiert. Wenn ihre Zucker- oder Blutdruckwerte bestimmte Grenzen überschreiten, wird die Weiche umgestellt und sie rollen auf ein neues Behandlungsschema, bei dem stärkere oder neue Medikamente fällig werden. Der Spielraum ist dabei sowohl für die Patienten als auch für die behandelnden Mediziner denkbar eng. Genau diese Vorgaben stellen nämlich bei möglichen Kunstfehlerprozessen auch die Richtschnur für die Bewertung der Gutachter dar. Ärzte, die sich streng an die Leitlinien halten, sind demnach auf der sicheren Seite – wie generell Ärzte, die den maximalen Aufwand betreiben, kaum jemals verurteilt werden. Gefährdet sind nur jene, die »zu wenig« tun, was vor Gericht oft als »Kunstfehler« interpretiert wird.

Kompliziert wird es, wenn bei den Kranken zwei oder drei Diagnosen zusammenfallen, denn dann existieren bereits zwei oder drei Leitlinien für die Behandlung. Allerdings sind diese untereinander alles andere als koordiniert, sondern stellen jeweils für sich das Maximalprogramm für die jeweilige Einzeldiagnose dar. In der Folge stehen die Ärzte vor einem Dilemma, und viele verlegen sich darauf, die Leitlinien einfach zu addieren. Bei einer älteren Patientin, die an Diabetes, Osteoporose, hohem Blutdruck und Arthritis leidet, würde eine solche Therapie zu mindestens zwölf verschiedenen Arzneimitteln verteilt auf 17 Dosen führen! Dieser Fall ist keineswegs eine überzogene Konstruktion, sondern der medizinische Alltag. Die *Berliner Altersstudie* ergab beispielsweise, dass die Hälfte der über 65-Jährigen an drei oder mehr chronischen Krankheiten leidet.

Die Folge ist eine Unzahl von Verordnungen, bei denen zudem auch noch der Anspruch erhoben wird, dass sie wissenschaftlich korrekt, nach den Prinzipien der »evidenzbasierten Medizin« erhoben wurden – es also angeblich Beweise für deren Nutzen gibt. Geflissentlich ignoriert wird bei solchen Aussagen jedoch, dass diese Beweise niemals in der Kombination vieler Wirkstoffe untereinander bei verschiedenen, sich überlappenden Grundkrankheiten erbracht wurden.

Der deutsche Internist Jochen Schuler, der als Oberarzt an der Universitätsklinik für Kardiologie in Salzburg arbeitet, wollte es genauer wissen und initiierte eine Studie,[42] in der er sich die Therapiepläne aller Patienten im Alter von mindestens 75 Jahren zeigen ließ, die in eine der internen Abteilungen der Klinik aufgenommen wurden. Insgesamt wertete er die Medikamentenlisten von 543 Personen aus. Es ist erstaunlich, was sich bei den älteren Menschen im Lauf der Zeit angesammelt hatte: Die Bandbreite der Verschreibungen reichte von vier bis elf Arzneien, 7,5 war der Durchschnitt. Frauen schluckten im Mittel eine Pille mehr als Männer.

36,3 Prozent der Verschreibungen erwiesen sich als unnötig, 30,1 Prozent als potenziell gefährlich, 7,6 Prozent als Doppelverschreibung, 23,4 Prozent als falsch dosiert und bei 65,8 Prozent bestand – nach den Kriterien der Pharmazie, die den Ärzten eigentlich auch bekannt sein sollten – die Wahrscheinlichkeit einer unerwünschten Medikamenteninteraktion. Bei jedem sechsten Patienten wurden Symptome gefunden, die auf eben diese Nebenwirkungen zurückzuführen waren. Bei vielen Patienten stellte dies auch die Ursache ihres Klinikaufenthaltes dar.

»Anstatt die Arzneimittel dann durchzugehen und die riskanten wegzulassen, wird in der Praxis aber meist ein weiteres Medikament gegen die Nebenwirkungen der anderen verordnet. Diese sogenannte Arzneimittel-Kaskade ist ein seit Langem bekanntes Problem. Getan wird dagegen aber kaum etwas«, erklärt Schuler. Im Gegenteil: Bestimmte Magenmedikamente, die in erster Linie zum Schutz vor den Nebenwirkungen anderer Medikamente verschrieben werden, stehen in der Rangliste der umsatzstärksten Arzneimittel ganz oben.

Goldgrube Altersschwäche

Es ist erschreckend, wenn man sich die zum Bersten vollen Pillenschachteln vieler dieser meist älteren Menschen ansieht. Allein die Verabreichungsrhythmen dieser Medikamente – einmal, zweimal täglich, wöchentlich, auf nüchternen Magen, vor oder nach der Mahlzeit – erfordern enorme Konzentration und ein wirkliches Organisationstalent. Die meisten chronisch Kranken sind davon hoffnungslos überfordert, Irrtümer und Verwechslungen demnach an der Tagesordnung. Oft werden die Tabletten vergessen, dann – zum Ausgleich – doppelt und dreifach eingeworfen. Es braucht aber gar nicht diese Einnahmefehler, damit Arzneimittel fatale Folgen haben können. Oft genügt es durchaus, sich an die Anordnungen zu halten, damit Schäden auftreten. Laut Definition der WHO liegt bei mehr als fünf verschiedenen Medikamenten der Tatbestand der Polypharmazie vor. Mit anderen Worten: Durch die Vielzahl der Medikamente wird über ihre Wechselwirkungen in der Regel mehr Schaden angerichtet, als sie nützen.

Dass die Folgen oft fatal sind, wissen alle Mediziner. Speziell bei den älteren Menschen, die gegen ihre Krankheiten die verschiedensten Mittel bunt durcheinander einwerfen, können sie letztendlich sogar tödlich sein. Die Patienten stürzen benebelt und betäubt von den Wirkstoffen, sie erleiden die gefürchteten Hüftgelenk- und Oberschenkelbrüche, oder sie bezahlen die chronische Medikamentenvergiftung mit Leber- und Nierenschäden. Viele Arzneien gegen weit verbreitete Leiden greifen das Hirn an – speziell bei älteren Menschen. Die Auswirkungen: Es fällt zunehmend schwer, sich zu konzentrieren, die Vergesslichkeit steigt. Wenn niemand kommt und die Richtung ändert, führen die Gleise unweigerlich in die Demenz. Manche Symptome bessern sich, sobald die Medikamente abgesetzt werden, doch meist findet sich kein Arzt, der so etwas veranlasst. Wie die Inhaltsstoffe genau in die Hirnchemie eingreifen, können die Mediziner bisher nicht erklären. Sicher ist lediglich, dass die Menschen mit den vielen Arzneimitteln nicht gesünder werden. »Zumindest jede zehnte Einweisung in die Klinik«, sagt Schuller, »erfolgt aufgrund von negativen Auswirkungen der Medikamente.«

Keine Pharmafirma käme auf die Idee, ihre Arzneimittel in den geläufigsten Kombinationen mit anderen Medikamenten auf Wechselwirkungen zu testen. Es kämen doch nur Negativschlagzeilen dabei heraus. Also zieht man es vor, unwissend zu bleiben. Viele Ärzte schrecken allein wegen des zeitlichen Aufwandes vor einer mühsamen Arzneimittelberatung zurück. Zudem fehlen ihnen oft die Kenntnisse und die Erfahrung, um hier guten Gewissens eingreifen zu können. Was, wenn ein Mittel abgesetzt wird und der Patient stirbt? Das Risiko, von den Angehörigen verklagt zu werden, ist vielen zu groß. Deshalb bleiben sie auf der »sicheren Seite« und lassen die Patienten mit ihrer Hausapotheke allein. Diese tragen dann ganz allein die Folgen. Und niemand ist schuld.

Jedes Medikament greift in den Stoffwechsel des Organismus ein und hat neben seinen erwünschten Eigenschaften auch Nebenwirkungen. Sobald Medikamente nicht mehr zur Therapie einer akuten Krankheit, sondern auf Dauer eingenommen werden müssen, ist höchste Vorsicht geboten. Speziell, wenn eines zum anderen kommt, und die tägliche Pillendosis immer höher wird.

Falsch angewandte oder zu hoch dosierte Medikamente sind Gift für den Körper. Bei älteren Menschen tritt noch das Problem dazu, dass die Fähigkeit zur Entgiftung schrittweise schwindet. Leber und Nieren können die schädlichen Stoffe gar nicht mehr so rasch ausscheiden, wie sie wieder aufgenommen werden. Was bei den Jüngeren noch problemlos ausgefiltert wird, reichert sich an, und auf Dauer sind die Nieren mit dieser hohen Belastung überfordert.

Dazu steigt die Gefahr, in eine Medikamentenabhängigkeit zu geraten, speziell bei Schmerz-, Schlaf- und Beruhigungsmitteln sowie bei den verschiedenen Arten von Antidepressiva.

Achten Sie bei sich selbst oder bei Ihren Verwandten auf spezielle Warnzeichen. Oft liegt es nicht am zunehmenden Alter, wenn sich die Anzeichen von Konzentrationsstörungen, Verwirrtheit und Desorientierung häufen, sondern an den Pillen. Mit jedem neuen Medikament steigt das Sturzrisiko. Viele Arzneimittel, allen voran Antibiotika, Medikamente gegen Osteoporose und Eisenpräparate, schlagen auch oft auf den Magen. Wenn in der Folge ein eigener Magenschutz als Dauermedikament verschrieben wird, so sollten endgültig die Alarmglocken läuten. Viele der säurebindenden Mittel stören etwa bei längerer Einnahme den Phosphat- und Kalziumhaushalt und belasten die Nieren. Aluminiumhaltige Säurebinder stehen zudem unter dem begründeten Verdacht, die Entstehung von Alzheimer zu fördern.

Hier die Liste der wichtigsten Auslöser für Polypharmazie:

- Betreuung durch mehrere Ärzte.
- Therapien werden zu lange durchgeführt.
- Nebenwirkungen von Medikamenten werden mit anderen Medikamenten behandelt.
- Wenn ein Mittel unwirksam ist, wird zusätzlich ein anderes verschrieben, anstatt das unwirksame auszutauschen.

Fragen Sie bei Ihrer Versicherung oder Ihrem Arzt konkret nach einer Arzneimittelberatung. Erklären Sie mit Nachdruck, dass Sie die Pillen auf das absolute Mindestmaß reduzieren möchten. Fragen Sie nach Alternativen zu den Medikamenten. Oft ist es möglich, mithilfe von Änderungen im Lebensstil bestimmte Mittel vollständig abzusetzen. Fragen Sie, wenn Sie ein neues Arzneimittel bekommen, wie lange Sie es nehmen müssen.

Wenn Ihr Arzt unwillig und ablehnend auf Ihre Anliegen reagiert, so wechseln Sie die Praxis.

13) Vom Umgang mit Ärzten

Die Warterei im überfüllten Zimmer hat ein Ende. Endlich wird der eigene Namen aufgerufen. Sie haben dringende Fragen an den Arzt: Das neue Medikament verursacht schreckliches Sodbrennen, die Blasenentzündung ist kaum besser geworden, und der Laborbefund, den Sie mitgebracht haben, ist ein einziges böhmisches Dorf. Der Arzt begrüßt Sie mit professioneller Gestik. Er will gleich zur Sache kommen. Beim Namen muss er zweimal auf seinen Bildschirm schielen. »Erkennt er mich überhaupt? Ich war doch schon dreimal hier!« Untersuchungen zeigen, dass eine durchschnittliche Konsultation gerade einmal knapp über drei Minuten dauert. Nach nicht mal einer halben Minute unterbricht der Arzt den Patienten zum ersten Mal. Und im Nu ist man wieder verabschiedet. Erst im Treppenhaus setzt die Erinnerung an die wichtigsten Fragen wieder ein. An Fragen, die unbeantwortet blieben.

Spickzettel für den Arztbesuch

Aus Umfragen geht hervor, dass ein Drittel aller Patienten unzufrieden damit ist, wie der Arztkontakt abläuft. Das kann aber auch an den Patienten selbst liegen. Ärzte sind oft unter Zeitdruck, und sie haben die nötige Routine, ihre Patienten rasch durchzuschleusen. Um Frustrationen zu vermeiden, ist es deshalb nötig, sich auf den Besuch sorgfältig vorzubereiten.

Zunächst sollten die grundlegenden Dinge klar sein:
• Warum gehe ich zum Arzt?

- Was sind die akuten Beschwerden?
- Welche Begleiterscheinungen machen mir zu schaffen?
- Was braucht der Arzt zur Entscheidungsfindung (z.B. Allergiepass, Röntgennachweisheft, Material über Krankenhausaufenthalte)?
- Gibt es derzeit besondere Belastungen in meinem Leben?

Weiterhin sinnvoll für Ihre Vorbereitung sind folgende Punkte:

- Erstellen Sie eine Liste der Medikamente, die Sie derzeit einnehmen oder bis vor Kurzem noch eingenommen haben.
- Notieren Sie ebenso die Untersuchungen und Therapien, die in letzter Zeit durchgeführt worden sind. Schreiben Sie am besten auch die Namen der behandelnden Ärzte dazu. Manchmal ergeben sich daraus für Ihren Arzt noch spezielle Hinweise.
- Legen Sie Wert darauf, dass alles für Sie Wesentliche besprochen wird. Einige Versicherungen bieten auf Ihren Websites Vorbereitungsbögen für den Arztbesuch zum Download an.[43]

Das Gespräch mit Ärzten

Wenn Sie ins Sprechzimmer gerufen werden, so stellen Sie sich mit Namen vor. Gehen Sie nicht automatisch davon aus, dass sich der Arzt oder die Ärztin sofort an Sie erinnern. Erwähnen Sie gleich bei der Begrüßung ein wichtiges Detail Ihres letzten Besuches, speziell, wenn der aktuelle Anlass damit im Zusammenhang steht. Halten Sie beim Gespräch immer Blickkontakt und vergewissern Sie sich, dass Sie nicht verwechselt werden.

Lassen Sie den Ärzten das Recht auf ihre eigene Meinung. Wenn Sie schon vorher genau wissen, was Sie brauchen oder haben, schränken Sie selbst die therapeutischen Optionen und die Heilungschancen ein. Bemühen Sie sich, Ihre eigenen Beschwerden selbstkritisch zu reflektieren. Lassen Sie den Gedanken zu, dass diese auch andere – und nicht nur körperliche – Ursachen haben könnten. Informieren Sie Ihren Arzt auch über Ihr seelisches Befinden, nicht nur über Ihre körperlichen Beschwerden.

Erwähnen Sie offen Ihre Bedenken, wenn es um angesprochene Änderungen Ihres Lebensstils geht. Es hat keinen Sinn, Empfehlungen abzunicken, die Sie ohnehin nicht einhalten können oder wollen. Geben Sie aber auch positives Feedback. Erzählen Sie von Ihren Lebensumständen und Wünschen. Das fördert die persönliche Beziehung und bringt den Arzt auf konstruktive Ideen. Schneiden Sie selbst das Thema an, wie Sie aktiv mithelfen können, wieder gesund zu werden. Vielleicht gibt es ein spezielles Übungsprogramm, das die Heilung vorantreibt. Erzählen Sie, welche Arten von Aktivitäten Sie gerne betreiben. Ärzte wollen helfen – und sie strengen sich überdurchschnittlich an, wenn sie den Eindruck bekommen, dass die Patienten eine hohe Eigeninitiative zeigen. Nur ein Patient, der aktiv an seiner Gesundheit interessiert ist und etwas dafür tut, erweckt den Wunsch des Arztes, sich extra viel Mühe zu geben.

Verschweigen Sie keinesfalls, welche Gedanken Sie sich selbst zu Ihrer Krankheit gemacht haben. Daraus ergeben sich für Ihren Arzt oft wichtige Hinweise. Erwähnen Sie auch Begebenheiten, die nicht unmittelbar mit der Diagnose zu tun haben, vermeiden Sie allerdings ein Abschweifen. Denn auch wenn der Arzt auf dieses Thema einsteigt, so läuft dennoch bei den meisten Ärzten während des Gesprächs ein innerer Zeit-Countdown ab, der für Ihren Besuch reserviert ist. Versuchen Sie deshalb, sich auf die für Sie wesentlichen Dinge zu konzentrieren.

Notieren Sie sich bereits vor dem Besuch spezielle Fragen,

die Sie beschäftigen, und bestehen Sie höflich, aber bestimmt darauf, dass diese auch besprochen werden. Haken Sie nach, wenn die Erklärungen unverständlich sind. Lassen Sie sich nicht vertrösten. Geben Sie keine Ruhe, bis sich eine Perspektive aufgetan hat, die eine Lösung bringen könnte. Hier sollten Sie keine falsche Scheu zeigen, denn schließlich betrifft es Ihr Leben, und Sie müssen wissen, was mit Ihnen los ist. Machen Sie deshalb die Ärzte darauf aufmerksam, wenn Sie mit dem Gespräch unzufrieden sind. Gehen Sie Ihnen ruhig auf die Nerven, bis sie sich Zeit nehmen, Ihnen richtig zuzuhören.

Falls Sie ein besonderes Anliegen haben, so erwähnen Sie dies am besten schon bei der Anmeldung. Dann kann sich der Arzt auch selbst gezielt vorbereiten und nimmt sich wahrscheinlich auch mehr Zeit. In schwierigen Situationen – wenn eine Krankheit diagnostiziert wurde oder ein komplizierter Eingriff bevorsteht, empfiehlt es sich, eine Vertrauensperson zum Arzt mitzunehmen. Diese ist weniger angespannt und bekommt den Gesprächsinhalt meist besser mit.

Aufklärung über Nutzen und Risiken

Wenn Ärzte Untersuchungen vorschlagen, so müssen sie deren Nutzen ausreichend erklären und dürfen die Risiken nicht unter den Tisch fallen lassen. Speziell, wenn die diagnostischen Maßnahmen mit Belastungen verbunden sind. Fragen Sie konkret nach den Schmerzen, die auf Sie zukommen, sowie nach möglichen Schädigungen. Qualitäts-Checks in den Praxen zeigen, dass hier die Aufklärung meist ganz gut funktioniert, beispielsweise vor einer Darmspiegelung.

Oft sind es jedoch gerade die schmerzlosen diagnostischen Eingriffe, die danach einen Rattenschwanz an Problemen aufwerfen. Gerade hier wird von den Ärzten aber meist an der Aufklärung gespart, weil sie von den Patienten nicht verlangt wird. Fragen Sie deshalb nach den negativen Konsequenzen, die ein Testergebnis haben kann. Es führt nicht zu mehr Sicherheit, so viel wie möglich untersuchen zu lassen, sondern im Gegenteil: zu weniger. Je mehr Laborwerte abgefragt werden, desto höher ist die Wahrscheinlichkeit, dass sich einer davon durch Zufall im roten Bereich befindet. Es kann sich dabei durchaus um einen Messfehler handeln oder um Schwankungen im biochemischen Gefüge Ihres Organismus. Seien Sie deshalb skeptisch, wenn Ärzte besonders genau hinschauen möchten oder mit der besonderen Leistungsfähigkeit ihrer Hightech-Ausstattung argumentieren. Der Grund vieler Untersuchungen liegt einfach darin, dass aufgrund ihrer enormen Leasing-Rate die Geräte eine hohe Auslastung erfordern, damit sie dem Arzt dennoch Gewinn bringen.

Sollte eine Operation anstehen, so vergessen Sie nicht, sich über die Qualität des Krankenhauses zu informieren. Ihr Arzt hat einen besseren Überblick, in welchen Kliniken bestimmte Eingriffe häufiger und zur Zufriedenheit der Patienten erledigt werden als anderswo.

Fragen Sie die Ärzte ganz unverblümt, was sie an Ihrer Stelle unternehmen würden, das heißt, wenn sie selbst oder ihre Familie betroffen wären. Damit schaffen Sie eine Identifikation mit der eigenen Aussage, die sonst oft nur im Bereich der Routinesprüche bleibt. Ärzte nehmen das, was sie Patienten verordnen, nämlich deutlich seltener für sich selbst in Anspruch. Geben Sie ihnen auch konkretes Feedback, was Sie selbst – etwa von anderen Ärzten – gehört haben, oder nennen Sie Ihre Beweggründe für Ihre kritische Haltung beziehungsweise für Ihre Angst. Lassen Sie sich genau über die Risiken aufklären.

Dies trifft ebenso auf neue Arzneimittel zu. Fragen Sie nach den Nebenwirkungen oder auch nach speziellen Einschränkungen. Verursacht ein neues Mittel vermehrt Magenprobleme? Wird man davon verstärkt müde oder schwindelig? Wie ist die Auswirkung auf die Psyche? Vergessen Sie auch nicht die Verträglichkeit mit den anderen Medikamenten: Ab fünf Arzneimitteln gleichzeitig besteht bereits ein hohes Risiko, dass es zu unerwünschten Wechselwirkungen kommt. Deshalb weisen Sie nochmals auf bestehende Unverträglichkeiten hin, und fragen Sie konkret, ob die anderen Arzneien überhaupt noch nötig sind. Generell ist es empfehlenswert, bei den Medikamenten immer zu notieren, wie lange das Mittel eingenommen werden soll und welches Ziel damit bezweckt wird. Wenn ein Arzneimittel bloß dazu dient, einen Laborwert, etwa den Blutdruck oder den Cholesterinwert, zu optimieren, Sie dadurch aber konkrete Einbußen in Ihrer Lebensqualität haben, so fragen Sie nachdrücklich nach Alternativen. Die beste und verträglichste Therapie sind immer Änderungen im Lebensstil. Und die meisten Laborwerte reagieren auf körperliche Aktivität mindestens ebenso gut wie auf Pillen. Dasselbe gilt für Umstellungen in der Ernährung, wo schon ein paar einfache Maßnahmen enorme Erfolge bringen können (siehe Tipps im Abschnitt »Runter vom Diabetes-Gleis«, S. 274).

Habe ich den richtigen Arzt?

Auch wer noch so gut vorbereitet zum Arzttermin erscheint, kann meist nicht alles in einer einzigen Besprechung klären. Denken Sie auf dem Nachhauseweg in Ruhe über Ihr Gespräch mit dem Arzt nach. Notieren Sie sich die Punkte, die Ihnen unklar blieben, und rufen Sie bei konkreten Nachfragen ruhig noch einmal in der Praxis an. Wenn dennoch wichtige Fragen unerledigt bleiben, der Arzt auf Ihre Sorgen nicht einging und Sie nicht das Gefühl hatten, er hört Ihnen richtig zu, so unterdrücken Sie Ihre Gefühle nicht, sondern sprechen Sie dieses Problem beim nächsten Besuch konkret

an. Offene Kritik kann, wenn sie respektvoll bleibt, den entscheidenden Anstoß liefern, um ein bleibendes Vertrauensverhältnis zu schaffen. Ein Verhältnis, das zur Basis wird,
weitere Missverständnisse zu vermeiden.

Allerdings kann dies auch misslingen. Immer wieder zu
demselben Arzt zu gehen, obwohl die zwischenmenschliche
Chemie hoffnungslos gestört ist, ist kontraproduktiv. Sicher-
lich macht es Mühe, den Arzt zu wechseln, speziell wenn
bereits eine längere Beziehung besteht und eine Menge Befunde in Ihrer Krankenakte liegen. Aber wenn bei Ihnen
beständige Zweifel an der Qualität des eigenen Arztes bestehen und Sie seinen Fähigkeiten offen misstrauen, so sind
das denkbar schlechte Voraussetzungen. Gehen Sie nur dann
wiederholt zu demselben Arzt, wenn Sie das Gefühl haben,
dass es Ihnen auch wirklich hilft. Vertrauen in den Arzt und
dessen therapeutische Maßnahmen bildet die Basis für einen Heilerfolg. Denn es geht nicht nur um die tatsächlichen
Wirkstoffe eines Medikamentes oder die handwerkliche
Geschicklichkeit eines Operateurs, sondern auch um Ihre
eigene innere Zustimmung. Wenn diese fehlt, so kommen
die Selbstheilungskräfte nicht richtig in Schwung. Das Gehirn ist der beste und kompetenteste Apotheker Ihres Organismus. Es trägt über die Ausschüttung der geeigneten Hormone, Botenstoffe und Enzyme gewaltig zum Gelingen einer
Therapie bei und liefert die körpereigenen Arzneien punktgenau an den Ort, wo diese benötigt werden. Kein noch so
gutes Medikament kann von außen eine ähnliche Wirkung
erbringen wie die selbstverständlich ablaufenden inneren
Prozesse. Niemand kennt Ihren Organismus besser als Ihr
körpereigener Apotheker und ein damit eng kooperierendes
Immunsystem. Wenn diese Mechanismen jedoch blockiert
werden, weil ständige Zweifel mitspielen, so ergibt sich ein
negativer Placeboeffekt, der alle Erfolge bereits im Ansatz
zunichtemacht. Ohne Ihre psychische Bereitschaft, an den

Erfolg einer Maßnahme zu glauben, fehlt ein essenzieller Bestandteil guter Medizin.

Aspekte der Höflichkeit oder der Bequemlichkeit sollten deswegen nicht überwiegen, wenn Sie seit Langem wissen, dass Ihr Arzt Ihnen nicht gut tut und Ihre wirklichen Bedürfnisse missachtet werden. Wenn es extreme Mühe kostet, Vertrauen aufzubringen, wenn Sie das Gefühl nicht loswerden, dass Sie in dieser Praxis nur eine Nummer sind, wenn Sie trotz mehrfacher Versuche keinen persönlichen Draht finden und nach jeglichem Kontakt Kritik und innere Zweifel bestehen bleiben, dann tun Sie sich selbst und Ihrer Gesundheit etwas Gutes: Wechseln Sie Ihren Arzt.

Das Recht auf die zweite Meinung

Seitens der Ärzte besteht Auskunftspflicht über die angestrebte Behandlung. Patienten können jederzeit eine zweite Meinung einholen und sich dann für jene Option entscheiden, die ihnen sicherer und zweckmäßiger erscheint. Vergessen Sie nicht, sich vorher die wichtigen Befunde und Röntgenbilder aushändigen zu lassen. Das ist kein Gefallen, das ist ihr Recht. Entscheidet der Arzt über die Therapie, so ist er angehalten, bei mehreren Behandlungswegen, die gleichen Erfolg versprechen, die risikoärmere Methode zu wählen.

Ein gestörtes Vertrauensverhältnis ist ein wichtiger Grund, innerhalb eines Quartals oder sogar während einer laufenden Behandlung einen Arztwechsel vorzunehmen. Wichtig ist hierbei allerdings eine Rücksprache mit der Krankenkasse, um im Vorfeld die Kostenübernahme zu klären. Wie viele Ärzte konsultiert werden, überprüft die Krankenkasse nicht. Abgesehen von Notfällen oder Bereitschaftsdiensten können auch Ärzte frei entscheiden, ob sie die Behandlung eines neuen Patienten übernehmen. Ein Kassenarzt muss eine etwaige Ablehnung aber begründen.

Sie haben also ein Anrecht auf eine zweite Meinung eines weiteren Arztes. Versuchen Sie aber in Ihrem eigenen Interesse, dies nicht zu übertreiben. Ewig weiterzusuchen und immer neue Ärzte zu kontaktieren, kann eher zur Verwirrung beitragen, wenn Sie eine Vielzahl verschiedener Meinungen erhalten. Versuchen Sie deshalb, sich auf *eine* weitere Meinung zu beschränken; dafür aber sollten Sie die jeweiligen Experten sorgfältig auswählen. Kontaktieren sie jemanden, der anerkannt ist, der Ihnen – am besten von Ärzten – als wirkliche Kapazität empfohlen wird, oder vertrauen Sie Freunden, die gute eigene Erfahrungen gemacht haben.

Schildern Sie zunächst genau Ihr Problem, und warten Sie, bis der neue Arzt unbeeinflusst von der ersten Meinung seine Therapieempfehlung abgibt. Falls sich die Methoden voneinander unterscheiden, so legen Sie die Karten auf den Tisch und sagen Sie dem Arzt, dass Sie noch nicht sicher sind, was Sie genau tun sollen, und deshalb eine mögliche Alternative zu dem suchen, was Ihnen sein Kollege vorgeschlagen hat. Hören Sie sich an, wie der zugezogene Experte diese Therapie bewertet – und notieren Sie sich die wesentlichen Punkte. Dann konfrontieren Sie Ihren Stammarzt mit der Alternativmethode und hören sich seine Argumente an. So lernen Sie selbst eine Menge über den bevorstehenden Eingriff und entwickeln sich zum Experten in eigener Sache. In den allermeisten Fällen erweist sich eine der beiden Vorschläge als klarer Favorit – und es gelingt, die Behandlung mit Sicherheit und gutem Gefühl zu beginnen.

ÜBERLEBENSTIPPS FÜR DIE KLINIK

Wenn eine Behandlung im Krankenhaus notwendig wird, so zeigt sich der Wert eines guten Haus- oder Facharztes. Gute Ärzte sind Dolmetscher und Berater, die ihre Patienten schon vorab aufklären über die notwendig gewordene Behandlung. Sie sind Mittler zwischen den Fachdisziplinen, die – wenn sie selbst überfragt sind – jedenfalls wissen, wo die besten Experten sind. Im Idealfall werden sie zu einer Vertrauensperson, die man notfalls auch aus der Klinik anrufen kann, wenn Probleme auftreten.

Im Internet finden sich zusätzliche Informationen über die für Ihren persönlichen Fall am besten geeigneten Abteilungen. Sofern es sich nicht um einen Notfall handelt, zahlt es sich wirklich aus, hier genau zu recherchieren und gegebenenfalls ein etwas weiter entferntes Krankenhaus zu wählen, wenn dort die Qualifikation und die Erfahrung mit Ihrem Beschwerdebild deutlich besser sind.

Zur Meinungsbildung eignen sich hier am besten unabhängige Instanzen, beispielsweise die Krankenkassen. Bei einer umfassenden Prüfung der Stiftung Warentest[44] unter 14 angebotenen Informationsplattformen sind der »Klinik-Lotse«[45] des Verbands der Ersatzkassen sowie der »Klinikführer« der Techniker Krankenkasse (der allerdings Detailinformationen nur für Mitglieder liefert)[46] als Sieger hervorgegangen. Ebenfalls mit »gut« bewertet wurde die »Weisse Liste«[47], deren Macher einigen Aufwand getrieben haben, um das Portal wirklich für Laien verständlich zu gestalten. Als wichtigste Wertungskriterien galten die ständige Aktualisierung der Seite, die Verlässlichkeit der Informationen sowie die Funktionalität der Suchmaschine.

In diesen Informationsportalen erfahren Sie beispielsweise, wie oft in der jeweiligen Klinik eine Herz- oder eine Hüftoperation durchgeführt wurde und wie die aktuellen Qualitätsberichte ausgefallen sind, die von den Krankenhäusern alle zwei Jahre aktualisiert erstellt werden müssen. Allerdings erlaubt bisher kein Portal eine wirklich gute Suche nach Behandlungsergebnissen. Komplikations- und Sterbezahlen werden bislang nicht offen angeführt. Dies liegt jedoch auch daran, dass es sehr schwierig wäre, diese Zahlen – ohne näheres Hintergrundwissen – zu vergleichen. Macht es doch einen großen Unterschied, ob bei ein und derselben Indikation vor allem leichte Fälle behandelt werden oder ob sich – in einer spezialisierten Klinik – die schwierigen Fälle versammeln.

Die reinen Fallzahlen, das heißt wie oft eine Operation ausgeführt wird, sind jedoch meist angegeben. Die aktuellen Qualitätsberichte können Sie sich auch selbst ansehen[48] und sich vorab über die ausgewählte Klinik informieren.

Ebenso wichtig wie ein fachlich versierter ärztlicher Berater ist eine zweite private Vertrauensperson aus dem Verwandten- oder Freundeskreis. Jemand, der Zeit hat, Sie zu besuchen, der sich Ihre Ängste und Sorgen anhört, Ihnen wichtige Dinge ins Krankenhaus bringt und sich vor notwendigen Entscheidungen genaue Details zu den Hintergründen beschafft. Tauchen dabei Bedenken oder Fragen auf, dienen diese Informationen zur Vorbereitung auf die Arztgespräche in der Klinik. Die private Vertrauensperson wird demnach auch zur Versicherung, dass Sie sich nicht heillos überfordert fühlen im Klinikalltag.

Seit September 2009 ist die Verbindlichkeit der sogenannten »Patientenverfügung« gesetzlich geregelt. Darin
kann jeder Patient für sich selbst die Wünsche und Vorstellungen bezüglich einer zukünftigen medizinischen
Behandlung festlegen und auch eine nahestehende Person mit einer Vorsorgevollmacht ausstatten. Die Patientenverfügung richtet sich in erster Linie an die behandelnden Ärzte, aber auch an die Bevollmächtigten.

TIPPS FÜR DIE ERSTELLUNG EINER PATIENTENVERFÜGUNG:[49]

- Schildern Sie zunächst die Motivation, warum eine Verfügung aufgesetzt wird.
- Beschreiben Sie die medizinische Situation, für welche die Verfügung gelten soll, möglichst genau.
- Vermeiden Sie pauschale Formulierungen wie beispielsweise »lebensunwertes Leben« oder »an Schläuchen hängen«.
- Dort wo es nicht möglich ist, eine konkrete Situation zu beschreiben, beschränken Sie sich auf die Beschreibung Ihrer Werte und religiösen Vorstellungen sowie auf ihre Einstellung zu Leiden, Schmerzen und Tod. Daraus sollte der Arzt auf den mutmaßlichen Willen in der konkreten Situation schließen können.
- Die Verfügung muss mit Ort, Datum und Unterschrift versehen sein. Eine Vertrauensperson sollte genannt werden, die bestätigen kann, dass der Verfasser zum Zeitpunkt der Unterschrift »im Vollbesitz seiner geistigen Kräfte« war.
- Lassen Sie die Verfügung zur Sicherheit einen Arzt lesen, damit Sie ein Feedback bekommen, ob der Inhalt klar genug ist.

14) Die Fehler der Patienten

Ärzte spiegeln – mehr als ihnen das selbst bewusst ist – die Erwartungshaltung der Patienten. Wenn Ärzte mit einer passiven »Mach-mich-rasch-wieder-gesund-Einstellung« konfrontiert sind, ziehen sie sich meist auf eine defensive Haltung und die Standardtherapie zurück. Sie verschreiben genau das, was gewünscht wird, um selbst auf der sicheren Seite zu sein, und selten sind Ärzte mutiger als ihre Patienten. Wenn Patienten Antibiotika wollen, so bekommen sie diese. Drücken sie hingegen den Wunsch aus, einen Infekt ohne Hilfsmittel zu überstehen, so wird das von den meisten Ärzten ernst genommen.

Bereits Ivan Illich, einer der klügsten und pointiertesten Medizinkritiker, warnte: »Die Menschen geben ihr Leben dafür, so viel medizinische Behandlung wie möglich zu bekommen«,[50] und diese Haltung ist heute mehr denn je zu beobachten. Gerade jene, die sich sehr für Gesundheit interessieren, sind gefährdet, zu viel des Guten zu unternehmen. Zudem liegt einer Krankheit nicht immer eine wirkliche körperliche Störung zugrunde; oft handelt es sich um eine psychische Verstimmung, eine Irritation im Privatleben. Vielen fällt es allerdings wesentlich leichter, ein scheinbares Gebrechen behandeln zu lassen, als sich mit den diffizilen Defiziten in der eigenen Lebensführung und dem manchmal unbefriedigenden Beziehungsgeflecht, in dem wir stecken, offen auseinanderzusetzen.

Umso schlimmer, wenn dieses Krankheitsverständnis auch noch auf einen Hang zur Hypochondrie trifft: Diese Menschen schweben in höchster Gesundheitsgefahr! Die schlimmsten Patientenschicksale hört man von Leuten, die aus einem tiefen inneren Bedürfnis ständig zum Arzt pilgern. Eines der besten Beispiele dafür lieferte mir ein Arbeitskollege, der davon überzeugt war, an Krebs erkrankt zu sein. Er informierte sich wochenlang im Internet, besorgte sich Fachbücher, fand alle Symptome, die er verspürte, auf das Schlimmste bestätigt und beschwatzte schließlich einen Arzt nach dem anderen. So lange, bis er endlich einen fand, der den Verdacht ernst nahm und ihn tatsächlich operierte. Seither lebt mein Arbeitskollege mit einer halben Schilddrüse und muss täglich Hormonpillen nehmen, um die sicherheitshalber entfernte Hälfte zu ersetzen. Glaubwürdig schilderte er mir sein Entsetzen, ja seine große Enttäuschung, als in seinem Schilddrüsengewebe nach der Operation dann keinerlei Spuren von Krebs nachweisbar waren.

Ein anderes schlimmes Beispiel lieferte eine Frau, die mich als Leserin meiner Bücher um Rat fragte und mir unaufgefordert einen seitenlangen Krankenbericht schickte. Sie schildert darin die ständigen Probleme, die sie mit ihren chronisch kranken Kindern habe, und schimpfte aggressiv auf diejenigen Eltern, die ihre Kinder wie Bioterroristen »mit den schlimmsten Infekten« in den Kindergarten schickten. Allein im letzten Jahr, schreibt sie, habe sie viermal die gesamte Familie mit antiviralen Medikamenten behandelt, weil sie erfahren hatte, dass irgendwo die Windpocken umgehen. Selbstverständlich gehörte sie auch zu den ersten, die einen Vorrat an Tamiflu-Pillen zu Hause angelegt hatten, um sich damit vor den Gefahren der Grippe zu schützen. Warum sie selbst und ihre Familie – trotz derartig umfassender Vorsichtsmaßnahmen – dennoch ständig krank waren, schrieb sie ausschließlich der Rücksichtslosigkeit ihrer Umgebung zu. Von ihren Ärzten wurde diese Frau stets in ihrer Haltung bestärkt und großzügig mit den nötigen Medikamenten ausgestattet.

Generell unterläuft jenen ein grobes Missverständnis, die Therapievorschläge von Ärzten allzu kritiklos befolgen. Mediziner lernen auf den Universitäten in den allermeisten Fällen nicht, wie wissenschaftliche Studien interpretiert werden. Schon gar nicht, wenn diese auf Englisch verfasst sind, was aber leider die internationale Fachsprache darstellt. Viele Ärzte haben seit ihrer Approbation keinen Kontakt mehr zu aktuellen wissenschaftlichen Arbeiten, und ihr einziges Bindeglied zur modernen Medizin sind die Pharmareferenten, die regelmäßig in die Praxis schneien, um ihre neuen Pillen anzupreisen. Der einzige Weg zur Aufklärung führt deshalb über die Patienten. Je selbstbewusster und kritischer Patienten auftreten, desto mehr sind auch die Ärzte gefordert, sich ihrer Fortbildungspflicht zu entsinnen und diese nicht bloß als lästige Pflichtübung pro forma nebenher abzuhaken.

Bis Patienten ihrerseits allerdings in der Lage sind, Ärzten selbstbewusst gegenüberzutreten, scheint es noch ein weiter Weg. Zweifel sind deshalb bei Aktionen wie einem Portal der AOK angebracht, in der die Krankenkasse beginnend mit dem Jahr 2010 die Qualität der Ärzte von deren Patienten bewerten lassen möchte. »Der AOK-Arzt-Navigator soll unseren Versicherten bei der Suche nach den besten Ärzten eine Hilfestellung geben«, sagte Jürgen Graalmann, stellvertretender Vorstandsvorsitzender des AOK-Bundesverbandes bei der Vorstellung des Projektes. Postwendend warnte Roland Strahl, der Sprecher der Kassenärztlichen Bundesvereinigung, vor einem »digitalen Ärztepranger«.

Was werden aber tatsächlich die Bewertungskriterien eines solchen Portals sein, wenn beispielsweise Umfragen in den Krankenhäusern zeigen, dass »gutes Essen« alle anderen Patientenanliegen weit hinter sich lässt? Das Zweitwichtigste in der Klinik ist für die meisten Patienten, wie freundlich und ansehnlich die Pflegekräfte sind. Nun ist zwar erwiesen, dass eine Umgebung, in der man sich wohlfühlt, zur Genesung beiträgt. Es gibt aber wichtigere Kriterien, etwa ob die Ärzte ihr Handwerk verstehen und darin genug Erfahrung haben. Die Bewertung von Arztpraxen ist nicht viel einfacher. Für viele Patienten ist es wichtig, wie lange sie warten müssen. Kommen sie schnell dran, ist der Arzt gut, so ihre Schlussfolgerung. »Mich würde es eher skeptisch machen, wenn das Wartezimmer jedes Mal leer ist, wenn ich zum Arzt komme«, meint dazu Werner Bartens, Arzt und Medizinredakteur der *Süddeutschen Zeitung*.[51]

Viele Menschen, die von der Schulmedizin enttäuscht sind, schlittern daraufhin von einem Extrem ins andere und pilgern mit derselben Leidenschaft, mit der sie zuvor die Arztpraxen bevölkerten, zu Anbietern aller möglichen Alternativverfahren. Manche überziehen dafür ihr Haushaltsbudget heillos und werden mit der Zeit selbst zu halben Heilpraktikern. Sie gehen dabei mit einer derartigen Leichtgläubigkeit der Werbung für alle möglichen obskuren Therapien auf den Leim, dass man sich wundert, wie sie es schaffen – abgesehen von ihrer Gesundheitsmarotte –, ein halbwegs normales Leben zu führen.

TIPPS ZUR SELBSTVERTEIDIGUNG:

Besondere Skepsis sollten Sie an den Tag legen, wenn Therapien oder Arzneimittel in den Medien beworben werden. Auch wenn dies nicht gekennzeichnet ist, handelt es sich dabei häufig um bezahlte Artikel. Sogar in Zeitschriften, die auf den ersten Blick seriös wirken, gehen manche Artikel oft auf den Impuls der eigenen Anzeigenabteilung zurück. Dieser Trend verstärkt sich von Jahr zu Jahr immer mehr. Weil eine Nachricht glaubwürdiger wirkt, wenn sie nicht als Anzeige gekennzeichnet ist, bezahlen die Auftraggeber oft einen Extra-Preis, wenn sich eine Redaktion dafür hergibt, einen Gefälligkeitsartikel ohne Kennzeichnung zu bringen.

Verlassen Sie sich nicht alleine auf eine Quelle, sondern holen Sie – so wie bei allen wichtigen Fragen der Medizin – eine zweite Meinung ein. Unabhängige und qualitativ hochwertige Fakten zu den verschiedensten Fragen der Gesundheit, zu speziellen Arzneimitteln und Therapien, finden Sie im Internet beispielsweise auf der Seite www.gesundheitsinformation.de oder in unabhängigen Patientenzeitschriften wie etwa *Gute Pillen – schlechte Pillen* (www.gutepillen-schlechtepillen.de).

Seien Sie bei Werbung für bestimmte Arzneimittel oder Therapieformen besonders vorsichtig, wenn darin folgende Behauptungen aufgestellt werden:
- **Keine Nebenwirkungen:** Wenn in der Werbung besonders hervorgehoben wird, dass eine therapeutische Maßnahme keine Nebenwirkungen hat, so ist die Wahrscheinlichkeit hoch, dass es auch mit der erwünschten Wirkung nicht zum Besten steht.
- **Allheilmittel:** Je mehr Krankheiten ein Mittel heilen soll, desto schwerer wiegt der Verdacht der Quacksal-

berei. Ein Mittel, das Krebs, Aids und Diabetes gleichzeitig besiegt, ist leider noch nicht erfunden – und
würde sich, wenn die Behauptungen denn stimmten,
wohl von selbst verkaufen.

- **Exotische Herkunft:** Speziell bei Alltagsprodukten
wird versucht, diese durch eine besondere Herkunft
zu adeln. Salz bleibt aber Salz, auch wenn es angeblich
aus dem Himalaja stammt. Die verstärkte Wirkung
bezieht sich dabei vor allem auf den höheren Preis.

- **Letzte Hilfe:** Nirgendwo lässt es sich besser (und
skrupelloser) Geld verdienen als in der Nähe des To-
des. Manche Firmen und auch einzelne Therapeuten
schrecken nicht davor zurück, ihre Dienste speziell für
ausweglose Situationen, etwa bei weit fortgeschrittenen Krebserkrankungen, zu bewerben. Diese als
»letzter Strohhalm« angebotenen Präparate und Therapien sind meist sehr teuer und selten von neutraler,
verlässlicher Stelle überprüft.

- **Personenkult:** Wenn Therapien sehr stark an bestimmte Personen oder Organisationen gebunden
sind, so ist höchste Skepsis geboten. Bei diesem angeblichen Geheimwissen ist rasch die Grenze zur
Scharlatanerie überschritten.

- **Keine Zulassung:** Manche Produkte werden als be-
legbar gut wirksam und als verträglich bezeichnet,
sind aber doch nicht als Arzneimittel zugelassen. Dabei könnte die Firma doch mehr verdienen, wenn es
der Arzt verordnet und die Kasse bezahlt. Der wirkliche Grund für die Zurückhaltung liegt meist darin
begründet, dass eine Zulassung wesentlich strengere
Prüfverfahren vorschreibt als ein Vertrieb, etwa als
»Nahrungsergänzungsmittel«.

- **Ernährungsmangel:** Noch nie in der Geschichte hatten wir die Chance, uns das ganze Jahr über so vitamin-

und abwechslungsreich zu ernähren. Dennoch wird immer wieder versucht, einen Mangel zu suggerieren und mit diesem Argument Spurenelemente, Mineralstoffe oder Vitaminpillen zu verkaufen. Deutlich problematischer als der angebliche Mangel ist meist die Überdosierung derartiger Substanzen.

Teil 3:

Vorsicht Falle

15) Die verführerische Vorsorge

Gesundheitsvorsorge genießt ein rundum positives Image und ist absolut plausibel, wenn es um einen gesunden Lebensstil geht: ausreichende Bewegung, abwechslungsreiche Ernährung und ein gutes Sozial- und Familienleben. Doch ist Vorsorgen wirklich immer besser als Heilen? Was ist mit den vielen Vorsorgeuntersuchungen, die uns von allen Seiten empfohlen und vom Arzt als selbstverständlich angesehen werden? Die meisten dieser Tests haben nichts mit Vorsorge zu tun, sondern mit der Früherkennung von Krankheiten.

Die Massenuntersuchung (Screening) bestimmter Gruppen der Bevölkerung ist für jene, die sie vornehmen, sicher ein gutes und risikofreies Geschäft. Gerade deshalb ist es bei derartigen Maßnahmen interessant, einen Blick hinter die Kulissen zu werfen: Welche Versprechen werden gemacht? Sind diese Angaben glaubwürdig? Was steckt wirklich hinter einer Screening-Maßnahme? Wem nützt sie mehr: jenen, die daran teilnehmen, oder jenen, die daran verdienen?

Wir retten Leben

Um das Phänomen »Screening« näher zu verstehen, wollen wir es zunächst aus einer auf den ersten Blick etwas eigenartigen Perspektive betrachten. Stellen wir uns vor, wir möchten eine Initiative gründen, sagen wir eine »Initiative zur Beseitigung aller Bahnübergänge« – da stünde uns zweifellos eine Menge Arbeit ins Haus, um dieses Projekt erfolgreich auf die Beine zu stellen. Zunächst sollten

wir für die Initiative natürlich geografische Grenzen festlegen. Man muss ja nicht gleich die ganze Welt missionieren.
Nehmen wir an, wir wohnen in Ulm und möchten unsere
Aktivitäten auf den Stadtkreis Ulm und den Bezirk Tübin-
gen begrenzen, außerdem noch auf den Landkreis Neu-Ulm.
Hier wollen wir alle Bahnübergänge, mit und ohne Schranken, beseitigen. Und wer weiß, wenn die Initiative ein Erfolg
wird, könnte es vielleicht allen – mit Stand von 2008 – ge-
zählten 1467 Bahnübergängen Baden-Württembergs an den
Kragen gehen.

Warum wollen wir die Bahnübergänge beseitigen? Zum
einen, weil hier Unfallgefahr besteht. In den letzten beiden
Jahren starben im nahen Umkreis von Ulm mehrere Menschen durch Zugunfälle auf Bahnübergängen, eine Reihe
weiterer Personen wurde, zum Glück meist nur leicht verletzt (vor allem Fahrgäste infolge von Notbremsungen). Zugegeben, es waren insgesamt nur wenige Unfälle, bei denen
diese Personenschäden entstanden. Einmal kam eine Bau-
maschine nicht rechtzeitig über die Gleise, einmal war Alkohol im Spiel, bei einem weiteren Unfall deutete einiges auf
versuchten Selbstmord. Sollte das ausreichen, um die gewaltigen Investitionen zu rechtfertigen, die für die Umsetzung
unserer Initiative notwendig wären?

Wer könnte denn ein persönliches oder wirtschaftliches
Interesse daran haben, dass die Bahnübergänge verschwinden? Zunächst einmal die Deutsche Bahn, denn ihr Betrieb
verursacht gewaltige Kosten: Das Auf und Nieder der Schranken muss absolut zuverlässig funktionieren, die Mechanik
muss regelmäßig gewartet und überprüft werden. Die Software der Steuerung ebenfalls. Und wenn eines der Kontroll-
Lichter anzeigt, dass aktuell etwas nicht funktioniert, so
wäre es nicht schlecht, wenn in der Nähe ein Techniker ver-
fügbar ist, der sich unverzüglich um das Problem kümmert.
Egal ob es Tag oder Nacht, Wochenende oder Urlaubszeit ist.

Das bedeutet einen enormen Aufwand. Einen Aufwand, der die Rationalisierung behindert. Etwa das weitere Abziehen von Personal aus kleineren Bahnhöfen. Die Passagiere sind ja schon erfolgreich auf die Nutzung von Automaten umerzogen, der Personalstand entsprechend reduziert worden. Wartungsfreie Bahnübergänge wären demnach ein konsequenter nächster Schritt.

Wie kann man einen Bahnübergang beseitigen? Am simpelsten wäre, die Straße zu sperren. Die würde dann eben am Bahndamm enden. Damit hätten allerdings die Anrainer wenig Freude, womit wir uns den Widerstand der regionalen Politiker gegen unsere Initiative einhandeln. Wie könnten wir diese ins Boot holen und zu Unterstützern machen? Bauprojekte sind immer ein gutes Argument. Das bringt Vollbeschäftigung und gleichzeitig Steuereinnahmen. Wenn wir alle Bahnübergänge überbrücken oder untertunneln, so freut das die regionale Wirtschaft, die Bauunternehmen, die sich die daraus entstehenden Aufträge untereinander aufteilen können. Mit Bahn und Bauwirtschaft wären schon zwei Mitstreiter gewonnen, die starke wirtschaftliche Motive haben, um zur Umsetzung der Initiative beizutragen.

Nun können wir endlich auch damit herausrücken, was unser wahrer Beweggrund ist, der sich aus unserer Profession ergibt: Wir sind Lobbyisten und PR-Berater. Wir wurden engagiert mit dem Auftrag, möglichst viel öffentliches Geld für dieses Anliegen lockerzumachen, damit zum einen das Baugewerbe profitiert und die ohnehin krisengeschüttelte Deutsche Bahn sich um einen Ausgabeposten weniger zu sorgen hat.

Um unser Anliegen öffentlich durchzusetzen, werden wir aber natürlich nicht gleich mit der Tür ins Haus fallen und mit der Rationalisierung der Bahn und der Beglückung der Bauunternehmer argumentieren. Da suchen wir lieber nach einem emotional etwas positiver besetzten Argument: die

Gesundheit und die Sicherheit der Bevölkerung! Wir werden bei unserer Initiative gegen Bahnübergänge also mit der Unfallgefahr argumentieren. Mit der Rettung von Menschenleben. Aus Gründen des höheren Medieninteresses warten wir auch noch einen geeigneten Zeitpunkt ab, etwa wenn gerade aktuell über einen spektakulären Unfall an einem Bahnübergang berichtet wird. Die lokalen Politiker haben wir bereits auf unsere Initiative eingeschworen, und zusätzlich bringen wir jetzt noch das Argument, dass jeder Zeit spart, wenn er nicht mehr vor den geschlossenen Schranken warten muss. Zeit ist schließlich Geld. In diesem Fall sogar des Steuerzahlers, der für unsere Initiative letztendlich ja auch aufkommen muss. So hat jeder etwas davon, und wir gehen offensiv und optimistisch in die weiteren Verhandlungen.

Unbezahlbare Gesundheit

Ähnliche Problemstellungen – wie die hier an einem einfachen Beispiel skizzierte – finden wir im Medizinsystem überall vor. Gesundheit genießt ein derart hohes Ansehen, dass es zum Magnet für alle Formen menschlichen Erfindergeistes geworden ist. Die besten ökonomischen, technischen und wissenschaftlichen Intelligenzen befassen sich heute mit der Medizin. Die hoch entwickelten Länder investieren etwa ein Siebtel aller Steuereinnahmen in ihre Gesundheitssysteme, und einen guten Teil legen die Bürger auch noch aus ihrer eigenen Tasche drauf: für alle IGeL- und Wellness-Kuren und alternativen Methoden, welche die Kassen nicht übernehmen.

Das Gesundheitssystem stellt eine wahre Goldgrube dar. Hier besteht der konsequente Wille zur Investition. Wenn das Leben keinen Spaß mehr macht, weil der Körper nicht mehr so richtig mitspielt, taucht plötzlich die bange Frage auf, wozu nun so viel gearbeitet, so viel gespart wurde. Hier ist der Mensch unmittelbar betroffen in seinem Überlebenswillen und damit in einer emotionalen Phase zu packen, wo beim größten Geizkragen die Rationalität abdankt. Die über viele Jahre hin ins Berufsleben und in die Karriere investierte Zeit sollte doch Zinsen tragen und dann in einer langen unbeschwerten Rentnerzeit abgehoben und konsumiert werden: beim Segeln, beim Städtetrip, beim Baden im eigenen Naturteich, beim Genießen der Abendsonne auf der Terrasse des Traumhauses. So viel investiertes Vermögen sollte sich nun als gefährdet, als unnütz erweisen. Weil die eigene Software schadhaft ist und die Hardware spinnt. Weil irgendein Defekt im Körperinneren die schönen Pläne, ja die ganze Zukunft gefährdet. Der Investitionswille ist im Ernstfall unermesslich hoch.

Screening-Programme verfolgen einen ganz ähnlichen Ansatz wie unsere fiktive Initiative gegen Bahnübergänge: Auch hier wird ein Gebiet komplett abgesucht, allerdings nicht auf Bahnschranken, sondern beispielsweise auf Brust- oder Prostatakrebs im Frühstadium. Oder auf hohen Blutdruck, verkalkte Gefäße, auf Übergewicht, hohe Blutfette, Hör- und Sehschwächen, Haltungsfehler oder beginnende Alters-Demenz. Das Gebiet heißt nicht mehr »Stadtkreis Ulm«, sondern »Frauen zwischen 45 und 65 Jahren« oder »Männer ab 40«. Darunter fallen recht viele Menschen. Screening heißt übersetzt nichts anderes als »Aussieben«, und tatsächlich: Die »Guten« kommen ins Töpfchen und machen weiter wie bisher. Was sich im Sieb verfängt, kommt hingegen ins Kröpfchen des Gesundheitssystems. Hier wird die Vorsorge endlich konkret, hier wird nun behandelt und verdient: operiert, bestrahlt, chemotherapiert, Medikamentenabos abgeschlossen – lebenslänglich. Und wie bei der Initiative zur Abschaffung der Bahnübergänge klingen die Vorteile bestechend attraktiv.

Da gibt es beispielsweise eine Gruppe, die nennt sich AEHA. »ÖHA« – der süddeutsche Ausruf für entzücktes Erstaunen – wäre wohl noch treffender gewesen – am besten mit doppeltem Ausrufezeichen dahinter. Denn AEHA bedeutet aus dem Englischen übersetzt: »Vereinigung zur Ausrottung von Herzinfarkt.«

Bei derart imposanten Vorsätzen verblassen die paar Verwirrten, die sich mit ihren Autos zwischen zwei Bahnschranken einsperren lassen. Herzinfarkt! Einer der größten Killer der gesamten Menschheit. Ausrotten!

Hier wird sich nicht mit Kleinigkeiten aufgehalten. Keine »Minus-10%-Aktionen«, wie sie zeitweise von den Gesundheitsbehörden angedacht waren. »Ausrotten« klingt nach toughem Yankee-Slang. Und tatsächlich ist die AEHA eine in den USA gegründete Initiative. Ihr gehören allerdings nicht nur Nordamerikaner an. Einer ihrer »Task-Force«-Kämpfer«, um im Sprachgebrauch von AEHA zu bleiben, ist der Kardiologe Wolfgang König von der Universität Ulm. Damit ginge es im Umfeld von Ulm bereits der zweiten Todesursache an den Kragen.

Nun wissen wir aber bereits aus unserem Ausflug in die Argumentationswelt der Bahnsanierer, dass es neben den vorgeschobenen Gründen, die sich als Futter für die Boulevardzeitungen eignen, noch einige andere gewichtige Gründe gibt, die möglichst nicht ins Rampenlicht gerückt werden.

Wie also stellen sich die Herzinfarkt-Ausrotter ihre Mission im Einzelnen vor? Zunächst laden sie alle gesunden Männer über 45 Jahren und alle gesunden Frauen über 55 Jahren zum Screening ein. Die Kranken – also solche, die bereits einen Herzinfarkt oder einen Schlaganfall erlitten haben – bräuchten an der Aktion nicht mitzumachen, denn die wären ohnedies schon in Behandlung. Ebenfalls ausgeschlossen wären Menschen ohne Risikofaktoren, doch die Grenzen sind hier tief genug angesetzt, dass dem Screening-

Netz nicht allzu viele Fische entkommen. Denn wenn einer der folgenden Grenzwerte überschritten wird, gilt der Tatbestand des Risikos bereits als erfüllt:

- Gesamtcholesterin über 200 mg/dl
- Blutdruck über 120/80 mm/Hg
- Übergewicht mit einem BMI über 25

Wer Herzkranke in der näheren Verwandtschaft hat, ist genauso im Programm wie Diabetiker oder Raucher.

Dann beginnt die Diagnose. Mit modernen Elektronenstrahl-Tomografen können Verkalkungen in den Herzarterien besser entdeckt und gemessen werden als mit herkömmlichen CT-Geräten. Ein derartiges Gerät hat einen Anschaffungspreis weit jenseits der Millionen-Euro-Marke, und es ist sicher kein Zufall, dass die Mehrheit der AEHA-Mitglieder solch ein Gerät in ihren Praxen stehen hat. Folgerichtig wollen sie dieses auch einsetzen. Ebenso wie ihre speziellen Ultraschallgeräte, die zur Sichtung der Karotiden, der Schlagadern an Kopf und Hals, notwendig sind.

Bisherige Untersuchungen zeigten meist, dass es recht schwierig ist, über diese Bilder auch zu verlässlichen Prognosen zu kommen. Wenn die Arterienwand etwas dicker erscheint, ist damit noch längst nicht gesagt, dass in der Folge der Herzinfarkt auch wirklich früher eintritt. Zudem war es recht problematisch, den Zustand einer Schlagader in Zahlen zu beschreiben. Die neuen technischen Geräte sollen das nun aber ermöglichen: Mit ihrer Hilfe lässt sich ein genauer »Koronar-Arterien-Verkalkungs-Score« ermitteln sowie ein so genannter CIMT-Wert, womit die auf Millimeter exakt vermessene Dicke der »Intima Media«, der Gefäßwand wichtiger Schlagadern, gemeint ist. Doch wie sieht der Schritt zur Ausrottung der fatalen Krankheit aus? Das Gefäßdurchleuchten stellt doch – um in unserem vorigen Beispiel zu bleiben – nicht viel mehr dar als eine Bestandsaufnahme des optischen Erscheinungsbildes der Bahnübergänge. Vielleicht noch mit einer professionellen Einschätzung verbunden, wie gut die Schließmechanismen der Schranken funktionieren und wie hoch das Risiko ist, dass ein Passant zwischen den Schranken eingefangen wird und sich in der Folge ein Blutgerinnsel bildet. Wer aber macht die Arbeit? Wer rottet den Herzinfarkt aus?

Die Antwort darauf klingt etwas kleinlaut: Die AEHA möchte die Patienten in fünf Risikogruppen einteilen. Wer mit Note 5 die schlechteste Bewertung erhält, würde in der Folge einer aggressiven Therapie mit Cholesterinsenkern (Statinen) zugeteilt werden. Auch die anderen Gruppen erhalten diese Medikamente, bloß etwas niedriger dosiert. Statine gehören zu den weltweit am besten verkauften Arzneimitteln. Der Konzern Pfizer, weltgrößter Hersteller dieser Cholesterinsenker, tritt folgerichtig als Sponsor der Herzinfarkt-Ausrotter auf. Die Auslastung ihres eigenen Geräteparks ist also nicht der einzige Nutzen für die AEHA. Ihre Mitglieder lassen sich von allen möglichen Firmen unterstützen, die im Bereich der Herzdiagnostik tätig sind. Wolfgang König, der Ulmer AEHA-Repräsentant, bezog Forschungsgelder und Honorare von diaDexus, einem in San Francisco ansässigen Unternehmen, das sich auf diagnostische Testverfahren in der Herzmedizin spezialisiert hat. Weiterhin erhielt er Honorare von Dade Behring, einem großen Hersteller von Medizingeräten, der 2007 für 7 Milliarden US-Dollar von Siemens aufgekauft wurde, sowie von GSK, einem weiteren großen Pharmakonzern, der Statine in seinem Produktportfolio hat. Andere Task-Force-Mitglieder sind entweder direkt bei Pharma- oder Medizintechnikfirmen angestellt oder beziehen Honorare als Firmensprecher. Wir haben es bei dieser Organisation also mit hoch technisierten Herzspezialisten zu tun, welche die Blutgefäße vermessen und daraus einen Risikowert errechnen, und zwar zusätzlich zu den bisher be-

kannten Risikowerten. »Behandelt« wird dann mit Medikamenten.

Würde diesem Ansinnen tatsächlich entsprochen werden – wäre das Ergebnis – nach einem Massen-Screening in
der Bevölkerung – also höchstwahrscheinlich ein weiterer
Anstieg der Zahl der Gesunden, die mit Statinen behandelt
werden. Zum Wohle der Herstellerfirmen. Obwohl bei vielen Statin-Wirkstoffen bereits der Patentschutz abgelau-
fen ist, belaufen sich die Kosten dafür noch immer auf 1 bis
2 Euro pro Tag. Untersuchung und Vermessung der Herzgefäße werden von der AEHA mit 250 bis 350 Euro pro Person
angegeben. Der finanzielle Aufwand wäre also gewaltig. Da
könnte man im Vergleich für jeden Bahnübergang – auch
auf den letzten Nebenstrecken im hintersten Winkel – mit
Leichtigkeit einen Tunnel finanzieren. Sogar auf den Bahn-
linien, die bereits stillgelegt sind.

Strahlengefahr

Da von solchen Offensiven oft auch kontrollierende Behörden, kritische Wissenschaftler und Medien überrascht
werden und die öffentliche Meinung atemberaubenden
Schwenks unterworfen sein kann, ist es wichtig, auch die
absurdesten Vorschläge ernst zu nehmen und in ihren Folgen zu untersuchen. Damit auch Daten und Fakten in eine
Diskussion eingebracht werden können – und das Feld nicht
allein den heimtückisch transportierten Gefühlen und Wer-
bebotschaften der PR-Profis überlassen wird. Im Falle des
Screenings auf verkalkte Schlagadern nahm sich ein Forscherteam der US-Gesundheitsbehörden dieser Aufgabe an.
»Mit dem beabsichtigten Screening auf Arterienverkalkung
bei gesunden Menschen könnten viele zehn Millionen Personen konfrontiert werden«, heißt es in der Projektbeschrei-
bung. »Es gibt bislang aber keine Information über die Folgen

der Bestrahlung – weder über die konkreten Dosen, die dabei frei werden, noch das mit den Strahlen verbundene höhere Krebsrisiko.«

Die Wissenschaftler, Epidemiologen vom US-Krebsinstitut, besorgten sich also die Daten über die freigesetzte Strahlung. Weiterhin verwendeten sie die Erkenntnisse der vielen Studien mit Überlebenden der Atombombenabwürfe auf Hiroshima und Nagasaki. Sie setzten die dabei gemessene Strahlung in ein Verhältnis zu jenem, das bei den Untersuchungen gemessen wurde, und errechneten die über Jahre anfallende dosisabhängige Auswirkung auf den menschlichen Körper.

Die Ergebnisse waren eindeutig: Zunächst zeigte sich, dass die zu derartigem Gefäßröntgen verwendeten Geräte in ihrer Strahlungsdosis um den Faktor zehn variieren. Gar nicht so sehr hinsichtlich ihrer technischen Unterschiede, sondern abhängig vom Aufwand der Untersuchung. Je nach Protokoll werden hier mehr oder weniger »Bilder« geschossen, mehr oder weniger »Belichtungszeit« eingestellt. Je nach Dosis unterschied sich auch das damit einhergehende Krebsrisiko: Wenn, wie vorgeschlagen, Männer ab 45 Jahren, Frauen ab 55 zum Screening gehen, so erhöht sich damit ihr Krebsrisiko enorm. Im Schnitt würden pro 100 000 Teilnehmern 42 Männer und 62 Frauen zusätzlich an Krebs erkranken, die ansonsten gesund geblieben wären.

Jede Menge Kollateralschaden also beim Versuch, den Herzinfarkt auszurotten. Mit einem Aufwand von 300 Euro pro Person würde die halbe Bevölkerung durchleuchtet, und einziges therapeutisches Ergebnis wäre, dass in der Folge ein Teil von ihnen cholesterinsenkende Medikamente verschrieben bekäme. Die klar Begünstigten der Aktion: die Ärzte, die ihre hochmodernen teuren Geräte benutzen können und die Leistungen verrechnen. Die Hersteller der CTs, Ultraschallgeräte, Test-Kits – und natürlich die Hersteller der Medika-

mente. Das war's dann aber schon. Die derart vom Screening
beglückten gesunden Personen hätten das Strahlungsrisiko
zu tragen, sowie die Nebenwirkungen der Medikamente, vor
allem die negativen Auswirkungen auf die Psyche, Muskel-
schmerzen und ein noch höheres Krebsrisiko.

Und die Vorteile? Sogar hier mussten die »Ausrotter des
Herzinfarktes« kräftig zurückrudern. In einer kürzlich publizierten, rein hypothetischen Abhandlung – ohne konkrete
Umsetzung des Screenings in der Praxis – war nun nur noch
von einer 25-prozentigen Reduktion des Herzinfarktes die
Rede. Wenn sogar in den optimistischen Planspielen der Gesellschaft so bescheidene Effekte prognostiziert werden, wie
würde das dann erst unter realen Bedingungen laufen?

Während in Deutschland die Forderung nach einem allgemeinen Arteriosklerose-Screening der Bevölkerung noch
kein Thema ist, feierte AEHA, das sich mittlerweile in das
wohl klingendere SHAPE (»Society for Heart Attack Prevention and Eradication«) umbenannt hat, in den USA kürzlich
den ersten großen Erfolg. Rick Perry, der Gouverneur von
Texas, unterzeichnete ein Gesetz, das die Versicherungen des
Bundesstaates dazu verpflichtet, allen Männern ab 45 und allen Frauen ab 55 eine Computertomografie zur Messung der
Arterienverkalkung sowie eine Ultraschalluntersuchung zur
Bestimmung der Wanddicke der Halsschlagadern zu bezahlen. Das Gesetz ist seit Januar 2010 in Kraft. Der Applaus der
Herzexperten war dem Gouverneur sicher: »Damit rettet er
tausenden von texanischen Bürgern das Leben und reduziert
gleichzeitig die Kosten des Gesundheitssystems«, wurde
etwa Harvey Hecht, ein führender Kardiologe und Vorstand
der »Non-Profit-Organisation« SHAPE zitiert. SHAPE selbst
mag auf Profit verzichten. Für ihre Mitglieder gilt das keinesfalls: Harvey Hecht lässt sich etwa gleich von zwei Pharmafirmen als Firmensprecher bezahlen und ist bei den Medizin-
technikkonzernen Philips und Endothelix als Berater tätig.

Doch das blieb in den Jubelmeldungen zu Rick Perrys »Win-win-Gesetz« unerwähnt. Ebenso wie die Tatsache, dass der Republikaner und enge Vertraute von Ex-Präsident Bush für seine Wahlkämpfe massive Unterstützung vonseiten der Pharmaindustrie- und Medizingerätelobby erhielt. Da ist es doch nur gerecht, sich ab und an mit einem netten Gesetz zu revanchieren. Zumal auch von den Krankenkassen kein großer Gegenwind zu erwarten war. Zum einen stehen die Versicherer untereinander in zu starker Konkurrenz, um an einem Strang zu ziehen. Zum anderen ist es ja ein Leichtes, diese Kosten auf die Versicherten umzuwälzen.

In Deutschland arbeiten die Lobbyisten noch daran, die Politiker auf das Thema einzustimmen. Noch fehlen aber scheinbar die Mittel, um eine ordentliche laute Kampagne loszutreten, noch gibt es nicht genug Selbsthilfegruppen, die »unterstützt« werden könnten, noch gibt es nicht genug »hilfreiche« Kassenfunktionäre, die einen ersten offensiven Schritt setzen, um bei ihren Versicherten »den Herzinfarkt auszurotten«. Diese frohe Botschaft zu transportieren, müsste doch jede mittelmäßig talentierte Werbeagentur in der Lage sein. Tatsächlich würde auch jede ökonomische Analyse den Nutzen der Maßnahme bestätigen. Vor allem dann, wenn diese Analyse von den Nutznießern des Screenings in Auftrag gegeben würde und mit deren Zahlen arbeitet. Papier ist geduldig. Wenn man der Berechnung zugrunde legt, dass über die Durchleuchtung der Schlagadern – und die darauf einsetzende intensive Therapie mit Cholesterinsenkern – auf Dauer jeder vierte Herzinfarkt vermieden werden kann, so ist das Ergebnis, dass sich sogar diese enorm teure Investition rechnet, wahrlich kein Wunder.

Die Frage ist nur, ob das auch stimmt. Viel wahrscheinlicher ist das Gegenteil: dass die Aktion – finanziert durch die Kassenbeiträge – bei den Versicherten auch noch gesundheitlichen Schaden anrichtet.

Immer neue Screening-Ideen

Vorstöße wie jenen zum Herzinfarkt-Screening gibt es unzählige. Auf einem Kongress in Wiesbaden im April 2009 forderten beispielsweise Internisten, dass alle Herzkranken auf schlafbezogene Atemstörungen gescreent werden sollten. Die Frage, ob der Partner sich über Schnarchen beschwert habe oder ob dem Patienten selbst unregelmäßiges Atmen aufgefallen sei, werde leider nicht zuverlässig genug beantwortet. Deshalb gehöre feiner gesiebt, forderten die Internisten. Alle Herzkranken sollten ausnahmslos zu einer sogenannten ambulanten Polygraphie eingeladen werden. Die Therapie sei einfach: Die Patienten müssten fortan mit einem Atemgerät schlafen, das um den Kopf gebunden wird und Nase und Mund mit ausreichend Sauerstoff versorgt. Der Bochumer Kardiologe Jan Börgel, einer der Verfechter dieses Screenings, argumentierte vehement gegen die Befürchtung, diese Maßnahme sei nicht finanzierbar. Immerhin werde damit das Krankheits- und Sterberisiko der Patienten massiv reduziert. Letzten Endes blieb es jedoch bei der bloßen Behauptung des Nutzens, Beweise konnte Börgel nicht liefern.

Ausgezahlt hat sich die jahrelange Lobbyarbeit hingegen beim Darmkrebs-Screening. Deutschland ist eines der wenigen Länder weltweit mit einem Programm zur Früherkennung von Darmkrebs. Derzeit nutzen rund 600 000 Versicherte ab dem 55. Lebensjahr das Angebot einer Koloskopie. Dabei wird ein Schlauch mit einer Sonde in den After eingeführt, die den Darm von innen ausleuchtet und filmt. Sobald der Arzt verdächtige Polypen entdeckt, können diese aber auch gleich entfernt werden, indem auf Knopfdruck ein kleines Skalpell ausgefahren wird. Der Arzt sitzt dabei an einer Art Play-Station, steuert seine Geräte mit einem Hebel und kann den Polypen auf Knopfdruck auch noch mit einem kleinen Netz einfangen und sauber entsorgen, damit er später im Labor analysiert werden kann.

Doch nur 11 Prozent der anspruchsberechtigten Männer und 13 Prozent der Frauen nehmen derzeit das Angebot wahr, klagen die Befürworter der Maßnahme. Das sei viel zu wenig. Oft treten in solchen Fällen Prominente auf, die eine persönliche Mission mit ihrem Engagement verbinden. In Deutschland fördert vor allem die Felix Burda Stiftung das Darmkrebs-Screening. Ein prominenter Fürsprecher ist Harald Schmidt, der auf den Plakaten mit dem humoristischen Statement zitiert wird: »Alle zwei Jahre sage ich JA zur Darmspiegelung. Ich gönne mir ja sonst nichts!« Mit dem Erfolg, dass in Deutschland heute – trotz der geringen Teilnahmerate – immerhin rund zwei Millionen Darmspiegelungen pro Jahr vorgenommen werden. Das entspricht der Hälfte aller Koloskopien in ganz Europa. Niemand kennt seinen Darm also so gut wie die Deutschen.

Bislang gibt es jedoch keine kontrollierten Studien, die den Nutzen dieser Maßnahme belegen. Bekannt ist lediglich, dass unglaublich viel gefunden wird. Lutz Altenhofen, der im Zentralinstitut für die kassenärztliche Versorgung in Berlin für die wissenschaftliche Begleitung und Kontrolle des Programmes zuständig ist, präsentierte Zahlen, die für sich sprechen:

Unter 10 000 Darmspiegelungen finden sich bei
* 850 Personen Darmpolypen,
* 1920 Personen Adenome,
* 80 Personen Krebs.

Fortgeschrittene Adenome – das sind gutartige Tumoren, die aus der Darmwand wachsen und aus denen später Krebs entstehen kann – werden sofort bei der Spiegelung entfernt. Auch das Komplikationsrisiko ist bekannt. Bei 10 000 Darmspiegelungen erleiden 17 Personen Blutungen. In neun Fällen kommt es zu Herz-Kreislauf-Zwischenfällen, meist als Reaktion auf die Narkose. Und bei einem von 10 000 Eingriffen wird die Darmwand durch das Instrument durchstoßen. Jeder fünfte, bei dem dies passiert, behält irreparable Folge-schäden zurück. Im Untersuchungszeitraum von 2003 bis 2006 sind während der Spiegelung oder im unmittelbaren zeitlichen Zusammenhang fünf Personen gestorben.

Um nun konkret zu wissen, ob die große Zahl von Ein-griffen einen Nutzen bringt oder ob die Nebenwirkungen und das Risiko überwiegen, bräuchte es eine Studie mit ei-ner Vergleichsgruppe, in der kein Screening durchgeführt wird. Belegt ist der Nutzen bislang nur für die Ärzte, die die-ses Screening durchführen. Sie erhielten zuletzt 193 Euro pro Patient.

Für einen Hautkrebs-Check-Up, also die Beobachtung und Einschätzung aller Muttermale am Körper, kann der Arzt 30 Euro abrechnen. Auch hier ist der Nutzen nicht er-wiesen. Klaus Koch, zusammen mit Christian Weymayr Autor des Buches *Mythos Krebsvorsorge* und nunmehr Me-dienchef des Instituts für Qualität und Wirtschaftlichkeit im Gesundheitswesen (IQWiG) mit Sitz in Köln, nennt folgende Faustregel:»Das Risiko, unnötig zu einem Krebspatienten zu werden, ist größer als die Wahrscheinlichkeit, vor dem Tod oder einem Tumor bewahrt zu werden.«

Gut belegt ist diese Aussage insbesondere für die Früher-kennung von Brust-, Prostata- und Gebärmutterhalskrebs. Sowohl Ärzte als auch Patienten überschätzen den Nutzen der Früherkennung enorm:»Hier gibt es eine kollektive Blindheit von intelligenten Menschen«, kritisiert Koch. Und Peter Gøtzsche, Leiter des Nordischen Cochrane Zentrums in Kopenhagen und einer der weltweit angesehensten Fach-leute für evidenzbasierte Medizin, warnte bereits 2002 in einem Beitrag für das *British Medicine Journal*:»Das größte Risiko für die Bevölkerung heutzutage könnte das unkriti-sche Übernehmen von Screeningtests für Krebs darstellen. Vorstufen von Krebs lassen sich in den meisten gesunden

Menschen in der zweiten Lebenshälfte finden. Das Potenzial des Screenings, Schaden anzurichten und zur Diagnose von ›Pseudo-Krankheiten‹ zu führen, ist erschreckend.«

Der Hormon-Irrtum

Am dramatischsten zeigte sich dies bei einer anderen Vorsorgemaßnahme, die über viele Jahre in der Medizin – nahezu ohne Kritik und Gegenstimmen – flächendeckend angewendet wurde: Bei der Hormonersatztherapie von Frauen ab den Wechseljahren. Damit sollte die als segensreich eingestufte Wirkung der weiblichen Sexualhormone Östrogen und Gestagen fortgesetzt werden, auch wenn die körpereigene Produktion mit dem Ende der fruchtbaren Jahre versiegte. Die Wechseljahre wurden als eine Art Einstieg ins Greisenalter gesehen, als biologischen Egoismus der grausamen Evolution, der bloß die Arterhaltung wichtig ist, das individuelle Schicksal einzelner Frauen aber höchst gleichgültig.

Tatsächlich sprach aus der »Ameisenperspektive« der täglichen Praxis ja alles für diesen Kunstgriff: Frauen, die weiterhin die »alten« Hormone künstlich von außen zugesetzt bekamen, hatten weniger Wechselbeschwerden, die Haut blieb straffer, sie wirkten insgesamt jünger. Und klang es nicht auch logisch, dass die »Lebenshormone« auch weitere Übel der zweiten Lebenshälfte vermeiden würden? Schließlich stieg ab den Wechseljahren die Zahl der Krebsfälle bei Frauen rapide an. Auch das Herzrisiko näherte sich – mit etwa einem Jahrzehnt Verspätung – jenem der Männer an. Die Hormone kamen in den Ruf eines Allheilmittels. In den USA waren zwei Drittel der Frauen, das heißt nahezu alle, die sich das leisten konnten – oder zumindest deren Versicherung die Kosten übernahm –, auf Hormonersatz.

Die Hormonpäpste unter den Ärzten forderten immer aggressiver, diese Wohltat auch den Männern zu ermöglichen.

Schließlich schwindet auch bei ihnen die körpereigene Produktion von Testosteron, wenngleich der Abfall nicht so abrupt wie bei den weiblichen Geschlechtshormonen einsetzt. Die »Wechseljahre des Mannes« waren in den Zeitgeistmedien allgegenwärtig, und die Präparate standen bereit. Die Hersteller träumten von einem ähnlichen weltweiten Megaerfolg wie bei den Frauen, die in den Industrieländern zur Jahrtausendwende fast flächendeckend versorgt wurden.

Dann aber kamen im Jahr 2002 die lange erwarteten Resultate der großen unabhängig finanzierten Studien: jene der US-amerikanischen »Frauen-Gesundheitsinitiative« und auf europäischer Seite die Ergebnisse der »Millionen-Frauen-Studie«. Der Schock hätte nicht größer sein können. Nahezu keiner der angestrebten positiven Effekte überwog im direkten Vergleich mit der Placebogruppe. Frauen, denen wirkungslose Pillen verabreicht worden waren, hatten keinerlei Nachteile aufgrund der Placebogabe: kein höheres Krebs-, kein Herz-, kein Demenzrisiko. Nicht einmal das als absolut sicher angesehene höhere Osteoporoserisiko in dieser Gruppe ließ sich in den Ergebnissen nachweisen. Im Gegenteil war es tendenziell genau umgekehrt. Die Schattenseite der Hormone – als mächtige Wachstumsfaktoren – mischte sich deutlich mit dem altersgemäß höheren Risiko für bestimmte Krebsarten und verstärkte dieses enorm.

Die Ergebnisse waren derart eindeutig und klar, dass sie auch nicht durch den enormen Einsatz pharmafinanzierter Berichte einfach zerstreut werden konnten. Auch Ärztevereinigungen mit hoher Bindung an die Industrie mussten eingestehen, dass es verantwortungslos wäre, den Frauen weiterhin routinemäßig Hormonpillen zu verschreiben. Es kam zu einem massiven Einbruch der Verordnungen, der einige Konzerne, die außer Hormonpillen nicht viel im Repertoire hatten, an den Rand des Bankrotts führte.

Noch bis heute verweigern manche Gynäkologen, die

sich als »Hormonpäpste« ein lukratives Geschäftsimperium – mit eigenen privat geführten Kurhäusern und Hormonkliniken – geschaffen haben, die Einsicht in diese Realität. Einer der prominentesten Vertreter, der Wiener Universitätsprofessor Johannes Huber, der in der bayrischen Schlossklinik Abtsee eine eigene Abteilung für »Hormonkosmetik« leitete, schimpft nach wie vor auf diese »dummen und blödsinnigen Studien«, die einem »so intelligenten Land wie den USA absolut unwürdig« seien. Huber versuchte, von seinem Ruf und seinem Geschäft zu retten, was zu retten war, und sang das Loblied auf die »individuelle Hormontherapie«. Klar sei es ein Unsinn gewesen, allen Frauen ab einem gewissen Alter diese Pillen quasi »von der Stange« zu verordnen. So wie er das hingegen machte, mit individueller Betreuung, Statuserhebung und Verordnung, habe das aber nach wie vor seinen Nutzen. Und ließe sich – wie er allerdings nicht hinzufügte – auch wesentlich teurer verkaufen als über die profane Abrechnung über die Kassen. Er kenne keine seiner Patientinnen, der ein Schaden widerfahren sei, erklärte Huber. Er habe mit seiner Medizin Gutes getan, wie es seine Aufgabe und seine Berufung sei. Abseits von diesen Beharrungsversuchen gilt die Hormonbehandlung in den Wechseljahren mittlerweile als anerkanntes Gesundheitsrisiko. Sogar in der Schlossklinik in Abtsee wurde die Hormonkosmetik eingestellt.

16) Wer suchet, der findet –
zum Beispiel Tumore

Krankheiten möglichst früh zu erkennen, erhöht die Chancen, diese auch heilen zu können. Das mag in bestimmten Fällen durchaus stimmen. Doch trifft das für alle Krankheitsprozesse zu? Die Selbstheilungskräfte des Organismus sind – im Verbund mit einem intakten Immunsystem – genauso in der Lage, eine Störung aufzufangen und zu beheben. Von den allermeisten Krankheiten erfahren wir glücklicherweise nie etwas, weil sie vom Reparatursystem des eigenen Körpers ohne unser Zutun erfolgreich behandelt werden. Außerdem: Wollen wir wirklich alles finden? Bringt es uns tatsächlich einen Vorteil, alle noch so kleinen Veränderungen zu kennen?

Trotzdem ist die Bereitschaft der Menschen enorm, sich untersuchen zu lassen. In einer in den USA durchgeführten Erhebung[52] wurden die Teilnehmer gefragt, was sie wählen würden: einen Ganzkörper-Scan zur Aufspürung aller möglichen Krankheitsherde oder eine geschenkte 1000-Dollar-Note. Drei von vier Befragten gaben an, sie würden auf den Tausender verzichten, wenn sie sich in die Röhre des Geräts legen dürften. Die Prozedur ist völlig schmerzlos, doch das Ergebnis kann den Beteiligten durchaus auf längere Zeit den Schlaf rauben.

Während sich die amerikanische Untersuchung auf eine rein theoretische Befragung beschränkte, sind wir in der Zwischenzeit längst bei der praktischen Anwendung. In einer groß angelegten Kooperation zwischen der Universität Greifswald, dem Land Mecklenburg-Vorpommern und der Siemens AG sollen im Lauf der nächsten Jahre 4000 Testper-

sonen angeworben werden, um sie in einer Magnetresonanz-
röhre genauestens zu durchleuchten. Das ehrgeizige Projekt
soll einen bisher noch nie da gewesenen Überblick über den
Gesundheitsstatus in Pommern geben. Oder, wie es im
Projektbericht recht großspurig heißt: »Der Start zur ›Indi-
vidualisierten Medizin‹ wird einen einmaligen Datensatz
hervorbringen, der als Schlüssel zur Lösung vieler globaler
Gesundheitsprobleme dienen kann.« Mit einer ersten Pilot-
studie sollte schon einmal ein Testlauf unternommen werden, wie die Lösung der globalen Gesundheitsprobleme sich
auf lokaler Ebene gestaltet. 200 Personen wurden gebeten,
sich für eineinhalb Stunden für eine Ganzkörperuntersu-
chung in die Röhre des Magnetresonanztomografen (MRT)
zu legen. Herz und Gefäße, bei Frauen auch die Brüste, wurden noch zusätzlich – mithilfe von Kontrastmitteln – unter
die Lupe genommen.

Im Mai 2009 beim 90. Deutschen Röntgenkongress in
Berlin präsentierte die Radiologin Katrin Hegenscheid von
der Greifswalder Uniklinik die Ergebnisse[53] ihrer Arbeitsgruppe. Das Resultat in einem Satz zusammengefasst: Um
die Gesundheit der »Pommeraner« ist es miserabel bestellt.
Nur bei 10 Prozent der Probanden wurden bei der Untersuchung keine krankhaften Veränderungen entdeckt, diese
waren demnach »ganz gesund«. Weitere 10 Prozent konnten nach einigen zusätzlichen Tests, die zur Abklärung nötig wurden, ebenfalls als gesund entlassen werden. Aber
die restlichen 80 Prozent? Hier wurden unter anderem ein
Hirntumor entdeckt, ein Aneurysma (Aussackung einer
Schlagader im Gehirn), die Verengung diverser Herzkranz-
gefäße, Brustkrebs in verschiedenen Vorstadien, Tumore in
der Lunge und im Bauchraum, außerdem zahlreiche weitere
beunruhigende Schwachstellen im Organismus. Dabei waren alle Teilnehmer, die sich für diese Studie ins MRT legten,
überdurchschnittlich gesundheitsbewusst, ohne akute Be-

schwerden und zudem noch relativ jung, im Schnitt gerade einmal 48 Jahre alt.

Dass dieses Resultat nicht darauf zurückgeht, dass sich in Greifswald aus einer Laune des Schicksals heraus eine Gruppe von Scheintoten und Körperbehinderten versammelt hatte, zeigte ein ähnlicher Test, der in Hongkong durchgeführt wurde.[54] Diesmal legten sich 132 Ärzte in die Röhre, die sich – zumindest vor dem Ganzkörper-Scan – alle für gesund hielten. Sie waren mit einem Schnitt von 56 Jahren etwas älter als die Deutschen. »Alle Untersuchungen wurden erfolgreich beendet«, heißt es in der Auswertung. Diesmal ging es flott voran, und bereits nach 33 Minuten durften die Testpersonen die Röhre wieder verlassen. Doch auch hier war das Ergebnis niederschmetternd. Mit einer Quote von 94 Prozent »Abnormalitäten« waren die Gesunden auch hier ganz klar in der Unterzahl. 24 Teilnehmer mussten sofort in der Klinik bleiben und in den Krankenflügel übersiedeln, fünf von ihnen mit der Diagnose »Krebs«. Und das, obwohl diesmal sowohl die Brüste als auch Magen-Darm-Trakt und Prostata im Untersuchungsprogramm nicht enthalten waren. Die Mediziner, die den Test durchgeführt hatten, zeigten sich jedenfalls begeistert. »Diese Methode der Früherkennung erscheint uns von unschätzbarem Wert für die Testpersonen«, schließen sie zufrieden ihren Bericht und regen an, die Eignung des Verfahrens für die Untersuchung der Bevölkerung möglichst rasch zu prüfen.

Was wäre hier erst zu erwarten, wenn dieses Ganzkörper-Screening für eine noch etwas ältere Gruppe der Normalbevölkerung als Routine-Check bei Untersuchungen angeboten würde. Was macht man mit einer Methode, die mehr als 90 Prozent der Teilnehmer als »abnorm« überführt? Damit zeigt sich das Dilemma in voller Bandbreite: Wir sind tatsächlich nur so lange gesund, so lange wir nicht ordentlich untersucht worden sind, wie das der bayrische Ministerprä-

sident Horst Seehofer einst in seiner Funktion als Gesund-
heitsminister so treffend formulierte. Seehofer meinte das
scherzhaft. Nun wissen wir: Es ist die bittere Realität. Wenn
man intensiv und nahe genug in unseren Körper schaut, so
findet man fast bei jedem von uns krankhafte Veränderungen – zu jedem Zeitpunkt. Doch wie sich diese Veränderungen entwickeln, ist nicht absehbar. Sogar bei den so gefürchteten Krebsfrühstadien und -vorstufen ist es möglich, dass
diese abheilen, ohne dass die Betroffenen jemals davon erfahren, wenn – ja, wenn man nicht nachschaut.

Wie Krebs entsteht

Bei der Entstehung von Krebs hat sich in der Wahrneh-
mung der Öffentlichkeit, aber auch in weiten Bereichen der
Medizin, ein Bild festgesetzt, das mehr als 100 Jahre alt ist
und in den Seuchenzeiten des ausgehenden 19. Jahrhunderts
geprägt wurde. Louis Pasteur, Robert Koch, Paul Ehrlich und
die anderen Pioniere der Infektionslehre sahen den Krank-
heitsprozess so ähnlich wie bei einer Infektion, etwa mit
Tuberkulosebakterien. Diese – so die Vorstellung – gelangen
über eine Ansteckung bei einem Keimträger in den sterilen
Organismus und »verzehren« dann das gesunde Gewebe.
Ähnlich einer feindlichen Armee, die auf keine Gegenwehr
stößt. Genau dasselbe passiert auch bei Krebs, indem die
Zellen der Geschwulst immer mehr vom Körper erobern, bis
der Organismus von diesem Parasiten irgendwann getötet
wird. Ich kann mich noch erinnern, wie ich meinen Biologie-
lehrer in der Mittelschule fragte, ob jeder Krebs zwangsläufig
zum Tode führt. Ja, sagte er, denn Krebszellen sind – anders
als gesunde Zellen – unsterblich und wachsen immer weiter.
Deshalb müssen sie entweder chirurgisch entfernt oder mittels Chemotherapie beziehungsweise Bestrahlung vergiftet
werden. Die Medizin hat also ein sehr militärisch inspiriertes

Krankheitsverständnis entwickelt und folgerichtig auch militärstrategische Lösungen gesucht: Vernichtung über Bombenangriffe, Giftgas oder radioaktive Strahlung.

Tatsächlich unterscheiden sich die krankhaften Prozesse bei Krebs aber in vielfältiger Weise. Wir wissen mittlerweile, dass der Körper eine ganze Reihe von Schutzmechanismen hat, die zunächst die Entstehung, später die Ausbreitung verhindern. So wird eine gesunde Zelle verpflichtet, ständig eine Art »Ausweis« mitzuführen, der bei einem Kontakt mit Immunzellen kontrolliert wird. Diese komplexe Molekülstruktur zeigt beispielsweise, ob sich ins Erbgut im Kern der Zelle ein Virus eingeschlichen hat, aber auch, ob die Wachstumskontrolle der Zelle noch funktioniert. Während wir schlafen, läuft unser Immunsystem zu voller Energie auf. Die Stresshormone sind gegen zwei Uhr nachts am niedrigsten Level, und das Immunsystem als unmittelbarer Gegenspieler des Stresssystems übernimmt nun die Hoheit im Organismus. Über Milliarden von Immunzellen wird geprüft, ob unser »molekulares Selbst« in Ordnung ist, und Schäden werden ausgebügelt. Wenn wir uns zum Schlafen ins Bett legen, geben wir gleichzeitig unseren Körper zum Reparatur-Service.

Krankhafte Zellen, deren »Ausweis« verdächtige Veränderungen zeigt, erhalten von den Immunzellen – etwa den sogenannten »natürlichen Killerzellen« – das Signal zum Selbstmord. Das ist wesentlich weniger dramatisch, als es klingt. Der Prozess, der dabei abläuft, die Apoptose, gleicht vielmehr einem biochemischen Recycling, das eine kranke Zelle in ihre Rohstoffe zerlegt. Die Zelle durchläuft dabei ein Programm, das von ihr selbst gestartet wird. Diese Form des Zelltods unterliegt einer strengen Kontrolle und sorgt dafür, dass die betreffende Zelle ohne Schädigung des Nachbargewebes zugrunde geht – im Gegensatz zur Nekrose, bei der gleich eine ganze Reihe von Zellen über den Einfluss von Giften, Entzündungen, Sauerstoffmangel oder Radioaktivität zerstört wird. Die Apoptose hingegen dient zum einen der Erneuerung, zum anderen wird dieser Mechanismus vielfältig genutzt – auch zur besseren Funktion bestimmter Organe. Um eine bessere Verschaltung der Hirnstrukturen zu ermöglichen, sterben etwa schon vor der Geburt bis zur Hälfte der ursprünglichen Nervenzellen wieder ab, weil sie im Vernetzungsprozess nicht gebraucht werden. Auch für die Funktion des Sehens ist die Apoptose zahlreicher Zellen in Glaskörper und Linse nötig, um die Lichtdurchlässigkeit der Augenlinse zu gewährleisten.

Auch ohne Krebs oder sonstige Krankheit besitzen die Körperzellen nur eine beschränkte Lebensdauer und werden in regelmäßigen Abständen über Klone ersetzt. Sogar bei den Nervenzellen ist mittlerweile nachgewiesen, dass in bestimmtem Rahmen eine Regeneration stattfindet. Dies gilt jedoch eher für das periphere denn für das zentrale Nervensystem, etwa die extrem langen Nerven des Rückenmarks. Dies ist auch der Grund, warum es möglich ist, eine abgetrennte Hand wieder anzunähen und deren periphere Nerven zu verbinden, bei einer Querschnittslähmung es mit einer diesbezüglichen Prognose hingegen schlecht aussieht. Im Abstand mehrerer Jahre sitzen wir demnach als völlig neue Person da, in der – abgesehen vom Nervensystem – keine Zelle mehr vorhanden ist, die noch vor Kurzem unser »Selbst«, unser Aussehen und unsere inneren Körperfunktionen ausmachte.

Bleibt die Frage, warum wir dann trotzdem altern, obwohl wir uns doch ständig erneuern. Dies liegt zum einen an den Kopierfehlern, die im Prozess der ständigen Erneuerung passieren, zum anderen an Stoffwechselprozessen und negativen Umwelteinflüssen – beispielsweise dem Rauchen –, die zu Ablagerungen und Schädigungen führen. Wir merken also das langsame Mahlen der Zeit – auch auf Zellebene. Auch wenn die Zellfunktionen über den Recyclingprozess der Apoptose und der »Wiedergeburt« ständig renoviert und verjüngt werden.

Krebs, heißt es, entwickeln wir täglich. Ständig kommt es im Zuge der Zellteilung zu Fehlern. Besonders drastisch ist die Auswirkung, wenn dabei die Kontrollfunktion der Zelle beschädigt wird und diese sich ständig weiter teilt, benachbartes Gewebe angreift und dabei die Fähigkeit zur Apoptose abhandenkommt. Wenn es gleichzeitig gelingt, das Immunsystem mit »gefälschten Ausweisen« über den eigenen krankhaften Zustand hinwegzutäuschen, bekommen wir ein Problem. Bis zu zehn verschiedene Mutationen müssen erfolgen, damit so ein Prozess beginnen kann.

Das Wachstum eines bösartigen Tumors erfolgt in unterschiedlicher Geschwindigkeit. Je mehr die Zellneubildungen der ursprünglichen Zelle gleichen – das heißt, je mehr sie ausreifen –, desto langsamer wird der Tumor wachsen, desto weniger gefährlich wird die Krankheit im Normalfall sein. Wenn der Prozess explosiv einsetzt und sich jede gerade erst »geborene« Zelle, ohne weiter auszudifferenzieren, gleich wieder teilt, so entstehen daraus meist sehr aggressive Krebsformen, bei denen die Tumorzellen kaum noch Ähnlichkeiten mit dem Ursprungsgewebe aufweisen. Diese Krebstypen bilden auch eher Abwanderungstendenzen aus. Sie metastasieren früh und verteilen sich über Blut- und Lymphsystem im Organismus. Zu einem Zeitpunkt, wo dies weder bemerkt noch verhindert werden könnte. »Und genau dies ist das Dilemma, mit dem wir bei den meisten Früherkennungsprogrammen konfrontiert sind«, erklärt der angesehene Präventionsfachmann Russell Harris, Direktor für Gesundheitspolitik an der Universität von North Carolina in Chapel Hill. »Bei den gefährlichsten Tumoren, die sich schnell im Organismus ausbreiten, haben wir nicht mal mit der besten Technik eine Chance, sie rechtzeitig zu finden. Jene aber, die wir entdecken, sind oft harmlos – und es wäre –, speziell bei Prostatakrebs, meist besser, wenn wir gar nicht gesucht hätten.«

So unterschiedlich wie die Arten der Krebstypen sind auch ihre Auslöser. Spontane Mutationen können eine Folge von chronischen Entzündungen sein, die Ernährung spielt hier eine Rolle, das Rauchen, sonstige Faktoren der Umweltbelastung. Auch ein über längere Zeit bestehender viraler Infekt kann einen Auslöser darstellen, weil die Viren – allein dadurch, dass sie ihre Erbinformation in jene der Wirtszelle einschmuggeln – das Mutationsrisiko erhöhen. Stiche, Schnitte, Quetschungen und andere Verletzungen des Gewebes machen eine Reparatur auf Zellebene nötig. Im Zuge der Heilung kann es zu Fehlentwicklungen kommen, beispielsweise indem ein Wachstumsfaktor, der die Zellteilung und damit die Neubesiedlung der Wunde fördert, nicht mehr abgestellt werden kann.

Besonders problematisch ist dies, wenn diese Wunde im Rahmen der Krebsvorsorge absichtlich zugefügt wurde. Über dieses Thema wird in der Öffentlichkeit nicht so gerne gesprochen, doch tatsächlich bedeutet jeder Eingriff ins Gewebe ein gewisses Risiko für die Auslösung eines unberechenbaren Prozesses. Das Risiko wird noch gesteigert, wenn in Gewebe geschnitten wird, das ohnehin schon im Verdacht steht, dass sich darin eine bösartige Geschwulst verbirgt, etwa bei der sogenannten Stanzbiopsie verdächtiger Regionen in der Brust oder der Prostata. Dabei wird vom Radiologen mit einer Hohlnadel etwa zehnmal in das Gewebe gestochen und dabei Material entnommen, das dann im Labor analysiert wird. Hier kann – im Unglücksfall – ein »schlafender Tumor« erst richtig geweckt werden. Es ist sehr schwer, dieses Risiko genau zu bemessen, und es liegen auch kaum Studien dazu vor. Die prinzipielle Existenz dieses Phänomens ist aber in mehreren Arbeiten, vor allem im Tierversuch, gut dokumentiert.

Dass die Methode, Krebs über Massen-Screening zu finden, mehr Schaden als Nutzen bringen kann, weiß man bereits aus den in den achtziger Jahren eingestellten Röntgenuntersuchungen, mit denen in der Bevölkerung ein möglicher Lungenkrebs frühzeitig entdeckt werden sollte. Groß angelegte Studien zeigten, dass dies aus den von Russell Harris erwähnten Gründen nicht funktioniert und dass über die Röntgenbelastung mit der Untersuchung auch noch ein konkretes zusätzliches Krebsrisiko verbunden ist.

Ebenso wie Krebsprozesse ohne erkennbaren Anlass von außen ausgelöst und gestartet werden, kann es dem Immunsystem auch wieder gelingen, das Gewächs in den normalen Zellverbund zurückzuholen. Entweder der Tumor stirbt ab – und löst sich auf, ähnlich einem Abszess –, oder er kapselt sich ab – wird zum inaktiven harmlosen Knoten, der künftig nie wieder Gefahr bedeutet.

Vorstadien von Krebs können so ähnlich ausheilen wie eine Hautwunde. Besonders häufig passiert dies bei Verletzungen und Wucherungen am Gebärmutterhals. Hier klingt ein Gutteil der krebsverdächtigen »Läsionen« von selbst wieder ab.

17) Gebärmutterhalskrebs: Wenn Früherkennung zum Geschäft wird

Als praktisches Beispiel, welches das Phänomen der Selbstheilung sehr gut illustriert, ist mir ein Fall aus Österreich in Erinnerung, der vor etwa zehn Jahren Schlagzeilen machte. Damals hatte eine Sprechstundenhilfe in der Praxis eines Linzer Frauenarztes »aus Mitleid« Krebsbefunde gefälscht oder verschwinden lassen. Dabei handelte es sich überwiegend um auffällige Ergebnisse von Gebärmutterabstrichen, die zur Früherkennung eines Zervix-Karzinoms durchgeführt worden waren. Nach ihrem Erfinder George Papanicolaou wird die Methode auch Pap-Test genannt. Dabei werden die vom Muttermund mit einem speziellen Spatel oder einer Bürste abgestrichenen Zellen auf einen Objektträger verbracht und dann im Labor untersucht. Je nach Beschaffenheit dieser Zellen reicht das Ergebnis von Pap I (Normalbefund) bis Pap V (bösartiger Tumor). Die Laborbefunde werden dem Arzt zugeschickt, der diese wiederum seinen Patientinnen weiterleiten muss. Oder sich dabei, wie im Fall des Linzer Gynäkologen, auf seine Helferin verlässt.

Die damals 31-jährige Frau hatte sich, aus einer Steuerberatungskanzlei kommend, bei dem Arzt beworben, »um mehr mit Menschen zu tun zu haben«. Sie besaß keinerlei medizinische Ausbildung, und aus der heilen Welt ihrer Jugendzeit war sie gewöhnt, alle Schattenseiten des Lebens zu verdrängen. »Nie bin ich mit Krankheit und Tod konfrontiert worden«, gab sie später bei der Gerichtsverhandlung an. Mit ihrer persönlichen Vorgeschichte war sie heillos damit überfordert, die Patientinnen am Telefon mit heiklen Befunden zu konfrontieren oder schonend auf weitere notwendig gewordene Untersuchungen vorzubereiten. »Irgendwann habe ich es nicht mehr geschafft, den Frauen zu sagen, dass sie krank sind.« Als das Trösten und Beruhigen zunehmend über ihre Kräfte ging, fing sie an, die Befunde zu verfälschen. Konkret nachgewiesen wurde ihr der Betrug in 99 Fällen, wo sie die Ergebnisse des Labors »umgeschrieben« hatte.

Aufgedeckt wurden die Manipulationen erst, als die Sprechstundenhilfe wegen der ständig steigenden nervlichen Belastung kündigte und nach Wien zog. Nun konnte sie keine Nachfragen mehr abfangen, und so wurde eines Tages ein Anruf einer Mitarbeiterin des zentralen Labors des Linzer Allgemeinen Krankenhauses an den Gynäkologen durchgestellt. Die Laborfachkraft rief an, um sich nach einer Patientin zu erkundigen, in deren Abstrich sie eindeutige Krebszellen diagnostiziert hatte. Als der Gynäkologe in der Kartei nachsah, stellte er fest, dass der Laborbefund dort abgelegt worden war, ohne die Patientin über ihren Tumor zu informieren. Im Gegenteil: Als er nachfragte, erzählte die betroffene Frau, die Arzthelferin habe ihr telefonisch mitgeteilt, dass bei ihr alles in bester Ordnung sei. Alarmiert sah sich der Arzt nun die Patientenakten genauer an und bemerkte, dass diese Vorgehensweise seiner ehemaligen Mitarbeiterin Methode hatte. In wochenlanger Recherche durchstöberte er sein gesamtes Archiv – immerhin 13 000 Patientinnen – und fand 140 Verdachtsfälle von Frauen, die er alle noch einmal zu einer Nachuntersuchung einladen musste, weil sie von ihren auffälligen Befunden nie etwas erfahren hatten.

Die Arzthelferin wurde angezeigt, ein medizinischer Gutachter arbeitete alle Fälle durch, und zwei Jahre nach Aufliegen des Falles kam es schließlich zur Gerichtsverhandlung. »Sie haben irrsinniges Glück gehabt«, sagte der Staatsanwalt zur Angeklagten. »Konkret ist durch Ihre Taten nämlich keine einzige Patientin körperlich zu Schaden gekommen.« Die meisten Krebsvorstufen waren, wie sich im Gutachten zeigte, bei der Nachuntersuchung verschwunden. Nur in sechs Fällen musste eine Konisation, das ist die vorsorgliche Entfernung des verdächtigen Gewebestückes, vorgenommen werden. Doch dies wäre bei wesentlich mehr Frauen geschehen, wären diese sofort behandelt worden. Ein konkreter akuter Krebsbefund löste sich gar in Luft auf. Der Gutachter tippte auf Spontanheilung. In keinem einzigen Fall wurde ein fortgeschrittenes Krankheitsbild festgestellt. Das Urteil für die ehemalige Arztsekretärin fiel dementsprechend milde aus: Sie erhielt fünf Monate auf Bewährung sowie eine symbolische Geldstrafe von 700 Euro, die sie dem Arzt für seine Überstunden zahlen musste. Die Angeklagte nahm die Strafe sofort an.

Nachdem das Urteil ergangen war, ereignete sich etwas nicht Alltägliches. Im Gerichtssaal anwesend war nämlich eine der »betrogenen« Patientinnen des Gynäkologen, und sie bedankte sich bei der Arzthelferin überschwänglich für deren kriminelle Aktion. Sie war nämlich eine der Frauen, die bei der Nachuntersuchung vollständig gesund waren. »Wenn Sie damals den Befund nicht hätten verschwinden lassen«, sagte sie und umarmte dabei die Täterin, »wäre ich operiert worden und hätte mich wahrscheinlich einer Krebstherapie unterziehen müssen.«

Dieser Prozess ging als Kuriosum in die Annalen der Medizingeschichte ein. Konsequenzen wurden aus ihm jedoch nicht gezogen. Abgesehen vielleicht davon, dass der Fall zum Anlass für eine Diskussion genommen wurde, ob es künftig verboten sein sollte, dass jemand, der überhaupt keine medizinischen Vorkenntnisse besitzt, als Sprechstundenhilfe bei einem Arzt arbeiten darf.

Wildes Screening: Gefahr für Frauen

Wesentlich sinnvoller wäre es aber gewesen, über jene Fälle zu diskutieren, die in der jetzigen Praxis, ohne Zutun von übersensiblen Arzthelferinnen, den normalen medizinischen Lauf nehmen. Gerade das Beispiel der Gebärmutterabstriche zur Krebsvorsorge eignet sich dazu nämlich hervorragend. Bietet sie doch, in Deutschland ebenso wie in Österreich, ein Musterbeispiel für eine Vorbeugemaßnahme, die nur jenen mit Sicherheit nützt, die daran verdienen: den Gynäkologen und den Laboren, welche die Abstriche auswerten. Die Frauen aber, die daran teilnehmen, werden systematisch in ihrer Gesundheit gefährdet.

Deutschland gehört zu den drei Ländern in Westeuropa mit dem höchsten Risiko, am Zervix-Karzinom zu erkranken und zu sterben. Mit einer Fallzahl von 2,8 pro 100 000 sterben mehr als dreimal so viele Frauen als in Finnland (0,9 pro 100 000) und genau doppelt so viele wie in den Niederlanden (1,4 pro 100 000). Und das, obwohl in Deutschland der jährliche Pap-Abstrich Teil des gesetzlichen Früherkennungsprogrammes ist und vom 20. Lebensjahr an ohne obere Altersgrenze gratis angeboten wird. Demnach hätte eine Frau, die sich an die Empfehlungen hält, im Lauf ihres Lebens mehr als 50 Abstriche machen lassen, während sie in Finnland gerade mal auf fünf und in den Niederlanden auf sieben diesbezügliche Termine beim Gynäkologen käme. Es ergibt sich also eine auf den ersten Blick absurde Konstellation: Wer häufiger zum Arzt geht, hat ein höheres Krebsrisiko.

Tatsächlich ist man in Ländern mit intelligenteren Screening-Programmen längst dazu übergegangen, ein Mindestalter einzuführen, unter dem der Gebärmutterabstrich nicht durchgeführt werden sollte. In Großbritannien liegt es bei 25, in Finnland, dem Land mit der weltweit mit Abstand geringsten Sterblichkeit beim Zervix-Karzinom, sogar bei 30 Jahren. »Der Grund liegt schlicht darin, dass sich bei den jüngeren Frauen nahezu alle Krebsvorstufen auf natürliche Weise wieder zurückbilden«, erklärte mir Ahti Anttila, der im Finnischen Krebs-Institut für das nationale Screening-Programm zuständig ist.

Frauen im Alter zwischen 30 und 64 Jahren werden in Finnland zum Pap-Abstrich schriftlich eingeladen. Das nationale Programm entstand aus einer im Jahr 1963 gestarteten Initiative von drei Stadtkreisen und läuft seit 1970 landesweit. Kein anderes Land weltweit verfügt über diese langjährige Erfahrung. Von Beginn an wurde das Programm wissenschaftlich begleitet. Durch diese ständige Kontrolle ergaben sich notwendige Anpassungen, um es in seiner Wirkung zu optimieren. Dies betraf zum einen das Untersuchungsintervall. Es wurde 1999 auf fünf Jahre ausgedehnt, sehr zur Verwunderung der finnischen Medien, die hier zunächst ein »Sparen zulasten der Frauen« ausmachten. Doch es ging genau um das Gegenteil: »Weniger ist mehr«, lautete nämlich eine der wichtigsten Lehren aus der begleitenden Evaluation. »Wir ernten diesbezüglich immer viel Verwunderung bei ausländischen Gynäkologen«, berichtet Anttila. »Es fällt scheinbar ziemlich schwer, die eigentlich recht simple Tatsache zu verstehen, wie sich Krebs im Zeitverlauf entwickelt.« Anttila verweist darauf, dass es nach den Ergebnissen des finnischen Programms mindestens zehn Jahre dauert, bis eine Krebsvorstufe in ein invasives Zervix-Karzinom übergeht. »Deshalb genügt ein Intervall von fünf Jahren vollauf, um damit dieselbe Sicherheit zu bieten wie mit einem kürzeren Intervall.«

Deutschland hält hingegen an den jährlichen Intervallen fest. Oft wird der Pap-Test sogar noch öfter durchgeführt. Ebenso in Österreich, wo er schon bei ganz jungen Frauen vorgenommen wird. Meine 23-jährige Tochter hat mir kürzlich erzählt, dass ihre Gynäkologin den Abstrich grundsätzlich zweimal pro Jahr durchführt, und zwar »jedes Mal, wenn ich ein neues Rezept für die Pille hole«. Ich war darüber sehr verwundert und bat sie, sich einmal bei ihren Freundinnen umzuhören. Und tatsächlich, sie bildete keine Ausnahme. In ihrem ganzen Umkreis war das Halbjahresintervall die Regel. Jüngere Frauen werden also tendenziell öfter getestet, bei älteren Frauen sinkt die Rate hingegen steil ab. Dies ist auch insofern problematisch, weil der überwiegende Teil aller Zervix-Karzinome in der zweiten Lebenshälfte auftritt.

Ein derartiges Vorgehen wird als »opportunistisches« oder »wildes Screening« bezeichnet, im Gegensatz zum organisierten Screening. Dabei gibt es keine festen Intervalle, der Abstrich wird genommen, wann es sich eben gerade ergibt. Frauen, die gar nicht zum Gynäkologen gehen, werden nie, jene, die sich regelmäßig zeigen, dafür umso öfter untersucht. Ein weiteres Kennzeichen des wilden Screenings ist das Fehlen jeglicher Qualitätskontrolle. Es gibt auch keine zentrale Dokumentation der Ergebnisse. Niemand weiß also genau, wie es in der Praxis zugeht. Die meisten Frauenärzte wursteln allein vor sich hin.

Auch hinsichtlich der Labors sieht es trist aus. In einem Bericht der Kassenärztlichen Bundesvereinigung an den Gemeinsamen Bundesausschuss findet sich nur eine einzige Arbeit zur Qualitätssicherung in jenen Labors, die die Pap-Tests auswerten. Er stammt aus dem Jahr 1997 von der Landesärztekammer Baden-Württemberg. Allein in diesem Bundesland wurden 219 Zytologie-Labors erfasst, von denen die große Mehrzahl deutlich unter 10 000 Präparate jährlich auswertete. Zum Vergleich: In Finnland sind es insgesamt nur 15 Labors, die für die Teilnahme am Programm zertifiziert sind. Hier gibt es natürlich hohe Fallzahlen und damit eine enorme Erfahrung bei der Interpretation der Ergebnisse. Damit wird sichergestellt, dass so wenig Fehlbeurteilungen wie möglich passieren: dass also keine Krebsfälle übersehen werden (falsch-negatives Ergebnis), aber auch keine Frauen unnötig mit nervenaufreibenden Nachfolgeuntersuchungen belästigt werden, die sich dann als Fehlalarm erweisen (falsch-positives Ergebnis). Der Ablauf ist mit einer Reihe von Maßnahmen zur Qualitätssicherung standardisiert: In wöchentlichen Besprechungen werden Erfahrungen zwischen den Verantwortlichen ausgetauscht, auffällige Befunde sind prinzipiell einem Chef-Pathologen vorzulegen, bevor sie abgeschickt werden. Die Ergebnisse werden gleichzeitig an das nationale Krebsregister übermittelt. Mit derartigen Maßnahmen gelang es, die Sterblichkeit am Zervix-Karzinom seit Einführung des Screenings um mehr als 80 Prozent zu reduzieren. Im Alter unter 50 Jahren gibt es in Finnland fast keine Krebsopfer mehr.

Im Vergleich dazu herrscht in Deutschland diesbezüglich also die reine Anarchie: Es gibt keine zentrale Erfassung der Daten, keine Qualitätskontrolle, kein Feedback vom Labor, keine Sicherheitsstandards, die unabhängig kontrolliert werden. Dafür aber jede Menge Krebsfälle und noch mehr Verdachtsfälle und psychisch enorm belastende Nachuntersuchungen – kürzere Untersuchungsintervalle bieten den Gynäkologen schließlich auch mehr Anlässe, aktiv einzugreifen: Je öfter man nachsieht, desto häufiger stößt man auf Grenzfälle, wo eine Gewebeveränderung geprüft werden muss. Ohne begleitende Qualitätskontrolle und kritisches Feedback bei Fehlern hängt es von der Tagesform oder der Laune der damit befassten Ärzte, Laborfachleute und Pathologen ab, was unternommen wird und ob eine Probe als normal, kontrollbedürftig oder bereits als schwerwiegende Krebsvorstufe eingeschätzt wird, die über eine Gewebeentnahme abgeklärt werden muss. Pro Jahr werden in Deutschland etwa 50 000 Frauen einer sogenannten Konisation unterzogen. Abgesehen davon, dass sich die Auffälligkeiten meist wieder zurückbilden, zeigt eine Studie von Max Geraedts, Professor für Gesundheitssystemforschung der Universität Witten-Herdecke, dass auch ohne diese Option

66,4 Prozent von 8236 vorgenommenen Konisationen als
»übertherapiert« anzusehen waren, weil sich bei der nach-
träglichen Untersuchung der Gewebeproben im Labor jeglicher Krebsalarm als unbegründet erwies. Weit mehr als die
Hälfte dieser Eingriffe sind demnach vollständig unnötig.

Eine Konisation ist kein »kleiner« Eingriff. Sie wird üb-
licherweise in Vollnarkose oder mit Regionalbetäubung
durchgeführt. Nach Desinfektion, Spreizen der Scheide und
in Einzelfällen örtlicher Einspritzung eines Medikamentes
in die Gebärmutter zur Verhinderung stärkerer Blutungen
entfernt der Arzt Gewebe im Bereich des äußeren Mutter-
mundes in Form eines Kegels (Konus). Tiefe und Breite dieses Kegels richten sich nach dem Lebensalter und nach dem
vor der Operation erhobenen Befund. Anschließend wird
der Bereich des Gebärmutterhalses mit einem scharfen Löf-
fel (Kürette) ausgeschabt. Am Ende des Eingriffes wird die
entstandene Wundfläche elektrisch verschorft. Blutungen
sowie ein rötlicher Ausfluss können bis zu drei Wochen
nach der Operation bestehen. Manchmal treten auch Wund-
infektionen sowie Entzündungen der Gebärmutter, Eileiter
und Harnblase auf. Ist das Infektionsrisiko überstanden, so
bildet sich eine Narbe, die ernsthafte Folgen haben kann: Bei
späteren Schwangerschaften steigt das Risiko einer Frühge-
burt deutlich an.

Hierzulande scheint vor allem wichtig, dass die Unzahl
der Konisationen mit den Kassen abgerechnet werden kann.
Von einer Qualitätsoffensive zur Schaffung eines Screening-
Programms, das die Gesundheit der Frauen ins Zentrum
stellt und nicht die finanziellen Anreize für Ärzte und Labors, ist hingegen wenig zu merken. Stattdessen wird gejam-
mert, dass nicht einmal die Hälfte der Frauen sich an diesem
wilden Screening beteiligen. Bei einer derart dilettantischen
Praxis scheint es den meisten wohl aber sicherer, zu Hause zu
bleiben – völlig zu Recht.

Auch in Finnland ist das Programm nicht immer so rund und zuverlässig gelaufen. Das größte Problem stellte die mangelnde Sorgfalt der Gynäkologen bei der Abnahme des Abstriches dar. Angebote der Gesundheitsbehörden zu einer intensiven Nachschulung wurden von der Standesvertretung abgelehnt – das Problem könne doch wohl nicht bei den hoch ausgebildeten Fachärzten gesucht werden, hieß es. Freiwillig werde sich jedenfalls niemand dazu herablassen, eine so wenig angesehene und »primitive« Tätigkeit wie das simple Abstreichen von ein paar Zellen auch noch zu üben.

Daraufhin strichen die Behörden den Routine-Pap-Test kurzerhand aus dem Abrechnungskatalog der Gynäkologen und setzten im nationalen Screening-Programm auf speziell ausgebildete Krankenschwestern und Hebammen. Ab diesem Zeitpunkt gingen die Klagen der Labors, dass die Abstriche unbrauchbar seien, auf ein Miniumum zurück. Doch die Gynäkologen fanden sich mit dieser Zurücksetzung nur ungern ab, und vielen fällt es wohl finanziell schwerer als gedacht, auf diese für einen Spezialisten »unwürdigen« Handgriffe einfach zu verzichten. Die Gynäkologen müssen nun ihre Abstriche zwar mit einem konkreten Verdacht begründen, um sie abrechnen zu können, doch auch in Finnland nimmt das wilde Screening – organisiert von den Frauenärzten – wieder zu. Und damit in den letzten Jahren auch ein Trend zu mehr statt weniger Biopsien, Konisationen und Gebärmutterentfernungen. »Leider erhöhen sich durch das intensivere Screening auch die medizinischen Eingriffe, um Veränderungen zu behandeln, die sich nie zu Krebs entwickelt hätten«, klagt Ahti Anttila. Der Weg zu einer für die Frauen sicheren Vorsorge führt also nur über die Disziplinierung der Frauenärzte. Während in Finnland das Problem zumindest erkannt ist, herrscht in den deutschsprachigen Ländern noch die reine Anarchie.

TIPPS ZUR SELBSTVERTEIDIGUNG

Der Gebärmutterabstrich (Pap-Test) zur Früherkennung eines Zervix-Karzinoms ist eine der sinnvollsten Maßnahmen zur Vorsorge gegen Krebserkrankungen. Das Risiko, an tödlichem Krebs zu erkranken, wird dadurch auf ein Minimum reduziert. In Ländern wie Finnland oder den Niederlanden wird seit vielen Jahren ein intelligentes organisiertes Screening angeboten. Die Frauen werden zu den Terminen über persönliche Schreiben eingeladen, der ganze Prozess, von der Abnahme des Abstrichs, der Auswertung und Untersuchung der Zellproben bis zur Durchführung der Behandlungen wird ständig evaluiert und unterliegt einer strengen Qualitätskontrolle. Damit haben es Finnland und die Niederlande geschafft, sowohl die Erkankungs- als auch die Sterbezahlen drastisch zu reduzieren. Sie liegen mit ihrer Taktik unangefochten an der Weltspitze. Die deutschsprachigen Länder befinden sich hingegen im schlechten Mittelfeld mit Fallzahlen, die im Vergleich etwa doppelt so hoch sind.

Die Ursachen dafür liegen zum einen im mangelnden Qualitätsbewusstsein und einer rein auf finanzielle Interessen ausgerichteten Abwehrhaltung der Ärzte, sowohl aufseiten der Gynäkologie wie der Labormedizin. Wenn sich die Gesundheitspolitik nicht weiter den Vorwurf gefallen lassen möchte, sie sei faul oder inkompetent, wäre es an der Zeit, diese Missstände endlich nicht mehr länger zu ignorieren. Für einen Bruchteil der Milliarden, die mit leichter Hand in die HPV-Impfkampagne gesteckt wurden, wäre es möglich gewesen, die Vorsorge auf das hohe Niveau der Vorbildländer anzuheben. Und man müsste nicht darauf hoffen, dass die Impfung in zwanzig bis dreißig Jahren noch wirkt: dann, wenn das Krebsrisiko tatsächlich ansteigt. Nein, der Effekt einer Abkehr von einem wilden zu einem organisierten Screening wäre sofort in geretteten Frauenleben und vermiedener Krankheit messbar. Ganz abgesehen von den psychischen Qualen, die Fehlalarm, Wartezeiten auf den Befund und Genitalverstümmelungen durch unnötige Eingriffe anrichten.

Zu erkennen, ob die Gynäkologen die Abstrichentnahme beherrschen, ist für Laien ebenso wenig möglich, wie die Fachkompetenz der Auswerter im Labor zu beurteilen. Doch fragen Sie ruhig Ihre Ärzte, welche Maßnahmen sie selbst zur Qualitätssicherung zum Wohle der Patientinnen unternehmen. Beim Pap-Test ist eine der veranwortungsvollsten Aufgaben nämlich die sorgfältige Abnahme des Abstrichs. Wird hier gepfuscht, finden sich später im Labor keine Zellen, die sich untersuchen ließen, und das Ergebnis lautet »Pap o«: »Zellabstrich unbrauchbar«. Falsche Entnahmetechnik ist auch die Ursache für zwei Drittel der Fehlbeurteilungen. Fragen Sie nach, warum der Abstrich so oft notwendig ist, wenn doch in Finnland und den Niederlanden der Pap-Test nur alle fünf Jahre gemacht wird. Ob versucht wird, die mindere Qualität der Untersuchung durch häufigere Intervalle abzusichern, damit es nicht zu viel ausmacht, wenn jede zweite Probe verschlampt wird. Wenn genügend Frauen nachfragen, gelangt das Anliegen vielleicht auch endlich zu den Fachgesellschaften oder zu den Politikern.

Vermeiden Sie – speziell in jungen Jahren – zu häufige Untersuchungsintervalle. Damit reduzieren Sie das Risiko gesundheitsschädlicher Eingriffe zur Behandlung von Veränderungen am Gebärmutterhals, die von selbst wieder ausheilen. Vergessen Sie aber auch nicht den Pap-Abstrich, wenn die fünf Jahre um sind. Denn wie gesagt: Eigentlich ist diese Vorsorgemaßnahme ja hoch sinnvoll und kann Leben retten …

18) Brustkrebs:
Was bringt die Früherkennung?

Überall in Europa war die Einführung von organisierten Früherkennungsuntersuchungen mittels Mammografie von einem enormen Anstieg der Brustkrebsrate begleitet. An sich eine logische und durchaus erwartete Folge. Denn, so das Dogma der Krebstherapie, »früh entdeckte Tumore sind leichter heilbar«. Später müssten diese Krebsfälle dann allerdings – weil geheilt – den Frauen erspart bleiben.

Ob dieser logisch klingende Schluss auch der Realität standhält, ist seit vielen Jahren heftig umstritten. Speziell Peter Gøtzsche, der Direktor des Nordischen Cochrane Zentrums in Kopenhagen, ist hier vermehrt als Häretiker aufgetreten und hat allzu optimistische Annahmen kräftig erschüttert. Besonders gegen den Strich gehen ihm die Werbemaßnahmen für die offiziellen Mammografiekampagnen, die mit objektiver Information über Nutzen und Risiken wenig zu tun haben. Berühmt wurden die Kernsätze seiner im Jahr 2006 publizierten Cochrane-Übersichtsarbeit zu den Folgen des organisierten Mammografie-Screenings, die bis heute gültig sind:

»Das bedeutet, dass unter 2000 Frauen, die über einen Zeitraum von zehn Jahren zur Untersuchung gehen, eine ist, die davon einen Überlebensvorteil hat. Zusätzlich werden zehn gesunde Frauen, bei denen ohne diese Untersuchung kein Krebs diagnostiziert worden wären, zu Krebspatientinnen, die unnötigerweise behandelt werden. Es ist deshalb nicht klar, ob das Screening mehr Schaden oder Nutzen stiftet. Frauen, die zum Screening eingeladen werden, sollten vollständig über Vor- und Nachteile informiert werden.«

Von den euphorischen Erwartungen der neunziger Jahre ist jedenfalls wenig übrig geblieben. »Die Stimmung in der Öffentlichkeit ist gewaltig gekippt«, so Bernhard Gibis, der in der Kassenärztlichen Bundesvereinigung für die wissenschaftliche Begleitung des Programms zuständig ist. Berichte in den Medien haben dazu beigetragen, dass derzeit nur etwas mehr als die Hälfte der deutschen Frauen die Einladung zum Bruströntgen annimmt.

Jeder fünfte Brustkrebs verschwindet von selbst

Per-Henrik Zahl hat mit seinem Kollegen Jan Maehlen vom Norwegischen Institut für Public Health in Oslo kürzlich eine weitere Facette in die Diskussion eingebracht.[55] Nämlich die Frage, wie sich Brustkrebs verhält, wenn er gar nicht behandelt würde. Dazu gingen die beiden recht raffiniert vor. Sie verglichen eine Gruppe von rund 120 000 Frauen im Alter zwischen 50 und 64 Jahren, die ab 1996 am ersten organisierten norwegischen Mammografie-Screening teilnahmen, mit einer Kontrollgruppe von Frauen, die in den Jahren davor noch ohne Screening auskommen mussten. Die Altersgruppe wurde so gewählt, dass die Frauen der Kontrollgruppe im Jahr 1996, wenn die erste Gruppe gerade mit dem Screening begann, ihre letzte Untersuchung absolvierten. Damit hatte also auch die Kontrollgruppe am Ende der Untersuchungsperiode einmal ein Bruströntgen.

Die beiden Gruppen unterschieden sich hinsichtlich der Häufigkeit von Brustkrebs dramatisch: In der Screening-Gruppe wurde bei 660 von 100 000 Frauen die Diagnose gestellt, in der Kontrollgruppe ohne Früherkennungsprogramm waren es nur 384 Krebsfälle. Zwei Jahre vergingen, und »der nicht entdeckte Krebs in der Kontrollgruppe hatte die Chance, klinisch erkannt zu werden«, schreiben die Autoren. Tatsächlich verkleinerte sich die Differenz zwischen den beiden Gruppen. Mit 1268 versus 810 Fällen blieb dennoch die Krebsrate in der Screening-Gruppe um 57 Prozent höher.

Nach sechs Jahren schließlich erhielten auch die Frauen in der Kontrollgruppe ihre erste Einladung zum Mammografietermin. Für die Frauen in der Screening-Gruppe war dies bereits der dritte Termin. Und nun wurden auch in der Kontrollgruppe viele Krebsfälle neu diagnostiziert. Dennoch bestand noch immer ein Unterschied von 22 Prozent (2580 vs. 2152 Fälle). Dieser Unterschied blieb auch nach weiteren zwei Jahren bei einem zusätzlichen Mammografietermin in beiden Gruppen konstant. Was passierte also mit diesen 22 Prozent an Krebsfällen, die spurlos verschwunden waren? Das ist die Kernfrage, die sich aus dieser Forschungsarbeit ergibt.

Der kalifornische Public-Health-Experte Robert M. Kaplan und der Ulmer Gesundheitsökonom Franz Porzsolt warnen in einem Kommentar zu dieser Veröffentlichung, die Ergebnisse der Norweger auf die leichte Schulter zu nehmen. »Hier könnte sich eine Erklärung für Phänomene finden, die Wissenschaftler schon seit Langem beunruhigen.« Zwar gäbe es eine Menge Beobachtungen, die einen Vorteil des Screenings nahelegen; sobald dieser Effekt aber einmal in einer gut durchgeführten Arbeit mit einer wirklichen Vergleichsgruppe untersucht werde, fielen die Ergebnisse stets recht mager aus. Die Studienautoren betonen, dass sich aus ihrer Arbeit keine Schlüsse ableiten lassen, ob Mammografie die Krebssterblichkeit reduziert. »Unsere Ergebnisse bringen aber neue Einsichten auf das wichtigste mit Mammografie verbundene Schadenspotenzial, nämlich die Entdeckung und Behandlung von Krebsfällen, die sich von selbst zurückgebildet hätten.«

Ein nordischer Vergleich

Es ist dies nicht die erste Arbeit, mit der Per-Henrik Zahl und sein Team den Glauben an die heilsame Kraft der Früherkennung erschüttern. Die Medizinstatistiker publizierten bereits 2004 eine Studie, in der sie zeigen, wie sich die Einführung der Reihenuntersuchung in Norwegen auf die Zahl der Brustkrebserkrankungen ausgewirkt hat. Norwegen eignete sich sehr gut für einen Vergleich, weil das organisierte Screening im Jahr 1996 zunächst nur in fünf Provinzen eingeführt wurde, in denen zusammen 40 Prozent der norwegischen Bevölkerung leben. Der Unterschied war beträchtlich. Denn in den fünf Screening-Provinzen stieg die Häufigkeit von Brustkrebs um 54 Prozent an.

Um zu sehen, ob es sich bei diesem Ergebnis um eine norwegische Besonderheit handelte, besorgten sich die Wissenschaftler auch noch die Zahlen aus Schweden, wo das Screening bereits zehn Jahre früher, Mitte der achtziger Jahre, eingeführt worden war. Drei Viertel aller Frauen in der Zielgruppe der 50- bis 69-Jährigen nahmen dort dieses Angebot an. Zuvor lag in Schweden der jährliche Anstieg der Brustkrebsrate bei 0,8 Prozent. Mit der Einführung des Screenings ergab sich auch beim skandinavischen Nachbarn eine plötzliche radikale Zunahme der Krebsrate um 45 Prozent. Auch hier fanden die Wissenschaftler keinen nachfolgenden Rückgang in der Gruppe der 70- bis 74-jährigen Frauen. Erst in der Gruppe der 75- bis 80-Jährigen zeigte sich eine bescheidene Verringerung der Krebshäufigkeit um 12 Prozent. Damit konnte der extreme Anstieg in den jüngeren Jahren aber nicht im Mindesten ausgeglichen werden.

Das Resümee der Autoren fiel denn auch reichlich düster aus: »Ohne Screening wäre ein Drittel aller Fälle von invasivem Brustkrebs zu Lebzeiten der Frauen nie entdeckt worden.« Jede dritte Brustkrebspatientin in Norwegen und Schweden hätte sich ihr Schicksal also erspart, wenn sie den

Aufforderungen der Behörden zur Mammografie nicht ge-
folgt wäre. Und das, schreiben die Autoren, bezieht sich nur
auf die Entdeckung von »echtem« Krebs. Die Röntgenuntersuchungen finden nämlich besonders leicht sogenannte
Krebsvorstufen, die sich möglicherweise irgendwann einmal
zu invasivem Krebs weiterentwickeln. Würde das auch noch
berücksichtigt, läge die Steigerungsrate sogar bei 80 Prozent.

Der schlafende Krebs

Bei einem hochrangig besetzten Expertentreffen, das im
Sommer 2009 am Nationalen Gesundheitsinstitut der USA
stattfand, zeigte sich das Dilemma, mit dem Patienten und
auch Mediziner in der Brustkrebs-Früherkennung konfrontiert sind. Konkret ging es bei der Konferenz um den Umgang
mit eben diesen Krebsvorstufen, die sich irgendwann zu
richtigem Krebs entwickeln können oder dies – mit zumindest gleich hoher Wahrscheinlichkeit – nie tun werden. Wie
soll man sich hier verhalten? Einig waren sich die Experten,
dass es nicht notwendig sei, immer zu operieren.

Doch was ist dann die beste Lösung, wenn laut Befund
ein sogenanntes »carcinoma in situ« (CIS) – ein »Krebs an
Ort und Stelle« – vorliegt? Die einzelnen Zellen sind dabei
praktisch identisch mit denen eines invasiv wachsenden
Karzinoms. Sie sind jedoch von einer Proteinschicht einge-
hüllt, welche die Krebszellen vom übrigen Gewebe trennt.
Dadurch wird sowohl die lokale Ausdehnung des Tumors als
auch dessen Metastasierung verhindert. Das CIS ist also so
lange harmlos, bis es den Tumorzellen gelingt, die Proteinschicht zu zersetzen. Das kann morgen sein, kann aber auch
nie passieren.

Meist findet sich solch ein Nest von Krebszellen entlang
der Milchgänge. Und das macht es doppelt schwierig, hier
chirurgisch einzugreifen. Es handelt sich nämlich oft nicht

um einen simplen Knoten, der klar umgrenzt ist, sondern um ein amorphes Gebilde, das nicht einfach zu entfernen ist. Zudem besteht die Gefahr, dass Rückstände vergessen werden, die dann erst recht aggressiv zu wachsen beginnen.

Die meisten Frauen entscheiden sich derzeit dafür, der Ungewissheit ein Ende zu machen und die betroffene Brust ganz entfernen zu lassen. In diesem Fall liegt die Zehn-Jahres-Überlebensrate bei fast 100 Prozent. Wer keine Brust mehr hat, kann auch nicht an Brustkrebs erkranken. Dennoch ist dies zweifellos eine Übertherapie, die mit starken emotionalen Belastungen für die betroffenen Frauen einhergeht, oft lebenslang. Die zweite Option ist eine brusterhaltende Operation kombiniert mit Bestrahlung. Hier kommt es bei etwa jeder neunten Frau zu einem Rezidiv, das heißt, die Krankheit tritt erneut auf – deutlich bösartiger als zuvor. Die dritte Option wäre, gar nichts zu tun und regelmäßig in die Klinik zu fahren, um nachzusehen, ob sich in der verdächtigen Region der Brust eine Veränderung ergeben hat. Abermals wird das für die Betroffenen zum Psychokrimi – mit bangem Abwarten und Todesängsten.

Hier ist also guter Rat teuer. Und auch die Experten schütteln traurig den Kopf, wenn man sie fragt, welche Methode bei welcher Art von Krebsvorstufen angewendet werden soll. Sie wissen es nicht, weil es dazu kaum Studien gibt. Wenn es jedoch mit dem Brustkrebs-Screening so weitergeht, die Geräte immer besser werden und immer winzigere Krebsherde aufspüren, so wird es in den Industrieländern innerhalb der nächsten paar Jahre einige Millionen Frauen geben, die mit einer verdächtigen Krebsvorstufe in ihrer Brust leben und die auf eben dieses Problem eine wissenschaftlich gut begründete Antwort verlangen.

Von all diesen Fakten ist in den offiziellen Informationsbroschüren jedoch meist immer noch nichts zu lesen. Ingrid Mühlhauser, Professorin für Gesundheitswissenschaften an der Universität Hamburg, kritisiert die nach wie vor viel zu optimistische Darstellung der »Vorsorgeaktion« in der Öffentlichkeit, die oft »eine Mischung aus marktschreierischer Werbung und Angstmache mit falschen Zahlen« darstellt. Während in den Broschüren davon die Rede ist, dass jede siebte Frau an Brustkrebs erkrankt und jede zehnte daran stirbt, sieht die Realität anders aus: »In Wahrheit liegt der Anteil der Brustkrebstodesfälle bei 4 Prozent«, sagt Mühlhauser.

Als eines der absurdesten Resultate des Präventionsgedankens erwies sich der jüngst in den USA beobachtete dramatische Rückgang bei den Neuerkrankungen an Brustkrebs. Während Experten zunächst die Hoffnung äußerten, dies sei ein Erfolg der Früherkennung, wies eine im Februar 2009 im *New England Journal of Medicine* publizierte Untersuchung[56] penibel die tatsächlichen Ursachen dieses erfreulichen Trends nach. Demnach war nicht die Durchführung, sondern die Streichung einer Vorsorgemaßnahme für den Abfall der Krebskurve verantwortlich – nämlich die weitgehende Absetzung der Hormonersatztherapie, die etwa zwei Drittel der Frauen ab den Wechseljahren vorbeugend verordnet worden war. »Als die Frauen die Hormone noch nahmen, lag die Brustkrebsrate etwa doppelt so hoch wie in der Kontrollgruppe«, heißt es in der Studie. »Binnen zwei Jahren nach Absetzen der Pillen setzte ein rapider Rückgang ein, und heute haben die Frauen kein erhöhtes Krebsrisiko mehr.«

Bei derartigen Nachrichten verwundert es nicht, wenn das Vertrauen in die Medizin schwindet. Was heute noch als lebensrettend gilt und überall von den Ärzten propagiert wird, kann sich in wenigen Jahren in das genaue Gegenteil umkehren – und jene, die bis vor Kurzem noch als Hasardeure galten, weil sie mit ihrer Gesundheit verantwortungslos umgehen, sind plötzlich die Gewinner.

TIPPS ZUR SELBSTVERTEIDIGUNG:

Die einzig sinnvolle Hilfestellung, die für die Entscheidung für oder gegen eine Teilnahme an den Programmen zur Früherkennung von Brustkrebs gegeben werden kann, ist unvoreingenommene, ehrliche Information. Sie darf keine unrealistischen Erwartungen wecken und soll sowohl die positiven als auch die möglichen negativen Folgen verständlich anführen. Ich zitiere hier als Beispiel für eine solche ausgewogene Information die Broschüre zur Brustkrebsfrüherkennung mittels Mammografie des Nordischen Cochrane Zentrums:

»Es kann vernünftig sein, sich an einem Brustkrebs-Screening mittels Mammografie zu beteiligen. Es kann aber ebenso vernünftig sein, sich nicht daran zu beteiligen, da das Screening sowohl nützen als auch schaden kann.

Um die richtige Wahl treffen zu können, muss jede Frau das Für und Wider des Brustkrebs-Screenings kennen.

Wenn sich 2000 Frauen im Verlauf von 10 Jahren regelmäßig einem Screening unterziehen, wird eine dieser Frauen dadurch nicht an Brustkrebs sterben.

Gleichzeitig werden 10 gesunde Frauen durch das Screening unnötigerweise zu Brustkrebspatientinnen und deshalb behandelt.

Diesen Frauen wird man entweder einen Teil oder die ganze Brust abnehmen, häufig werden sie nachbestrahlt, manchmal auch einer Chemotherapie unterzogen.

Ferner wird bei 200 Frauen ein falscher Alarm ausgelöst. Die psychische Belastung bis zur endgültigen Abklärung, ob tatsächlich ein Krebs vorliegt, kann gravierend sein.«

Wenn die Fakten auf dem Tisch liegen, ist die Entscheidung noch schwer genug. Und es kann nach reiflicher Überlegung gut sein, das Angebot anzunehmen. Wenn die Entscheidung anders ausfällt, so ist dies ebenso zu akzeptieren. Keinesfalls kann man Frauen, die sich bewusst gegen die Teilnahme am Mammografie-Programm entscheiden, als verantwortungslos bezeichnen. Es gibt gute Gründe für und gute Gründe gegen eine Teilnahme.

19) Prostatakrebs: Die »glücklichen« Opfer

Sogar Methoden, die eindeutig mehr Schaden anrichten als Nutzen stiften, werden, sobald sie einmal etabliert sind, zu Lebensrettern hochstilisiert. Gesundheitspolitiker, Urologen, lokale Medien und Patientenorganisationen verteidigen beispielsweise erbittert »ihr« Prostatakrebs-Screening. In Wahrheit ist dieses Screening aber eine der gefährlichsten Maßnahmen, mit denen Männer in der zweiten Lebenshälfte bedroht werden. Es kommt als einfacher Bluttest daher und sorgt bei sehr vielen für ein abruptes Ende eines bis dahin guten Lebens. Dennoch laufen die Werbekampagnen. In Deutschland sind es etwa Torwartlegende Sepp Maier und ZDF-Moderator Klaus-Peter Siegloch, die öffentlich zum Test raten.

An Prostatakrebs sterben etwa drei von 100 Männern. Innerhalb der letzten zwanzig Jahre hat sich die Zahl der Krebsfälle nahezu verdoppelt. Die Ursache dafür liegt in einem verstärkten Screening. Seit Jahren wird eine heftige wissenschaftliche Debatte darüber geführt, ob bei der Früherkennung von Prostatakrebs mittels Reihenuntersuchungen der Nutzen oder der Schaden überwiegt. Die Mehrzahl der Experten hält einen Schaden für wahrscheinlicher. Deshalb gibt es keinen einzigen Staat, in dem ein organisiertes Screening stattfindet. Der Wildwuchs ist jedoch enorm.

Als Suchinstrument fungiert ein Bluttest auf prostataspezifische Antigene (PSA-Test), der allerdings nur beschränkte Aussagekraft hat. Zum einen übersieht er einen Teil der Tumoren, zum anderen liefert er häufig falschen Alarm, obwohl alles in Ordnung ist. Zur Abklärung sind Biopsien nötig.

Dabei werden unter Ultraschallkontrolle mittels Endoskop vom Enddarm aus mit einer Stanznadel aus der Prostata etwa zehn Gewebeproben entnommen. Wird dabei ein Tumor diagnostiziert, ist es nur schwer möglich, dessen Gefährlichkeit einzustufen. Therapiert wird mit Bestrahlung, Hormonbehandlung, Chemotherapie oder der chriurgischen Entfernung der Prostata. Bei der Operation besteht das Risiko, dass Nerven verletzt werden. Je nach Methode leiden 5 bis 60 Prozent der Männer danach unter Inkontinenz, ein noch höherer Prozentsatz bleibt impotent.

Ich habe mit mehreren Männern gesprochen, die Derartiges mitgemacht haben. Erstaunlich dabei ist stets, dass sie sich nie als Opfer sehen, sondern als Gerettete. Ihre Gebrechen sehen sie als notwendigen Preis dafür, dass sie überhaupt noch leben. Und angesichts der Nähe zum Tod, die sie psychisch durchlitten haben, sind sie bereit, jeden Preis zu zahlen. Manche dieser Prostatakrebs-Überlebenden widmen sich fortan der Aufklärung. Sie werben offensiv für die Früherkennung, der sie ihr Leben verdanken, schließen sich einer Prostata-Selbsthilfegruppe an und machen in ihrem gesamten Bekanntenkreis dafür Werbung, sich doch auch testen zu lassen. Zur Sicherheit. Jene Sicherheit, die sie selbst so unglücklich gemacht hat, wird fortan zu ihrer Mission.

Die simplen Fragen – Warum hast du dich von diesem Arzt derart einschüchtern lassen? Warum hast du dich nicht doppelt und dreifach informiert? Warum hast du nicht »Nein« gesagt? – werden als offene Beleidigung angesehen. Die Möglichkeit, dass ohne Arzt alles gut geblieben wäre, wird in den hintersten Winkel der Psyche verdrängt. Es ist deshalb auch unmöglich, hier noch mit rationalen Argumenten durchzudringen. Sie wären zu verletzend. Sie kämen zudem viel zu spät. Insofern bekommt »Vorsorge« eine völlig neue Bedeutung. Eine der wichtigsten Vorsorgemaßnahmen wäre es, gefährliche »Vorsorgemaßnahmen« schon im Ansatz

zu verhindern, blödsinniges Screening, das nur den Durch-
führenden nützt, allen anderen aber potenziellen schweren
Schaden zufügt, konsequent und massiv zu unterbinden.

Ich weiß auch nicht, warum es den Epidemiologen trotz
jahrelanger Bemühungen nicht gelingt, hier zu den Ärzten,
vor allem zu den Urologen, durchzudringen. Ihre Argumentation, dass der Schaden bei weitem überwiegt, wird von vielen Ärzten überhaupt nicht verstanden. »Das ist doch pure
graue Theorie«, sagte mir Wolfgang Horninger, ein Tiroler
Urologe, der seit 20 Jahren fast täglich verdächtige Prostata-
drüsen operiert. »Ich sehe, was ich vor mir habe«, versuchte
er mir zu erklären. »Ich sehe die Männer als Personen, die zu
mir kommen. Ich sehe ihre Zellbefunde, messe die Entzün-
dungswerte, weiß, wie schnell das weiter wächst und metastasieren kann.« Nicht hinsehen – dieser Ratschlag kommt für
ihn einem Aufruf zur fahrlässigen Tötung gleich. Horninger
ist Leiter des Tiroler Prostatazentrums in Innsbruck.

Im Sommer 2009 konfrontierte ich diesen Urologen auf
einem Kongress mit Russell Harris, dem US-Präventions-
experten. Die beiden führten ein fachliches Streitgespräch,
das ich moderierte und für einen Zeitungsartikel verwenden wollte. Russell Harris, der Arzt und Epidemiologe, ein
freundlicher Amerikaner mit lebhaften Augen und langem
grauen Haar, sagte Horninger, der in Tirol eines der weltweit einzigen landesweiten Prostata-Screenings leitet, nicht
mehr und nicht weniger, als dass er mit seiner Arbeit Menschen umbringt. Er sagte es freundlich und bestimmt und
nannte ihm zahlreiche Argumente: Bei der Hälfte aller über
50-jährigen Männer und bei zwei Drittel aller über 70-jäh-
rigen würde man Tumoren in der Prostata finden, wenn
man danach sucht. Tumoren, die normalerweise so langsam
wachsen, dass sie zu Lebzeiten dieser Männer nie gesund-
heitlich relevant würden. Dort, wo tatsächlich aggressive
Krebsformen auftreten, helfe hingegen auch das Screening

meist wenig, weil sich diese Tumoren so schnell entwickeln und ausbreiten, dass sie sich auch mit jährlichem oder gar monatlichem Screening nicht rechtzeitig entdecken und aufhalten ließen. Diese Männer sterben mit und ohne Screening. Ins Netz gingen meist nur die langsamen Tumoren. Und die sind harmlos.

Wenn diese Tumoren aber nun mit der Stanznadel traktiert werden, so besteht zum einen die Gefahr, dass durch die Verletzung der Prostata und den darauf folgenden Heilungsprozess Wachstumsimpulse gesetzt werden und ein »schlafender« Tumor in der Folge erst wirklich aggressiv wird. Bei der operativen Entfernung der Prostata besteht, wie bei den meisten chirurgischen Interventionen, das Risiko von Blutungen und Narkosezwischenfällen. Und auch wenn die Operation gelingt, sind die Männer danach oft in ihrer Lebensqualität schwer beeinträchtigt. So versagt häufig die autonome Harnverhaltung. Die Männer müssen lernen, den Harnfluss selbstständig zu unterdrücken, indem sie die Schließmuskeln anspannen. Ansonsten beginnt bei bestimmten Bewegungen der Harn auszulaufen. Ein Teil der Männer, speziell die älteren, lernen diese Technik allerdings nur schwer.

Auch bei einem noch so schonenden Eingriff besteht in dieser sensiblen Region immer die Gefahr, dass Nerven verletzt werden, welche in die Entwicklung einer Erektion involviert sind. Viele Männer büßen das mit dauerhafter Impotenz – oder benötigen in der Folge medikamentöse oder mechanische Hilfsmittel, wenn sie weiter sexuell aktiv bleiben wollen.

Schließlich nannte Harris noch die Ergebnisse von zwei umfangreichen Langzeitstudien zur Massenanwendung der Früherkennung von Prostatakrebs, die im Frühjahr 2009 veröffentlicht worden sind. Sie waren schon lange erwartet worden, um endlich den vielen Gerüchten und Meinungen wissenschaftliche Daten entgegensetzen zu können. Die ältere der beiden Studien[57] wurde 1993 in den USA gestartet und umfasste mehr als 76 000 Männer im Alter von 55 bis 69 Jahren. Geplant war hier ursprünglich, dass eine Gruppe jährlich einen PSA-Test machen lässt, in der anderen hingegen kein Screening stattfindet. Aufgrund der hohen Popularität des PSA-Tests in den USA ließen jedoch auch in der Kontrollgruppe – außerhalb der Studie – 52 Prozent der Teilnehmer den Test durchführen. Trotz dieser Verwässerung wurden im Screening-Arm der Studie noch immer 22 Prozent mehr Fälle von Prostatakrebs diagnostiziert. Das Ziel des Screenings besteht jedoch nicht darin, möglichst viele Tumoren zu finden, sondern durch rechtzeitige Therapie Menschenleben zu retten. Und hier sah es zappenduster aus, wie die Studienleiterin Christine Berg vom Nationalen Krebsinstitut der USA bekannte. Die Sterblichkeit war in der Screening-Gruppe nämlich sogar um 13 Prozent höher als in der Kontrollgruppe.

Etwas günstiger fielen die Resultate einer zeitgleich im *New England Journal of Medicine* veröffentlichten Studie aus, an der 162 000 Männer aus sieben Ländern der EU teilnahmen.[58] Der Beobachtungszeitraum betrug neun Jahre. Anders als in den USA wurde in der Kontrollgruppe der PSA-Test nur sehr selten durchgeführt. Dementsprechend groß war der Unterschied bei den Diagnosen: In der Screening-Gruppe wurde bei 8,2 Prozent der Männer, in der Kontrollgruppe bei 4,8 Prozent ein Prostatakrebs diagnostiziert. Dieses Verhältnis zeigte sich auch in der Zahl der nachfolgenden Operationen und Bestrahlungen. Immerhin wurde damit erreicht, dass in der Screening-Gruppe das Risiko, am Prostatakrebs zu sterben, um 20 Prozent niedriger lag.

Diese Meldung beherrschte in den folgenden Tagen auch die Medien und wurde sogleich zum Anlass für neue Vorstöße zum allgemeinen PSA-Screening genommen. Nicht

erwähnt wurde in den Jubelmeldungen aber, dass die Ge-
samtsterblichkeit in beiden Gruppen exakt gleich hoch war.
Die frühere Entdeckung und Therapie des Prostatakrebs
brachte für die Männer also keinen Vorteil. Die Nachteile
waren dafür gewaltig: Um einen Todesfall an Prostatakrebs
zu vermeiden, mussten 48 Männer eine schmerzhafte und
riskante Therapie durchmachen.

47 Krebsfälle, so Harris, müssten also behandelt werden,
um einen einzigen Prostatakrebs-Todesfall zu vermeiden.
Gleichzeitig verursachen aber diese Eingriffe und Krebsthe-
rapien so viele Nebenwirkungen, dass daran ebenso Menschen sterben. Diese Opfer der Früherkennung wägen die
geretteten Menschenleben wieder auf, und unterm Strich
hat das Prostatakrebs-Screening deshalb keinerlei günstigen
Einfluss auf eine Verlängerung der Lebenszeit, dafür aber einen ziemlich negativen Einfluss auf die Lebensqualität.

»Beenden Sie ihr Programm«, riet Russell Harris dem Urologen Wolfgang Horninger eindringlich. »Sie schaden damit
den Tiroler Männern wesentlich mehr, als Sie ihnen nützen.«
Er riet ihm, das zweifellos vorhandene Tiroler Know-how
und die Erfahrung aus vielen hunderten Operationen dort
zu nutzen, wo Männer mit tatsächlich bestehenden Prostata-
problemen konfrontiert sind und von ihren Ärzten überwiesen werden. »Hier könnten Sie Ihre Expertise nutzbringend
einsetzen.« Aber nicht beim organisierten Screening bei gesunden symptomlosen Männern, die mit dem Sicherheitsar-
gument zu den Tests »gelockt« werden.

Für Wolfgang Horninger war das starker Tobak. »Ja, vielleicht haben Sie ja recht«, gab er zur Antwort. »Andererseits
sprechen Sie hier von Statistiken, die ich in der Praxis nicht
nachvollziehen kann.« Und er schloss mit einer Art von
Trotz: »Aber wir tun gute Arbeit. Wir reduzieren die Krebs-
Todesfälle, und wir setzen unsere gute Arbeit fort.«

Und so geht der Wahnsinn weiter. In Tirol, freuen sich die

Organisatoren, nehmen 70 Prozent der Männer ab 45 Jahren am offiziellen Prostata-Screening teil. Wie hoch der Anteil der Männer ist, die außerhalb Tirols im Rahmen des »wilden Screenings« erfasst werden, kann nur geschätzt werden. Die PSA-Tests, mit denen das Screening durchgeführt wird, haben dazu beigetragen, dass sich die Zahl der Krebsfälle in den letzten beiden Jahrzehnten verdoppelt hat. Immer öfter werden die Tests als Gratisleistung auch bei ganz normalen Gesundheitsuntersuchungen eingesetzt. Bei Urologen gehört das Prozedere sowieso zur Routine. Einzige Möglichkeit, den Unfug abzuschaffen, wäre ein Verbot dieser Tests. Doch da sie bei tatsächlich bestehenden Krankheiten der Prostata auch ihren medizinischen Wert haben, ist ein generelles Verbot nicht durchzusetzen.

Überall zeigt sich jedoch das Dilemma, dass der einzelne Arzt aus seiner »Ameisenperspektive« der täglichen Praxis überhaupt nicht in der Lage ist, Sinn oder Unsinn solcher Aspekte objektiv zu bewerten. Jeder Mediziner wird immer annehmen, dass seine Tätigkeit von Nutzen für die Patienten ist, und sich die Belege dafür aus seinen Beobachtungen und Erfahrungen notfalls selbst zimmern. Auch wenn dies bei Betrachtung vieler Patientenschicksale aus der Vogelperspektive ganz anders aussieht, und sich ins krasse Gegenteil verkehrt.

TIPPS ZUR SELBSTVERTEIDIGUNG:

Bestehen Sie auf Ihrem Recht, nicht ungefragt und unaufgeklärt einem PSA-Test unterzogen zu werden. Wenn der Test erst gemacht ist und ein erhöhter Wert vorliegt, ist es meist aus mit der Seelenruhe. Ein ohne Aufklärung durchgeführter Test grenzt an Körperverletzung und ist ein guter Grund, dem Arzt auch sonst zu misstrauen.

Das bedeutet nun nicht, dass der Test in jedem Fall schädlich ist. Bestehen Beschwerden mit der Prostata, hat er durchaus seine Verdienste als einer von vielen diagnostischen Hilfen. Doch wenn Sie symptomlos sind, muss Ihr Einverständnis vor der Untersuchung unbedingt erfragt werden.

Auch wenn Sie zu den mutigen Typen gehören, die jedem Risiko lieber ins Auge sehen als ihm auszuweichen, bedenken Sie vorher, wie Sie auf einen möglichen erhöhten Wert reagieren würden. Was wäre dann die Alternative? Abwarten und regelmäßig den Test wiederholen? Eine Biopsie machen lassen, bei der die Prostata durchlöchert wird? Gleich operieren nach dem Motto »Keine Prostata – kein Krebs«? Oder lieber darauf vertrauen, dass man zur großen Mehrzahl der älteren Männer gehören wird, bei der der Prostatakrebs als harmloses »Haustier« mitwächst, wie das einst der streitbare Mediziner Julius Hackethal nannte. Als Haustier-Krebs, der vielleicht im Alter von 115 Jahren zum Problem würde. Und bis dahin, denke ich, kann man sich Zeit lassen.

20) Spontane Heilung

Ebenso plötzlich wie ein Impuls das unkontrollierte Wachstum von Zellen startet, kann dieser Prozess auch wieder stoppen. Der Körper selbst kennt zahlreiche Sicherungsmechanismen, die hier wirksam werden können.

Dies ist Alwin M., einem 35-jährigen Mann passiert, dessen Schicksal ich für einen Dokumentarfilm zum Thema Krebsheilung porträtiert habe. Er war Techniker, verheiratet, mit zwei kleinen Kindern. Und er arbeitete nahezu rund um die Uhr. Zuerst mit dem Vorsatz, Karriere zu machen und seiner Familie finanzielle Sicherheit zu bieten. Später musste er sich dann eingestehen, dass vieles von seiner Arbeitswut auch mit Flucht zu tun hatte: vor dem anstrengenden und oft auch nervenden Umgang mit Kleinkindern. Auch vor den Auseinandersetzungen mit seiner Frau und einer Ehe, die schon lange nicht mehr zum Besten stand.

Alwin konzentrierte sich in der Folge immer stärker auf seine Arbeit. Eines Tages ging er zu seiner Hausärztin, um ihr ein verdächtiges Muttermal zu zeigen, das an seinem rechten Oberschenkel wuchs. Die Ärztin diagnostiziert ein malignes Melanom: schwarzer Hautkrebs. Alwin nahm das zur Kenntnis, als hätte die Ärztin eine Grippe festgestellt. Er fragte nur, ob das heilbar wäre und was zu tun ist. Die Ärztin gab ihm gleich einen Termin, um das Gewächs zu entfernen. »Wollen wir hoffen, dass es damit sein Ende hat«, sagte sie. Diese Hoffnung währte jedoch nur kurz. In der Nähe der Operationsnarbe bildeten sich kleine harte Knorpel – unmittelbar unter der Haut: Alwin hatte Metastasen.

Er blieb jedoch weiterhin gelassen und nahm nicht einmal

Krankenstand in Anspruch. Am Abend ging er zum ambulanten Operationstermin in die Klinik. Die Knoten wurden
entfernt, die Wunde vernäht. Am nächsten Tag erschien
er wieder zur Arbeit. Dies wiederholte sich mehrfach. An
seinem rechten Bein hatte er nun schon zahlreiche Narben.
Schließlich bemerkte Alwin einen verdächtigen Knorpel an
seinem linken Bein. Kein Zweifel, der Tumor hatte nun auch
auf die andere Seite gewechselt.

»Das war für mich eine neue Situation«, erinnert sich Alwin. »Mir wurde langsam klar, dass ich mein Problem nicht
mehr länger verdrängen und weiter so tun kann, als sei das
alles ganz normal. Ich kam mir bereits vor wie eine Salami,
wo ständig ein weiteres Stück abgeschnitten wird.« Was
wäre als Nächstes an der Reihe: sein Bauch, die Brust oder
die Arme?

Also erklärte er seiner Hausärztin, dass er fortan keine
Operationen mehr machen lassen will. Eine Chemotherapie
wurde im metastasierten Stadium des schwarzen Hautkreb-
ses als zwecklos angesehen. An der Universitätshautklinik in
Heidelberg wurde ihm angeboten, an einer experimentellen
Studie teilzunehmen und ein neues Medikament zu testen.
Dies lehnte er ab, denn er wollte kein Versuchskaninchen
sein. Dafür ging er nun in Krankenstand und versuchte, mit
sich und seiner Familie ins Reine zu kommen und, wenn es
denn sein musste, von ihr auch Abschied zu nehmen. »Die
Chancen standen gar nicht gut«, erklärte mir seine Ärztin. Sie
hätte ihm damals noch ein Jahr gegeben. Mehr sicher nicht.
Seine Lymphknoten schwollen enorm an. Einige neue Metastasen traten auf und wuchsen rapide zu zwei handtel-
lergroßen festen Platten, eine am linken, eine am rechten
Oberschenkel. Alwin verweigerte – trotz heftiger Bitten und
Ermahnungen seiner Ärztin – die weiteren chirurgischen
Eingriffe. Stattdessen ging er vom Herbst an jeden Tag für
mehrere Stunden spazieren, bis in den späten Winter hinein.

Der prüfende Griff auf »seine Metastasen« wurde ihm dabei zur Gewohnheit.

Alwin wendete keine alternativen Methoden an. Dazu fehlte ihm als »nüchternem realistischen Techniker« der Glaube. Er fiel jedoch während seiner langen Spaziergänge manchmal in eine Art Meditation, bei der er tief in sich ruhte – und die Metastasen, wie Alwin es ausdrückt, »als eigenständige Organe« wahrnehmen konnte. »Ich machte diesen Zellen, die nicht mehr in meinem Körper leben wollten, das Angebot, doch zurückzukehren«, erzählt Alwin. Er hatte im Lauf der Wochen wieder ein recht gutes Verhältnis zu seiner Frau gefunden. Mit den Kindern spielte er viel. Und das Leben machte ihm wieder richtig Spaß.

»Es klingt vielleicht seltsam, wenn ich das erzähle«, sagt Alwin. »Aber ich bot den Zellen an, an dieser neuen Lebensfreude teilzuhaben. Zurückzukehren in den Zellverbund und ihren Widerstand aufzugeben.« Es war ein recht strenger Winter in diesem Jahr, und es dauerte bis in den späten März, bis endlich die ersten Frühlingstage kamen. Alle genossen die warmen Tage, und auch Alwin freute sich sehr über die Sonnenstrahlen. Als er auf seinem gewohnten Platz Rast machte und seine Hände wie üblich die Metastasen abtasteten, hatte er den Eindruck, dass sich etwas verändert hatte. Sie wirkten nicht mehr so hart, fühlten sich, speziell an den Seiten, viel weicher an. Alwin drängte sich gleich ein Bild auf: »Ich hatte das Gefühl, die Sonne würde die Metastasen auftauen, als ob es sich um Eisplatten handelte.«

Ganz aufgeregt ging Alwin zu seiner Hausärztin. Sie dachte zunächst an hoffnungsloses Wunschdenken. »Der arme Mann tat mir so leid«, erinnert sie sich an diesen Besuch. »Er war ganz außer sich. Und es war wirklich frappierend. Ich untersuchte die betreffenden Stellen. Und er hatte recht. Die Struktur der Metastasen hatte sich dramatisch verändert.« Ab diesem ersten Signal ging es enorm schnell.

»Binnen zwei Wochen konnte ich die Metastasen nicht mehr fühlen«, berichtet Alwin, »sie hatten sich tatsächlich aufgelöst.« Und sie kamen bis heute nicht wieder. Der Tag, an dem die Metastasen schmolzen, liegt mittlerweile schon mehr als zehn Jahre zurück.

Was sich hier im molekularen Bereich in Alwins Körper abgespielt hat, weiß niemand. Medizinisch ist die Vorstellung absurd, die Alwin während seiner meditativen Spaziergänge immer wieder pflegte: Krebszellen können nicht so einfach »reintegriert« werden. Dafür unterscheiden sie sich in ihrer Form und ihren Funktionen viel zu sehr von den intakten Zellen. Was aber tatsächlich passiert ist, kann auch kein Mediziner mit Sicherheit sagen: Irgendein Impuls hat die Heilung herbeigeführt. Ein spontaner Impuls, der eine der vielen unbekannten Mechanismen in Gang gesetzt hat, nach denen Heilung, Reparatur und biologische Regeneration abläuft. Es war ein Zufall, wie er leider nur selten passiert. Ein Zufall allerdings, der zeigt, welche Möglichkeiten der Körper selbst dann noch hat, wenn alle Chancen aufgebraucht erscheinen und das Leben ausweglos dem großen finalen Crash entgegensteuert.

Tatsache ist, dass wir über die »natürlichen Verläufe« von Krankheiten heute kaum noch Bescheid wissen. Solche Fälle wie der Alwins konnten nur deshalb passieren, weil hier bewusst der vorgegebene medizinische Rat missachtet und ein außergewöhnlicher, ein eigenwilliger Weg eingeschlagen wurde. Aus welcher Motivation auch immer.

Vier Frauen mit Krebs

Wer weiß, was passieren würde, wenn viel mehr Menschen diesen Weg gingen. Frieda, eine Kollegin von mir, hat vor Jahren einen Dokumentarfilm gemacht, den ich mir – allein wegen der enormen psychischen Belastung, die damit verbunden war – nicht zugetraut und auch nicht zugemutet hätte. Als wir uns kennen lernten, war das Projekt schon abgedreht und gesendet: Sie hatte in dem Film über zwei Jahre hin das Schicksal von vier Frauen mit fortgeschrittenem Brustkrebs begleitet und ihr Leben und Sterben mit zahlreichen Interviews dokumentiert.

Frieda, selbst aus einer Arztfamilie stammend und zutiefst d'accord mit den schulmedizinischen Methoden, begann das Gespräch, indem sie über ihr schwieriges Projekt klagte. Sie erzählte mir, wie enorm die emotionelle Belastung für sie sei, wenn sie über längere Zeit Menschen »in ihr Herz einschließt«. Diese »Protagonisten«, wie die Handlungsträger in Dokumentarfilmen genannt werden, wachsen einem tatsächlich oft ganz intensiv ans Herz. Dumm nur, dass wir beide vor allem Filme über Medizinthemen machen – und viele der Protagonisten eben an schweren und unheilbaren Krankheiten litten.

Als Frieda von ihrem Brustkrebsfilm zu erzählen begann, wirkte sie enorm niedergeschlagen. Kurz davor hatte sie eine der Frauen angerufen. »Die Metastasen hatten nun auch das Gehirn erfasst«, erzählte sie mir. Die Frau hatte so viel Hoffnung in ihre Hochdosis-Chemotherapie gesetzt und so viel Leid durchgestanden. Trotzdem war alles umsonst gewesen. Die Patientin, die mittlerweile für Frieda zu einer Art Freundin geworden war, hatte nun – realistisch gesehen – nur noch wenige Monate oder Wochen zu leben. »Das ist dann die dritte, die mir stirbt«, klagte Frieda und bestellte sich, ganz entgegen ihren sonstigen Gewohnheiten, beim Kellner ein großes Bier.

Ich fragte Frieda, was denn mit der vierten Frau war. »Die lebt noch«, sagte sie. »Und das ist überhaupt das Ärgste.« Sie erzählte mir, dass sie diese Person überhaupt nur deswegen in ihre Doku genommen hatte, weil der Produzent darauf bestanden hatte. Er wollte auch eine Patientin, die »den normalen schulmedizinischen Weg« verweigert. »Die hatte von Anfang an die allerschlechtesten Chancen«, erzählte Frieda: Einen weit fortgeschrittenen riesigen Tumor in der Brust. Die Frau hatte einen enormen Hang zur Esoterik, und sie war zudem sehr wohlhabend. Sie probierte zahlreiche »sanfte Behandlungsmethoden« aus und flog, wenn ihr ein Angebot attraktiv erschien, um die halbe Welt. »Allein schon wegen meines Produktionsbudgets habe ich nicht mal ein Drittel der Therapien mitfilmen können«, sagte Frieda. Ein Schamane in den USA, ein Seminar in Kanada, bei dem es darum ging, die Wale vor der Küste mit Gesang anzulocken, verschiedene Geistheiler und Heilpraktiker, Ernährungsexperten. Die Patientin ließ nichts aus. Auch mit einigen »normalen« Krebsexperten, die sie privat bezahlte, traf sie sich. Alle rieten ihr zu einer sofortigen dringenden Entfernung des Tumors. Wenn sie schon Chemotherapie oder Bestrahlung ablehnte, so führte an diesem Eingriff doch kein Weg vorbei.

»Aber die Frau änderte ständig ihre Meinung«, erzählte Frieda. »Wenn sie schlecht träumte oder mit einer ihrer Astrologinnen sprach, dann rief sie am Tag vor dem OP-Termin an und blies kurzfristig alles ab.« Es sei auch für sie ein Horror gewesen, ständig die Kamerateams zu bestellen und wieder abzusagen. »Und stell dir vor, was passiert ist«, sagte Frieda, »der Tumor ist wie ein großer fauliger stinkender Abszess aufgebrochen und aus ihrer Brust herausgeplatzt.« Eine Heilpraktikerin ihres Vertrauens hat die Wunde gespült, versorgt und verbunden. Die Patientin bekam eine heftige Infektion, fieberte tagelang und war schon mehr bei den Toten als bei den Lebenden. Doch irgendwann verheilte die Wunde. »Und wer weiß«, sagte Frieda und konnte es selbst am allerwenigsten fassen, »vielleicht ist sie jetzt sogar gesund. Das ist jedenfalls die einzige von meinen vieren, die noch lebt und der es halbwegs gut geht.«

Was passiert, wenn wir nichts tun?

Jedem Krebsarzt müssen bei derartigen Schilderungen die Haare zu Berge stehen. Was können solche »anekdotischen« Berichte aussagen? Haben sie irgendeinen Wert? Sicher nicht in der Form, dass man daraus eine allgemeine Empfehlung ableiten könnte. Es gibt keine Garantie, weder in diese noch in jene Richtung. Hingegen zeigen die Beispiele ein extremes Dilemma auf, das weit über die Krebsmedizin hinausreicht – hier aber besonders ausgeprägt ist: Wir wissen nicht, was passieren würde, wenn wir nichts tun. Nicht zu behandeln ist in der Medizin nicht vorgesehen, solange es noch den Funken einer Chance gibt. Dies widerspricht diametral unserem zutiefst menschlichen Drang, uns die Abgründe der Natur untertan zu machen. Nichtstun ist in der Medizin unethisch. Aber wenn es sein sollte, dass wir gerade durch unser Tun mehr Unheil anrichten als durch Abwarten und Nichtstun? Wir werden es nicht erfahren.

Solange noch eine Überlebenschance besteht, muss diese ergriffen werden. Nur bei »Austherapierten« ist es ethisch überhaupt zu verantworten, diese »zum Sterben« nach Hause zu schicken. Keine universitäre Ehtik-Kommission würde jemals eine Studie genehmigen, bei der eine Kontrollgruppe nicht behandelt – und damit lebensgefährlich benachteiligt würde. Schon gar nicht so, wie es bei einem wissenschaftlich korrekten Design notwendig wäre: mit einem Losentscheid für die Gruppenzuweisung. Das entspräche ja einem »Frankenburger Würfelspiel«, dem grausamen Jux, den sich ein bayrischer Graf im »Lande ob der Enns« gegenüber protestantischen Aufständischen geleistet hatte: Der Graf ließ die 36 Rebellen paarweise um ihr Leben würfeln.

Wir sind heute entsetzt, wenn wir Menschen begegnen wie Friedas Protagonistin, die sich den angebotenen Therapien, die nach dem aktuellen Stand der Medizin die beste Überlebenschance bieten, widersetzen und sich eigenwillig und misstrauisch ihr eigenes Rezept zusammensuchen. Dass wir dabei die Fähigkeiten der Medizin – speziell im schwierigen Bereich der Krebstherapie – überschätzen, ist aber durchaus denkbar.

Was würde wirklich passieren, wenn wir nichts tun? In meinen Recherchen stieß ich auf eine einzigartige historische Studie[59], die der Bostoner Chirurg Ernest M. Daland im Jahr 1927 veröffentlicht hat. Die zwanziger Jahre waren in den USA die Zeit der großen chirurgischen Fortschritte. Und so wie meist schossen die Amerikaner stark übers Ziel. Damals war die radikale Operation der Brust Standard in der Krebstherapie, und das sollte noch bis in die siebziger Jahre so bleiben. Dabei wurden nicht nur die Brüste, sondern neben dem umliegenden Haut und Fettgewebe auch noch die Lymphbahnen der Achseln sowie der größere der beiden Brustmuskeln entfernt. Die Patientinnen hatten, so sie denn überlebten, einen völlig deformierten Brustkorb mit hohlen Stellen unter dem Schlüsselbein und entlang der Achselhöhle. Dazu kamen starke bleibende Schmerzen an der Operationsstelle, die mit einem Hautstück vom Oberschenkel bedeckt wurde, sowie chronisch geschwollene Arme, sogenannte Lymphödeme. Mit dieser Methode, so die Vertreter der radikalen Operation, würde der Krebs an der Wurzel ausgerottet. »Ungenügende Eingriffe«, erklärte der angesehene Chirurg Cushman Haagensen, »sind nichts anderes als chirurgische Feigheit.«[60]

Auch Daland war ein Anhänger dieser Methode, und er wollte ihren Wert eindrucksvoll demonstrieren. Dazu suchte er aus dem Archiv der Klinik die Krankenakten von 100 Frauen, die es entweder abgelehnt hatten, sich operieren zu lassen, oder die nicht mehr operiert werden konnten. Entweder weil ihr Krebsleiden schon zu weit fortgeschritten war oder weil ihr schlechter Gesundheitszustand eine Operation unmöglich machte. Daland trug alle Fälle in eine Tabelle ein und fand, dass die Frauen nach der Krebsdiagnose im Schnitt noch 40,5 Monate lebten; 22 Prozent lebten auch noch nach fünf Jahren. In seiner Vergleichsgruppe von 66 Patientinnen, die nach dem aktuellen Stand der Medizin operiert worden waren, lebten nach fünf Jahren 42 Prozent.

Natürlich waren die beiden Gruppen in Dalands Studie überhaupt nicht vergleichbar. Ein Gutteil der Patientinnen in der »Nichtbehandlungsgruppe« hatte ja Krebs in einem weit fortgeschrittenen Stadium und war von den Ärzten schon aufgegeben worden. Dementsprechend erschüttert war Daland vom Ergebnis seiner Nachforschungen: Die Behandlung der Patientinnen mit der modernsten zur Verfügung stehenden Methode, hatte deren Überlebenschancen – verglichen mit den Hoffnungslosen – nicht einmal verdoppelt! Daland zog daraus den Schluss, dass jede künftige Krebstherapie deshalb mit einbeziehen müsse, »dass viele der Patienten auch ohne Therapie noch viele Jahre leben würden«. – Meines Wissens ist das die letzte Arbeit dieser Art, in der Nichtbehandlung mit dem Status quo verglichen wurde.

Spontanheilungen sind noch schwerer zu erfassen. Die Fälle unterscheiden sich meist enorm voneinander. Zudem sind die Vorgänge im Körper im Nachhinein kaum noch seriös rekonstruierbar. Doch dass es das Phänomen gibt, bezweifelt niemand.

Wenn sich ausgewachsene große Tumoren, ja sogar Metastasen über einen unbekannten Einfluss – einen biochemischen Flügelschlag, der sich unserer Logik entzieht – zurückbilden und auflösen können, wie viel mehr gilt das dann für Frühstadien, die sich irgendwann möglicherweise zu Krebs weiterentwickeln. Oder auch nicht. Die Wahrscheinlichkeit, dass sie ungefährlich bleiben, sich zurückbilden und verschwinden, ist – je nach Art dieser Vorstadien – ebenso vorhanden wie das Gegenteil: dass sie irgendwann zu wuchern beginnen und das umliegende Gewebe attackieren. Sicherheit gibt es aber weder in diese noch in jene Richtung.

Das ist der Knackpunkt beim Screening zur Krebs-Früherkennung: Wir sehen hin, finden etwas – und stehen vor einem gewaltigen Dilemma. Dies gilt für die Ärzte, denen nun guter Rat schwerfällt, noch mehr aber natürlich für die Betroffenen, die untersucht wurden – und sich nun mit etwas völlig Neuem, Fürchterlichem konfrontiert sehen.

21) Überversichert und Durchgeimpft

Alles was eine Wirkung hat, hat auch eine Nebenwirkung. Bei manchen Medikamenten wird jedoch so getan, als könnten wir unser Sicherheitsbedürfnis grenzenlos ausleben. Wenn wir ein Kind bei jedem kleinen Sturz sicherheitshalber in die Röhre der Computertomografie schieben und ein Ganzkörper-Röntgen machen, so übersteigt der Schaden den Nutzen um ein Vielfaches. Doch genau so handeln wir in bestimmten Bereichen der Medizin: Wir verabreichen den Kindern heute doppelt so viele Impfungen wie noch in den neunziger Jahren. Die Antibiotikaverschreibung hat ein noch nie dagewesenes Allzeithoch erreicht, und bei jeder winzigen Temperaturerhöhung werden Fiebersenker verabreicht. Doch jedes dieser Arzneimittel greift unmittelbar in die Arbeit des Immunsystems ein. Manche Menschen halten mehr aus, andere weniger, aber irgendwann entgleist das Immunsystem, und deshalb stehen wir heute auch inmitten einer Epidemie aus Allergien und Autoimmunkrankheiten.

Von der Medizin dürfen wir uns hier allerdings wenig Hilfe erwarten, denn bei den selbst verursachten Schäden ist jeder Berufsstand betriebsblind. Hier braucht es unabhängige Qualitätskontrollen. Und da hapert es noch gewaltig.

Im Bett mit der Industrie

Impfungen kommen enorme historische Verdienste zu, und sie gelten zu Recht als eine der größten Leistungen der Medizin. Mit ihrer Hilfe gelang es, die Pocken als verheerende Weltseuche auszurotten und die Welt – bis auf einige

Gebiete in Afrika und Indien – von der Geißel der Kinderlähmung zu befreien. Die Masern-Impfkampagnen haben, vor allem in den Entwicklungsländern, zahllose Kinderleben gerettet. Kaum eine andere Vorsorgemaßnahme genießt ein besseres Image. Und bei kaum einer Krankheit ist nicht versucht worden, mittels einer geeigneten Impfung über sie Herr zu werden. Sogar bei Aids war kürzlich – nach vielen Rückschlägen – erstmals von einem Teilerfolg die Rede. Impfungen beschränken sich aber längst nicht mehr nur auf Infekte. Während ich das hier schreibe, wird in den Wissenschaftsblogs über Impfungen gegen Kokainsucht und Zahnfleischschwund diskutiert. Eine Alzheimer-Impfung ist ebenso in Erprobung wie eine Impfung gegen hohen Blutdruck und verschiedene Arten von Krebs. Der Phantasie scheinen keine Grenzen gesetzt.

Es ist jedoch noch nicht lange her, da galten Impfungen für die großen Konzerne als pharmazeutischer Nebenschauplatz. Konzerne, deren Portfolio vor allem aus Impfstoffen bestand, galten als altmodisch und unrentabel. Traditionelle Impfungen wie Diphtherie oder Tetanus kosteten sogar in der Kombination kaum mehr als einen Euro. Und was sollte ein Arzneimittel bringen, das – inklusive der Auffrischungsimpfungen – bestenfalls fünf- bis zehnmal im Leben eines Menschen gebraucht wird? Da setzten die Pharmastrategen folgerichtig doch lieber auf Medikamente, die täglich – am besten morgens, mittags und abends – geschluckt werden müssen. Eine einzige Tagesdosis der modernen Cholesterinsenker brachte doch weit mehr Umsatz als ein Stück Würfelzucker mit dem Polio-Lebendimpfstoff, der bei einmaliger Gabe einen lebenslangen Schutz hinterließ.

Noch in den neunziger Jahren drohten große Hersteller offen damit, ganz aus dem Impfstoffgeschäft auszusteigen. Zum einen wegen der bescheidenen Profite, zum anderen wegen der beträchtlichen Risiken. Damals waren in den USA riesige Sammelklagen in Vorbereitung, durch die – nach dem Muster der Prozesse gegen die Tabakindustrie – enorme Summen wegen behaupteter Impfschäden eingeklagt werden sollten. Die Hersteller wandten sich offen an die Gesetzgeber und forderten rechtliche Unterstützung. Andernfalls könnten die Behörden selbst sehen, woher sie die in ihren Impfplänen empfohlenen Impfstoffe zukünftig beziehen. Die US-Regierung entsprach den Wünschen der Pharmaindustrie prompt und machte es – mithilfe mehrerer Gesetzeshürden – nahezu unmöglich, wegen Impfschäden Schadenersatzprozesse zu führen. So ist es nun leichter, ein ordentliches Schmerzensgeld zugesprochen zu bekommen, weil man sich mit dem zu heißen Kaffee bei McDonald's die Zunge verbrannt hat, als wenn ein Kind kurz nach einer Impfung zu sprechen aufhört, den Kopf nicht mehr halten kann, fast jeden Tag epileptische Anfälle bekommt und zum lebenslangen Pflegefall wird. Dies ist bis heute die hässliche Seite der Impfungen. Mögen die extremen Schadensfälle auch noch so selten sein, so sind sie doch für die Betroffenen eine Katastrophe von existenzieller Wucht.

Mit dem Boom der Impfungen, der kurz nach der Jahrtausendwende einsetzte, steigt diese Gefahr nun rapide an. Zum einen wegen der Vielzahl an neuen Impfungen, aber auch wegen einiger schlecht geprüfter und riskanter neuer Inhaltsstoffe. Das betrifft im Speziellen die Impfstoffe gegen das Humane Papillomavirus (HPV), das an der Entstehung von Gebärmutterhalskrebs beteiligt ist, sowie auch die experimentellen Impfstoffe gegen die Schweinegrippe, die im Herbst 2009 im Eilverfahren und ohne größere Sicherheitsstudien zugelassen wurden. Doch dazu später.

Den Anstoß für den aktuellen Höhenflug der Impfstoffindustrie, die derzeit als lukrativste Branche des gesamten Pharmamarktes gilt, gab der US-Konzern Wyeth. Er stellte im Jahr 2001 mit »Prevenar« seinen neuartigen Impfstoff gegen Pneumokokken vor und forderte dafür einen damals als vollständig verrückt angesehenen Preis von rund 100 Euro. In der Folge kam es in vielen Ländern zu heftigen Debatten, ob dieser extrem teure Impfstoff von den Kassen bezahlt werden sollte oder nicht. »Dieser Impfstoff hätte die Kosten für die Kinderimpfungen mit einem Schlag verdoppelt«, erklärte mir der seinerzeit als Professor an der Kinderklinik der Universität Mainz tätige Heinz-Josef Schmitt, der mehr als zehn Jahre Vorsitzender der Ständigen Impfkommission (STIKO) am Berliner Robert Koch Institut war. Die STIKO ist eine vom Gesundheitsministerium eingerichtete unabhängige Expertenkommission, deren Empfehlungen in den Deutschen Impfplan umgesetzt werden. Wegen ihrer engen finanziellen Beziehungen zu den Impfstoffherstellern gerieten die Impfexperten in den letzten Jahren ins Kreuzfeuer heftiger Kritik. Allen voran der Vorsitzende. Schmitt hatte jahrelang hoch dotierte Forschungsaufträge von den Impfstoffherstellern angenommen, und ebenso war er in die Studien zur Pneumokokken-Impfung involviert. Dennoch durfte er nach dem Statut der STIKO die Fachfragen zur Impfung mit diskutieren. Lediglich die Abstimmung selbst musste er vor der Tür abwarten. Schmitt machte mir gegenüber gar keinen Hehl daraus, dass er heftig für die Empfehlung zur Pneumokokken-Impfung geworben hatte: »Das hat ordentlich Hirnschmalz erfordert, bis das empfohlen wurde«, sprach er mir im Interview aufs Band. »Dafür haben wir sechs Jahre gebraucht.«

Ein Pharma-Lobbyist als Vorsitzender einer sich unabhängig gebenden Expertenkommission ist nur eine der Eigenheiten, die im Impfbereich viele Jahre lang in Deutschland geduldet wurden. Fast jährlich kamen unter Schmitts Ägide neue Impfungen auf den Plan: neben Pneumokokken noch Meningokokken und Windpocken. Den Abschluss bildete schließlich die Impfung gegen Humane Papillomaviren (HPV).

Mittlerweile hatten sich die Kassen an die enormen Beträge für Impfungen gewöhnt. Der HPV-Impfstoff Gardasil stellte mit einem Preis von 450 Euro für die Grundimmunisierung noch einmal einen spektakulären neuen Rekord auf. Bereits 2007 sprang Gardasil mit einem Umsatz von 267 Millionen Euro auf Platz eins der umsatzstärksten Arzneimittel. Und das, obwohl es überhaupt erst im Lauf des ersten Halbjahres auf den Markt gekommen war. Von Schmitt wurde die Blitz- zulassung in der STIKO vehement forciert. Kurz davor hatte er einen Preis »zur Förderung des Impfgedankens« angenom- men, dotiert mit einer Summe von 10 000 Euro. Gestiftet wurde das Preisgeld vom Gardasil-Hersteller Sanofi-Pasteur MSD. »Wie kann man als öffentlich bestellter Gutachter ei- nen Preis von einer Pharmafirma annehmen, über deren Pro- dukte ich zu befinden habe«, wunderte sich damals Wolfgang Becker-Brüser, der Herausgeber des industrieunabhängigen Informationsdienstes *Arznei-Telegramm*. »Das sind doch öf- fentliche Bestechungen!«

Für Schmitt mögen die 10 000 Euro Preisgeld im Vergleich zu seinen sonstigen Einkünften eine vergleichsweise lächer- liche Summe gewesen sein, die Optik war dennoch verhee- rend: Eine Clique von Experten in der Grauzone undurch- sichtiger finanzieller Geflechte findet nicht das Geringste dabei, sich gegenseitig in der Öffentlichkeit mit Industriegel- dern zu beschenken, weil sie den Impfgedanken – auf Kosten der Beitragszahler – so schön fördern. Ein derartiger Mangel an Unrechtsbewusstsein zeigt, dass hier jahrelang wenig öf- fentliche Kritik und so gut wie gar keine Kontrolle vonseiten der zuständigen Behörden ausgeübt wurde.

Im Herbst des Jahres 2007 – als er seinen Preis annahm und den Impfstoffherstellern mit dem Blanko-Abonnement der HPV-Impfstoffe noch auf Jahre hin Milliarden Euro an Umsatz sicherte – dankte Schmitt als Mainzer Professor und auch als STIKO-Vorsitzender ab und wechselte zur Gänze auf die Seite der Impfstoffhersteller. Schmitt ist heute Vorstand für »Global Medical Affairs« bei Novartis Behring.

Doch auch nach Schmitts Abgang besitzt die Mehrzahl der STIKO-Mitglieder vielfältige Beziehungen zur Industrie. Nur fünf von 16 Mitgliedern des »unabhängigen Gremiums« sind ganz oder weitgehend frei von finanziellen Verbindungen zu den Impfstoffherstellern. Dabei entscheiden die Empfehlungen der STIKO darüber, welche Impfungen von den gesetzlichen Krankenkassen erstattet werden müssen.

In den Selbstauskünften der Mitglieder, einsehbar auf der Webseite des Robert Koch Institutes, findet sich etwa häufig die Angabe, dass »Vorträge zu Impfthemen ohne Produktbezug« gehalten werden, deren »Honorare zum Teil durch Impfstoffhersteller (re)finanziert« wurden. Das klingt zunächst relativ unverdächtig. In der Praxis verbergen sich hinter solchen Formulierungen jedoch häufig Auftritte auf Werbeveranstaltungen der Pharmahersteller. Ein typisches Beispiel ist der Auftritt des Münsteraner STIKO-Mitglieds Klaus Wahle zugunsten von Sanofi Pasteur MSD, dem Hersteller des Impfstoffes »Zostavax« gegen Herpes Zoster (Gürtelrose). Nach einem Bericht der *Ärzte-Zeitung*[61] zu dieser Veranstaltung trat Professor Wahle vehement dafür ein, Impfungen wie diese in den »gedeckelten Leistungskatalog der Gesetzlichen Krankenversicherung aufzunehmen«. Denn »die Zoster-Impfung ergänzt die jährliche Influenza-Impfung und die alle sechs Jahre empfohlene Pneumokokken-Impfung in idealer Weise und sollte deswegen zügig als Standardimpfung empfohlen werden«.

Das Robert Koch Institut macht keine Angaben über die Höhe der so erzielten Nebeneinkünfte. Vergütungen im deutlich vierstelligen Bereich sind jedoch für solche Auftritte durchaus marktkonform. Als kleine Ergänzung zum »mageren« Professorengehalt. Auch der stellvertretende Vorsitzende der STIKO, Ulrich Heininger, hat von allen großen Impfstoffherstellern Vortragshonorare erhalten, für die Firmen als Berater fungiert und Einladungen zum Besuch wissenschaftlicher Treffen angenommen. Fred Zepp, ebenso wie Schmitt an der Universitätskinderklinik Mainz, kann ein ganzes Paket von Nebentätigkeiten für die Industrie aufweisen. Er veröffentlichte Studien gemeinsam mit Angestellten von Pharmafirmen und hielt auf wissenschaftlichen Veranstaltungen entsprechende Vorträge – etwa im Juni 2008 bei einem Kongress in Kuala Lumpur, wo er die Vorteile des Impfstoffes Cervarix[62] des Konzerns GlaxoSmithKline (GSK) anpries. Die Veranstaltung wurde von GSK bezahlt. Der zweite Referent neben Zepp erwies sich im Hauptberuf gar als Produktmanager von Cervarix.

Wie sollen solche Personen fähig sein, eine von ihren eigenen finanziellen Verflechtungen unabhängige Expertise in die STIKO einzubringen? Als ich Fred Zepp auf diese Interessenkonflikte ansprach, entgegnete er mir unwirsch: »Wenn Ihnen das nicht passt, so müssen Sie die STIKO eben mit Hausfrauen besetzen.« Ein Argument, das wohl bedeuten soll, dass die Wissenschaft vom Impfen so überaus kompliziert ist, dass nur Menschen mit engen Beziehungen zur Industrie überhaupt in der Lage sind, das zu verstehen.

Die weitgehend unkritische Nähe zur Industrie ist aber nicht nur ein Merkmal der deutschen Impfexperten. Der Vorsitzende des österreichischen Impfausschusses im Obersten Sanitätsrat, Ingomar Mutz, fungiert gleichzeitig als ehrenamtlich tätiger Präsident des Österreichischen Grünen Kreuzes, eines Lobbyvereines für Impfstoff-PR. Claire-Anne Siegrist wiederum, die Präsidentin der Eidgenössischen Kommission für Impffragen, steht auf der Honorarliste fast aller großen Impfstoffhersteller.

Ähnlich verhält es sich in nahezu allen anderen Ländern. Nirgendwo ist es gelungen, ein halbwegs sauberes, der Bevölkerung und nicht den Interessen der Pharmaindustrie verpflichtetes Beratungswesen aufzubauen. Das gilt auch für die internationalen Organisationen: Die Weltgesundheitsorganisation ist ebenso gesättigt mit Lobbyisten wie die Gesundheitsbehörden der USA oder die Europäische Arzneimittel-Agentur (EMEA). Hier ergibt sich der Zugriff der Industrie allein schon aus der Tatsache, dass die »unabhängige« Behörde dem Industrie-Kommissariat untersteht und deren Budget zu einem wesentlichen Teil von den Beiträgen der Pharmakonzerne finanziert wird.

In diesem Buch finden sich zahlreiche Beispiele für die engen Verflechtungen zwischen Industrie und Medizinern, doch in kaum einem Bereich ist der Filz so dicht wie im Impfwesen. Das auf historischen Verdiensten aufbauende, enorm gute Image des Impfens trägt indirekt sicher dazu bei, und viele Impfexperten sind so begeistert von ihrem Fachbereich, dass es ihnen kaum noch möglich scheint, eine intellektuelle Distanz zu wahren und kritische Fragen überhaupt zuzulassen. Dazu kommen die ständigen Attacken von Impfgegnern, die zum Teil auf bodenlos tiefem Niveau argumentieren und mit den abwegigsten Verschwörungstheorien die Öffentlichkeit heimsuchen, bevorzugt im Internet. Das löst in vielen Medizinern einen Verteidigungsreflex aus, und kritische Argumente werden von vornherein als unseriös abgetan, weil sie ja den Impfgegnern publizistischen Aufwind verleihen könnten. Wenn sich Ärzte impfkritisch äußern, müssen sie mit sehr feindseligen Reaktionen ihrer Standesvertretungen rechnen, die im Extremfall sogar bis zum Berufsverbot reichen. Wissenschaftlich tätige Mediziner setzen sich zudem der Gefahr aus, dass sie ihre Karriere massiv gefährden, wenn sie etwa kontroverse Fragen zu ihrem Forschungsinhalt machen und die Resultate in den Fachzeitschriften publizieren wollen. In einem derart polarisierten akademischen Klima ist man schnell um einen Kopf kürzer. Und das tut keinem Bereich der Wissenschaft gut. Hier liegt der tiefere Grund, warum so viele Sicherheitsfragen rund um das Impfen nicht geklärt, ja oft noch nicht einmal untersucht wurden.

Krank nach Grippeimpfung

Einer der Fixpunkte der medialen Gesundheitsberichterstattung sind die verlässlich jeden Herbst eintreffenden Warnungen vor der kommenden Grippesaison. Je nach Quelle ist die Rede von 8000 bis 20000 Todesopfern, welche die Influenza angeblich bundesweit fordern wird. Einzige Chance, sich davor zu schützen, selbst zu diesen Opfern zu gehören, sei die rechtzeitige Impfung, mahnen die Experten. Trotz der medialen Dauerberieselung, der Werbeplakate und Radiospots zeigt sich die Bevölkerung erstaunlich resistent. Von den Älteren geht nicht einmal jeder Zweite zum Impfarzt. Und von den besonders umworbenen Mitarbeitern im Gesundheitswesen lässt sich nicht einmal jeder Vierte impfen.

Aber sogar um auf diese Minimalquote zu kommen, sind enorme Werbemaßnahmen nötig. Den Vogel schoss hier die Grazer Universitätsklinik ab. Nicht nur, dass die Impfung gratis zur Verfügung gestellt wurde; jeder der 7200 Mitarbeiter, der brav zum Impftermin kam, erhielt zusätzlich eine Jahresvignette für die österreichischen Autobahnen im Wert von mehr als 70 Euro. Damit gelang es immerhin, mit einer Teilnahmerate von 60 Prozent einen einsamen Rekord aufzustellen. Welchen Effekt die teure Aktion sonst noch hatte, ob die geimpften Mitarbeiter während der Grippesaison gesünder waren als die ungeimpften und ob damit die Krankenstandsquote reduziert wurde, bleibt jedoch weiterhin ungewiss. Dummerweise hatten die Organisatoren der Kampagne nämlich vergessen, ihre Impfaktion wissenschaftlich zu dokumentieren und auszuwerten. Allzu überragend dürfte der Erfolg nicht ausgefallen sein, denn an eine Wiederholung der Aktion ist – so die Klinikleitung – »nicht gedacht«.

Aufstand der Ärzte und Krankenschwestern

Während in Europa immerhin noch nicht die Rede von einer Impfpflicht ist, preschen die Amerikaner bereits vor. Im Bundesstaat New York wurde im August 2009 ein Gesetz erlassen, das die Beschäftigten in den Gesundheitseinrichtungen zwingt, sich sowohl gegen Schweinegrippe als auch gegen die normale Influenza impfen zu lassen. Andernfalls droht ihnen die Entlassung. Im Herbst gingen die Ärzte, Schwestern und Pfleger geschlossen auf die Straße und demonstrierten gegen diese Zwangsmaßnahmen. Dass das Gesetz zurückgenommen wird, glaubt jedoch niemand. Im Gegenteil haben schon einige größere Kliniken in anderen Bundesstaaten ihren Mitarbeitern bereits mitgeteilt, dass eine Verweigerung der Grippeimpfung als Entlassungsgrund gewertet wird. Und von den Gesundheitsbehörden wird derzeit offen darüber nachgedacht, diese Maßnahme als Bundesgesetz für die gesamten USA zu übernehmen.

Doch warum ist es überhaupt nötig, den Druck immer weiter zu erhöhen? Wenn eine Maßnahme gut begründet und für alle Seiten von Vorteil ist, sollte es doch keinen Zwang brauchen. Eine derart heftige Abneigung – speziell unter den Medizinberufen – überrascht jedenfalls, und es stellt sich die Frage nach deren Motivation. Warum haben die meisten Ärzte kein Problem damit, ihre Patienten gegen Honorar zu impfen, selbst verzichten sie jedoch lieber auf die Spritze?

Aufschluss bietet eine am Universitätsklinikum Frankfurt durchgeführte Studie.[63] Dort waren zum Zeitpunkt der Untersuchung 726 Ärzte, 1471 Krankenschwestern und Pfleger sowie 949 Mitarbeiter im medizinisch-technischen Dienst tätig. Die Betriebsärztin Sabine Wicker führte über mehrere Jahre mit ihrem Team eine intensive Werbekampagne für die Influenza-Impfung durch. So gelang es, die Teilnahmerate von 3,5 Prozent in der Saison 2001/2002 auf 25,5 Prozent in

der Saison 2006/2007 zu steigern. Alle, die zur Impfung kamen, wurden gebeten, einen anonymen Fragebogen auszu-
füllen, in dem sie ihre Gründe darlegen sollten, warum sie
bisher die Influenza-Impfung verweigert hatten. Und die
Antworten hatten es in sich:

Drei von vier Bediensteten kreuzten den Punkt an: »Ich
sehe kein besonderes Grippe-Risiko für mich.« Jeder vierte
Mitarbeiter der Klinik war der Meinung, »Grippe ist keine
schwerwiegende Erkrankung«. 18,5 Prozent hatten »Angst
vor den Nebenwirkungen der Impfung«. 11,3 Prozent stimmten der Aussage zu, dass »die Grippeimpfung keine hinrei-
chende Schutzwirkung hat«. Von den Personen, die zuvor
schon einmal gegen Grippe geimpft worden waren, gaben
8,3 Prozent an, dass sie die Impfung nicht gut vertragen haben. Von diesen hatten 42 Prozent nach dem letzten Impftermin an »grippalen Symptomen« gelitten, 33 Prozent unter
»lokalen Nebenwirkungen«.

Diese kritische bis negative Einstellung zur Grippeimpfung ist umso bemerkenswerter, als ja hier nur jene befragt
werden konnten, die zum Impftermin erschienen waren.
Hätten auch noch die restlichen drei Viertel der Belegschaft,
die der Grippeimpfung absichtlich ferngeblieben waren, in
die Studie mit einbezogen werden können, wäre das Ergebnis wohl noch wesentlich drastischer ausgefallen.

Angehörige der Gesundheitsberufe halten also die Influenza für eine recht risikolose, leichte Erkrankung. Die Impfung hingegen für schlecht wirksam, dafür nebenwirkungsreich. Aus persönlicher Erfahrung fürchten viele, dass die
Grippeimpfung selbst grippeähnliche Symptome auslösen
kann. Und so etwas hört man aus dem Bekanntenkreis ja
auch immer wieder. »Ich war nie so krank wie in dem Winter,
in dem ich mich gegen Grippe impfen ließ.« Dieser Spruch
gehört schon fast zum Standardrepertoire, wenn das Gespräch auf dieses Thema kommt.

Virenlotto

Was sagen die Gesundheitsbehörden dazu? Welche Nebenwirkungen treten auf? In welcher Häufigkeit? Kann man von der Grippeimpfung selbst krank werden? Solche wichtigen Fragen sollten sich doch für jedes zugelassene und noch dazu empfohlene Arzneimittel klar und eindeutig beantworten lassen. Doch wie wir sehen werden, spielen die Behörden bei diesem Thema ein eigenartiges Doppelspiel.

Das Robert Koch Institut hat mit den Herstellern der Impfstoffe eine »Arbeitsgemeinschaft Influenza« gegründet. Diese Initiative betreut ein eigenes Überwachungssystem, das den aktuellen Stand der Infektionen wöchentlich bekannt gibt. Finanziert wird sie von der Industrie – und zwar über deren PR-Agentur, das »Deutsche Grüne Kreuz«. Und das merkt man den Empfehlungen auch an. Die Nebenwirkungen werden als vorübergehend und sich auf lokale Beschwerden wie Rötungen oder Schmerzen an der Einstichstelle beschränkend dargestellt. Bei Personen, die noch keine Antikörper gegen das spezifische, in der Impfung enthaltene Grippevirus gebildet haben, können Fieber, Gliederschmerzen und Mattigkeit auftreten. »Diese klingen jedoch innerhalb weniger Stunden ab.« Berichte über schwerwiegende Folgen, wie etwa das Guillain-Barré-Syndrom, eine Autoimmunkrankheit, die mit schweren, teils lebensgefährlichen Lähmungen einhergeht, seien zwar in der Literatur beschrieben worden, ihre Häufigkeit liege jedoch bei höchstens ein bis zwei pro Million Impfungen. Ob diese Symptome tatsächlich von der Impfung ausgelöst werden, sei zudem fraglich. Die Influenza-Impfung wird im Verbund einer staatlichen Behörde mit der Impfstoffindustrie also grundsätzlich positiv beurteilt. Ihr Nutzen sei »über kontrollierte doppelblinde Studien« eindeutig belegt.

Wenn man sich unabhängige Quellen zum Wert der Grippeimpfung ansieht, gerät man gehörig ins Staunen über diese Interpretation der deutschen Gesundheitsbehörden. Zum einen kommt es immer wieder vor, dass die tatsächlich umgehenden Influenza-Viren nicht in dem Impfstoff enthalten sind, weil sich – entgegen der Vorhersage des von der WHO eingerichteten weltweiten Influenza-Frühwarnsystems – andere Viren verbreitet haben. Für die Herstellung des Impfstoffes nach der herkömmlichen Methode – von der Anzucht der Influenza-Viren auf lebenden Hühnerembryos bis zur Auslieferung der fertigen Spritzen in die Apotheken und Arztpraxen – braucht es sechs Monate. Und da kann eben einiges passieren. Doch auch wenn das Virenlotto der WHO aufgeht und zwischen Vorhersage und tatsächlich verkehrenden Viren eine hohe Übereinstimmung besteht, tun sich in der Wirksamkeit des Impfstoffs zwei schwarze Löcher auf.

Tom Jefferson, Leiter der Impfstoffgruppe der Cochrane Collaboration, einer weltweit vernetzten unabhängigen Wissenschaftlervereinigung, sichtete mit seinem Team alle in der Medizinliteratur verfügbaren Daten zur Grippeimpfung und veröffentlichte im angesehenen Fachjournal *The Lancet* eine Serie von Übersichtsartikeln. Bei Babys und Kleinkindern funktioniert die Impfung laut Analyse »nicht besser als ein Placebo«. Am anderen Ende der Alterspyramide sieht die Lage ähnlich trist aus. Älteren Menschen empfahl Jefferson, »sich besser regelmäßig die Hände zu waschen und auf einen vernünftigen Lebensstil zu achten, als zum Impfarzt zu gehen«. Nicht einmal für Krankenschwestern, Pfleger und Ärzte mache die Impfung Sinn: »Es gibt keine glaubwürdigen Beweise, dass die Impfung von Mitarbeitern in Gesundheitseinrichtungen, die mit der Pflege älterer Patienten zu tun haben, irgendeine Auswirkung auf influenzabedingte Komplikationen hat.«[64]

Verschiedene Impfexperten bezeichneten die Cochrane-Ergebnisse als »einseitig und in der Fachwelt sehr umstritten«. Es gebe zahlreiche Studien, die den Nutzen der Influenza-Impfung belegen. Tatsächlich: Den Geimpften wird darin ein teils enormer Überlebensvorteil von 50 bis 80 Prozent bestätigt. »Derartige Ergebnisse grenzen schon an ein Wunder«, konterte Jefferson ironisch. »Das würde ja bedeuten, dass die Impfung ältere Menschen vor Diabetes schützt, vor einem Herzinfarkt und sogar vor einem Sturz über die Treppe. Doch das ist natürlich völlig absurd.« Die wahre Ursache liege vielmehr darin, dass gesündere Rentner eher zum Impfarzt gehen. In den Studien seien aber viele kranke, ans Bett gefesselte Senioren berücksichtigt worden, die gar nicht mehr fähig waren, zum Arzt zu gehen. »Wenn ich so eine Kontrollgruppe nehme, brauche ich mich nicht zu wundern, dass dort die Sterblichkeit höher ist.«

Jeffersons Verdacht wurde gleich zweifach bestätigt. Ein Forscherteam der Universität Edmonton in Alberta/Kanada[65] wertete die Krankenakten von mehr als 700 Patienten im Alter über 65 Jahren aus, die wegen Lungenentzündung ins Spital eingeliefert worden waren. Die Hälfte davon war gegen Grippe geimpft. Jeder neunte Patient starb. Und obwohl die Personen außerhalb einer Grippewelle erkrankten, diese also keinen Einfluss haben konnte, lag die Sterblichkeit bei den Geimpften nur halb so hoch wie bei den Nichtgeimpften.

Einen ähnlichen Effekt zeigte eine im Fachjournal *The Lancet* veröffentlichte Untersuchung[66], die im Auftrag einer großen US-amerikanischen Krankenkasse durchgeführt worden war. Die Studienautoren verglichen mehr als tausend ältere Personen, die während einer von drei Grippewellen an Lungenentzündung erkrankt waren, mit einer doppelt so großen Gruppe, die außerhalb der Saison krank wurde. Wieder zeigte sich das gleiche Bild: Geimpfte waren wesentlich fitter und hatten auch in grippefreien Zeiten ein um 40 Prozent niedrigeres Lungenentzündungsrisiko. Während der

Grippewelle selbst waren die Geimpften dann hingegen fast genauso anfällig wie Ungeimpfte. David Shay, Experte der US-Gesundheitsbehörden, zeigte sich in einem Kommentar von diesem Ergebnis enttäuscht: »Wir hätten uns einen signifikanten Schutz erhofft, zumal in den beobachteten Jahren eine gute Übereinstimmung zwischen den umgehenden Viren und dem Impfstoff bestand.«

Wie wenig die Grippeimpfung bringt, zeigt sich regelmäßig, sobald sich jemand die Mühe macht, genauer hinzuschauen. Im Jahr 2005, anlässlich einer der letzten größeren Grippewellen, die durch Deutschland zogen, testeten die Behörden in einem Seniorenheim in Brandenburg die Wirksamkeit der Impfaktion.[67] Von den 152 Bewohnern hatten sich 71 Prozent zeitgerecht impfen lassen; die meisten davon nicht nur gegen Grippe, sondern auch noch gegen Pneumokokken. Als die Grippe einsetzte, wurden die Viren bei 21 kranken Heimbewohnern als Auslöser identifiziert. Zwei Senioren starben daran. In der Analyse stellte sich heraus, dass die Grippekranken mit einem Anteil von 76 Prozent sogar besser geimpft waren als jene, die von der Influenza verschont blieben. Diese Untersuchung wurde in der Zeitschrift des Robert Koch Institutes veröffentlicht – allerdings auf eine Weise, die gleichzeitig die heftige Enttäuschung der Behörden über ein Ergebnis verrät, das eigentlich ganz anders hätte ausfallen sollen: »Der schützende Effekt (der Impfung) konnte jedoch aufgrund der niedrigen Fallzahlen nicht statistisch signifikant belegt werden«, schreiben die Autoren und suggerieren damit, dass alles natürlich ganz anders ausgegangen wäre, wenn mehr Menschen erkrankt wären.

In Wahrheit fehlt dieser Vermutung jegliche wissenschaftliche Basis. So erbringt eine Analyse der gesamten Sterblichkeit in den USA über die letzten beiden Jahrzehnte[68] nicht das geringste Indiz dafür, dass die Influenza-Impfung auch nur einen kleinen günstigen Einfluss auf das Sterberisiko hat. Obwohl sich die älteren Menschen heute viel öfter impfen lassen und die Impfrate von 15 Prozent im Jahr 1980 auf 65 Prozent gestiegen ist, ergab sich kein Rückgang bei den grippebedingten Sterbefällen. Im Gegenteil, die Zahl nahm sogar leicht zu. Dabei handelt es sich um kein rein amerikanisches Phänomen, wie Forscher der Universität Bari belegten.[69] Auch in Italien war die Impfrate bei den älteren Menschen über heftige Werbung von 5 Prozent in den siebziger Jahren auf 65 Prozent geklettert, und auch hier zeigte sich keinerlei günstiger Effekt. Die Wissenschaftler schreiben am Ende ihrer Arbeit: »Unsere Ergebnisse stellen die derzeitigen Konzepte infrage, wie ältere Menschen am besten vor dem Grippetod geschützt werden können«, und sie betonen, so wie die Mehrzahl der seriösen Influenza-Experten, »die dringende Notwendigkeit besser kontrollierter wissenschaftlicher Studien sowie alternativer Impfstrategien«.

Dringender Aufklärungsbedarf

Es stellt sich also die Frage, wo die zahlreichen wissenschaftlichen Belege sind, auf die sich die Behörden, allen voran die Ständige Impfkommission am Robert Koch Institut, für ihre Ratschläge zur jährlichen Influenza-Impfung berufen. Derzeit gilt die offizielle Empfehlung für Personen über 60 Jahren sowie für Gesundheitsberufe und Menschen »mit erhöhter gesundheitlicher Gefährdung infolge eines Grundleidens«. Dazu zählen etwa Asthma, chronische Herz- oder Nierenkrankheiten sowie Immundefekte. Die meisten Impfärzte dehnen diese Empfehlung aber freihändig auf »die ganze Bevölkerung« aus, schließlich werde ja in den USA die Impfung auch für Schwangere und seit einigen Jahren sogar schon für Babys ab sechs Monaten empfohlen.

Wenn man die Medizin-Datenbank nach hochwertigen Studien durchsucht, ist die Ausbeute extrem mager. Es liegen eine ganze Menge Erhebungen vor, in denen verschiedene Dosierungen gegeneinander getestet werden oder verschiedene Impftechniken, beispielsweise »unter die Haut« versus »in den Muskel«. Studien mit ausreichend vielen Teilnehmern, die über einen längeren Zeitraum laufen, damit auch seltenere Nebenwirkungen erfasst werden können, sind jedoch rar. Speziell in Kombination mit einer Kontrollgruppe, in der ein wirkliches Placebo – also etwa eine Scheinimpfung mit einer biologisch neutralen Salzwasserlösung – eingesetzt wird. Dies möglichst auch noch »doppelt-blind«, so dass weder die Impfärzte noch die Studienteilnehmer wissen, was verwendet wurde. Nur mit einem solch ausgefeilten, strengen Design ist es möglich, bewusste oder unbewusste Verfälschungen zu vermeiden und ein Ergebnis zu erzielen, dem tatsächlich Beweiskraft zukommt.

Tom Jefferson erzählte mir, einmal habe er eine solche Perle gefunden in dem ganzen Strohhaufen an Studien zweifelhafter Qualität, die er für seine Übersichtsarbeiten durchforstet hat. Eine Arbeit, die tatsächlich den höchsten Qualitätskriterien genügte. Sie ist 2003 im Journal der Amerikanischen Ärztegesellschaft erschienen[70] und befasste sich mit der Frage, ob die Grippeimpfung Babys vor Mittelohrentzündungen schützt und ihnen damit einen Zusatznutzen bringt. Dies war zuvor von einigen Medizinern behauptet worden. Und nun wollte es einer der Impfstoffhersteller, der französische Konzern Aventis Pasteur, genauer wissen. Schließlich wäre es ein tolles Verkaufsargument gewesen, wenn Babys über die Impfung auch vor dieser extrem häufigen und sehr schmerzhaften Kinderkrankheit geschützt würden. Über zwei Saisons wurden nun insgesamt knapp 800 Babys im Alter zwischen 6 und 24 Monaten geimpft. In der Kontrollgruppe verwendete der Studienleiter Alejandro Hoberman von der Kinderklinik Pittsburgh als Placebo eine biologisch neutrale Salzwasserlösung. Diese Impfung hatte demnach keinerlei Effekt auf den Organismus der Babys. Damit musste alles, was in der Impfstoffgruppe geschah, von der Grippeimpfung ausgehen.

Das Ergebnis fiel für den Finanzier der Studie enttäuschend aus. Weder in der ersten Saison noch in der zweiten war eine Reduktion der Mittelohrentzündungen in der Impfgruppe erkennbar. Im Gegenteil: Bei den »sonstigen Infekten« ergab sich sogar ein deutlicher Nachteil für die Geimpften, waren sie doch häufiger krank. Im zweiten Studienjahr trat dieser Effekt besonders deutlich hervor: 13,4 Prozent der geimpften, aber nur 5,9 Prozent der ungeimpften Babys mussten zumindest einmal ins Krankenhaus. Sie waren zudem schwerer krank: 7,9 Prozent der geimpften Babys hatten mehr als nur zwei Episoden von Mittelohrentzündung, aber nur 4,3 Prozent der ungeimpften. Das Risiko, dass der Arzt ein sogenanntes Paukenröhrchen durch das Trommelfell legen musste, damit die Flüssigkeit aus dem Mittelohr abfließen kann, war bei den Geimpften über beide Saisons um 60 Prozent erhöht.

Auch die ökonomischen Folgen waren desaströs: Abgesehen von den Kosten der Impfung mussten die Eltern der geimpften Kinder krankheitsbedingt im Schnitt 7,2 Tage Pflegeurlaub nehmen, jene der ungeimpften nur 5,9 Tage. Schließlich wurden auch noch drei ernsthafte Nebenwirkungen registriert: alle unter den Kindern, die in die Impfgruppe gelost worden waren. Eines der Babys wurde nach der Impfung unansprechbar und machte zwei Episoden von »unerklärlichem Starren« durch, ein anderes Baby erlitt einen Asthmaanfall, und das dritte erkrankte zwei Tage nach der Impfung an einer akuten Magen-Darm-Entzündung. Von den Medizinern wurden diese beunruhigenden Folgen als »wahrscheinlich in ursächlichem Zusammenhang mit der Impfung stehend« bewertet.

Alle diese Ergebnisse, die ich hier schildere, finden sich

im Volltext der Studie, die für Nichtabonnenten des Journals nur gegen Bezahlung zugänglich ist. In der frei zugänglichen Zusammenfassung der Arbeit, die meist das Einzige ist, was interessierte Personen nachlesen, steht hingegen nichts davon. Die Nebenwirkungen werden sogar glatt unterschlagen. Stattdessen lügen die Autoren: »Die den Kindern verabreichten Impfungen wurden gut vertragen.«

Ich habe mich mit Tom Jefferson lange über diese Studie unterhalten, weil sie ein wirkliches Sittenbild darstellt, wie mögliche negative Folgen von Impfungen unter den Teppich gekehrt und ignoriert werden. Da ergeben sich bei drei von 488 Teilnehmern ernsthafte Nebenwirkungen, die Gesundheit wird tendenziell nicht besser, sondern schlechter, die Eltern »bezahlen« für die Impfungen noch zusätzlich, indem sie mehr Pflegeurlaub nehmen müssen – und dieses Resultat wird nicht in einer der vielen windigen Beobachtungsstudien ermittelt, sondern durch eine Methode, die in der wissenschaftlichen Medizin als »Gold-Standard« gilt.

»Eigentlich hätten die Behörden sofort handeln müssen«, sagt Jefferson. »Denn aus dieser Studie ergibt sich ein Hinweis auf eine mögliche Gesundheitsgefährdung aller Geimpften.« Dem müsse man nachgehen und den Verdacht in gut gemachten – unabhängig vom Einfluss der Industrie organisierten – Studien prüfen. Denn vielleicht ist die von vielen Menschen verinnerlichte Meinung, dass die Grippeimpfung, wenn sie schon nicht hilft, so doch wenigstens auch nicht schadet, ein verhängnisvoller Irrtum. Und vielleicht haben die Ärzte und Krankenschwestern recht mit ihrem starken Vorbehalt. Vielleicht schädigt sie tatsächlich die Abwehrkraft des Organismus gegen andere Infekte. »Statt auf diese Bedenken einzugehen, verhalten sich die Behörden und Impfexperten wie Staubsaugervertreter, die am Verkaufserlös der Impfungen beteiligt sind«, schimpft Jefferson. »Die einzige sichtbare Konsequenz, die aus dieser Arbeit gezogen wurde,

ist nämlich jene, dass seither in den Studien kaum noch Salz-
wasser-Placebos verwendet werden.«

Tatsächlich ist meines Wissens seit der Publikation der
Hoberman-Studie im Jahr 2003 keine einzige Arbeit zur
Wirksamkeit und Sicherheit der Influenza-Impfung mehr
erschienen, in der die Ergebnisse mit einer solchen hochwertigen Kontrollgruppe verglichen wurden. Es scheint, als meiden die Impfstoff-Hersteller dieses Design wie der Teufel das
Weihwasser.

Aus Tierversuchen kommen nun aber neue Daten[71], die
weitere Erklärungen liefern, warum Influenza-Geimpfte
später umso schwerer erkranken. Ein Team von Virologen
des »Erasmus-Medizin-Zentrums« in Rotterdam unterzog dazu das für die Influenza beim Menschen am besten
geeignete Mausmodell einer Reihe von Experimenten. Sowohl geimpfte als auch ungeimpfte Tiere wurden danach in
den verschiedensten Kombinationen mit den gefährlichen
H5N1-Vogelgrippe-Viren konfrontiert. In drei der vier Ver-
suchsgruppen kamen alle Tiere um. Was war nun die einzige
Chance der Mäuse, das Experiment der Holländer zu überleben? – Folgendes: Die Mäuse wurden nicht geimpft, danach
aber den saisonalen Influenzaviren ausgesetzt. Sie machten
daraufhin eine normale Grippe durch, hatten Fieber, aßen
wenig und schliefen viel. Nach ein paar Tagen waren sie wieder gesund. Wenn diese Tiere nun allerdings mit den tödlichen Vogelgrippe-Viren konfrontiert wurden, so waren sie
gewappnet. Das Durchmachen der Krankheit verschaffte
dem Immunsystem der Tiere also das nötige Rüstzeug, um
später auch mit einer gefährlichen Mutation zurechtzukom-
men. Die Impfung hingegen erzeugte keine so breite Im-
munität wie die eigentliche Krankheit – im Gegenteil, die
Bildung eines wirksamen Immunschutzes gegen Nachfolge-
infekte wurde sogar verhindert.

Dieser Bio-Mechanismus wäre eine mögliche Erklärung

dafür, warum bei der zurückliegenden Schweinegrippe-Pandemie die Sterblichkeit bei Kindern gerade in den USA im internationalen Vergleich überdurchschnittlich hoch war. Die holländischen Virologen verweisen darauf, dass die von den US-Gesundheitsbehörden bereits für Babys ab sechs Monaten empfohlenen jährlichen Grippeimpfungen einen negativen Effekt auf das Immunsystem der Kinder ausüben könnten, und fordern dringend mehr Forschung in diese Richtung.

Immer mehr Experten unterstützen mittlerweile Jeffersons Forderung, endlich ein für alle Mal Klarheit zu schaffen, ob die Grippeimpfung etwas bringt oder ob man die Praxis des Impfarztes mit einem geschwächten Immunsystem verlässt. »Es wird höchste Zeit, dass wir endlich einmal transparente Daten haben«, betont etwa Theresia Popow-Kraupp, Professorin am Institut für Virologie der Universität Wien. Und Peter Sawicki, der Chef des Deutschen Instituts für Qualität und Wirtschaftlichkeit im Gesundheitswesen (IQWiG), fügt hinzu: »Dann könnte man den Leuten endlich korrekt Auskunft geben, ob sie sich Krankenstandstage sparen, wenn sie sich impfen lassen. Derzeit tappen wir ja völlig im Dunkeln.«

Eine derartige Untersuchung ist allerdings weit und breit nicht in Sicht. Die Pharmafirmen sehen dazu – wohl aus gutem Grund – keinerlei Veranlassung. Und die Behörden legen sich lieber mit der Industrie ins Bett und führen gemeinsame Impf-Propaganda durch, als sich um die Gesundheit der Bevölkerung zu kümmern. Das Robert Koch Institut macht es mit seiner Arbeitsgemeinschaft ja perfekt vor.

TIPPS ZUR SELBSTVERTEIDIGUNG:

Treten Sie in den Influenza-Impfstreik! Solange die Behörden nicht ihre Hausaufgaben machen und einwandfrei beweisen, dass die Grippeimpfung einen Vorteil für Ihre Gesundheit bringt, müssen Sie nicht das Versuchskaninchen spielen und Ihr gutes Geld in diese zweifelhafte Vorsorge stecken. Es gibt mehr als zweihundert weitere Erreger, die ähnliche Krankheiten wie die Influenza auslösen können. Dass die »echte Grippe« darunter die gefährlichste darstellt und alles andere »banale Infekte« sind, ist ein Märchen. In Wahrheit verursachen die Influenza-Viren nur etwa 7 Prozent der Atemwegsinfekte. Andere Erreger, wie etwa die RS-Viren, können – speziell für Kinder und ältere Menschen – wesentlich problematischer sein. Bloß gibt es hier keine Impfungen und keine Tamiflu-Pillen, die verkauft werden könnten.

Regelmäßiges Händewaschen ist nach einer aktuellen Untersuchung[72] mindestens ebenso effektiv wie die Grippeimpfung. Und das hat garantiert keine negativen Nebenwirkungen.

Dasselbe gilt für die Impfstoffe gegen die Schweinegrippe, die im Herbst 2009 im Hauruck-Verfahren zugelassen wurden. Im Gegensatz zu den normalen saisonalen Impfstoffen enthielten die in Deutschland verwendeten Impfungen nämlich auch noch eine Reihe von riskanten, nicht ausreichend getesteten Inhaltsstoffen. Als Wirkverstärker wurde Squalen eingesetzt, eine Substanz, bei der im Tierversuch mehrfach die Bildung von Antikörpern gegen körpereigenes Gewebe (Autoantikörper) nachgewiesen wurde. Dadurch steigt das Risiko von Autoimmunkrankheiten. Diese Krankheiten können sich erst viele Monate nach dem Impftermin entwickeln, und

dann denkt niemand mehr an den Auslöser, wenn plötzlich massive Rheumaschübe oder andere unerfreuliche
Symptome auftreten.

Auf einer Mitte Oktober 2009 abgehaltenen Versamm-
lung der Kassenärztlichen Vereinigung in Berlin kam
es im Zuge der aktuellen Diskussion um die Schweinegrippe zu einer spontanen Abstimmung unter den 30 im
Saal anwesenden Ärzten, in der nur drei von ihnen angaben, sich persönlich impfen zu lassen.[73]

Die Schweinegrippe-Hysterie hat auch eine längst für
entsorgt gehaltene problematische Chemikalie wieder
auf den Markt gebracht. Weil der Impfstoff in Mehrfach-
behältern ausgeliefert wird, mussten diese mit einem
Konservierungsmittel vor Kontamination geschützt werden. Und dafür wurde das vor nunmehr zehn Jahren ver-
bannte Thiomersal eingesetzt. Eine Verbindung, die zur
Hälfte aus dem für seine Giftigkeit berüchtigten Queck-
silber besteht.

22) Pandemie der Autoimmunkrankheiten

Der Impfstoffmarkt gedeiht unterdessen hervorragend auf dem gerade geschilderten sumpfigen wissenschaftlichen Fundament. Die einstigen Mauerblümchen des
Pharma-Business sind heute heiß begehrte Übernahmekan-
didaten. Immer mehr Firmen bringen Impfstoffe auf den
Markt, die – so wie bei der Grippe – alle Jahre wieder verkauft
werden können. Zudem werden mittlerweile Preise verlangt,
die mit anderen Arzneimitteln durchaus mithalten können.
Eine Marktanalyse zeigte, dass in den letzten Jahren das Segment der Impfstoffe innerhalb der Branche am stärksten ge-
wachsen ist und überproportionale Gewinne abgeworfen
hat.

Der US-Impfstoffhersteller Wyeth, der mit seinem Milli-
arden-Blockbuster *Prevenar* einst die erste Preisrakete gezün-
det hatte, sorgte Anfang 2009 für einen warmen Geldregen
unter seinen Aktionären, als er – mitten in der Finanzkrise –
von Pfizer, dem Primus der Branche, für rund 52 Milliarden
Euro übernommen wurde. Als wichtigstes Kaufargument
nannte Pfizer-CEO Jeffrey Kindler das verbesserte *Prevenar 13*, dessen Zulassung kurz bevorsteht.

Aber auch kleinere Fische bringen enorme Summen, solange sie Impfstoffe in ihrem Portfolio haben. So wurde
Anfang Oktober der Hersteller Solvay für 5 Milliarden Euro
von Abbot gekauft, vor allem wegen seiner Influenza-Impfstoffe. Und sogar die Ankündigung bringt schon Geld. Der
Mischkonzern Johnson & Johnson legte 300 Millionen Euro
auf den Tisch, um einen Minderheitsanteil von 18 Prozent
an dem auf Impfstoffe spezialisierten Niederländischen

Start-up Crucell zu übernehmen. Den Anstoß gaben hier viel versprechende Pläne – ebenfalls für neue Influenza-Impfstoffe.

Für alle diese Produkte braucht es natürlich Abnehmer. Zur besten Sendezeit laufen Spots für Impfungen. Prominente wie Jette Joop warnen vor Gebärmutterhalskrebs. Während die kleine Hand der Tochter im Zeitraffer wächst, kündigt Frau Joop an, dass sie schon jetzt ihre Tochter schützt »vor dem Virus, das Krebs verursachen kann«. Der Spot endet mit dem dringlichen Aufruf an die Zuseher: »Tun Sie es auch! Fragen Sie Ihren Arzt.«

Eine noch heftigere Kampagne lief für die Schweinegrippe-Pandemie. Sie wurde gratis von den Medien übernommen, die ihre Nachrichtensendungen und Talk-Shows dafür hergaben, stundenlang über dieses im April 2009 aus dem Nichts aufgetauchte Gespenst zu berichten. Ein Virus, das aus Mexiko zu uns kam und in der Gefährlichkeit irgendwo zwischen einer Erkältung mit leichtem Fieber und einer Halsentzündung rangiert. Das, wovor die Experten bereits seit vielen Jahren warnten – eine weltweite schreckliche Pandemie, die Millionen von Todesfällen fordern und ganze Volkswirtschaften zum Kollaps bringen würde – entpuppte sich nun als Grippe-Welle, als kleine, weitgehend harmlose Schwester der altbekannten Influenza.

Kürzlich wurde dazu übrigens eine originelle, nicht sehr aufwendige Studie vorgestellt. Die Teilnehmer mussten bloß zwei Fragen beantworten. Die erste galt ihrer Einschätzung, für wie gefährlich sie die Schweinegrippe halten. Als Nächstes wurden sie gefragt, wie lange sie im Schnitt fernsehen. Der Zusammenhang war überwältigend: Menschen, die kaum in die Glotze schauten, waren auch weitgehend resistent gegen die Grippehysterie. Jene, die täglich so lange gucken, bis sie vor dem Flimmerkasten einschlafen, wurden hingegen vermehrt von Albträumen heimgesucht, in denen grippekranke Schweine mit Schaum vor dem Rüssel eine Hauptrolle spielten.

Doch ungeachtet der realen Bedrohung sprangen die Politiker, angetrieben von ihren eigenen Behörden und den Impfexperten, sofort auf den Zug auf und schaufelten Abermillionen Euro in den Heizkessel der Pharma-Dampflok.

Während ich diese Zeilen schreibe – im Oktober 2009 – weiß ich noch nicht, wie das Pandemie-Theater weitergeht. Nur bei einem bin ich mir jetzt schon sicher: Wenn die Aktion für die Impfstoff- und Tablettenhersteller ein so enormer finanzieller Erfolg wird, wie sich das jetzt schon ankündigt, dann wird die Pandemie-Sau künftig öfter durchs globale Dorf getrieben. Der Industrie kann man hier gar keine Vorwürfe machen. Profitorientierte Unternehmen bieten eben das an, was sich am Markt gerade gut verkaufen lässt.

Eine Gefahr besteht dabei allerdings für die Lobbyisten und Chef-Pandemiker, die diese Hysterie angeheizt haben: Der Bogen kann auch überspannt werden. Mit jedem Rohrkrepierer denken sich die Leute zunehmend ihr Teil, wenn wieder eine absatzfördernde Massenpanik geschürt werden soll, zumal ja die globalen Feuerwehrübungen, die hier abgehalten werden, auch einen gewaltigen Wasserschaden hinterlassen. Zum einen in finanzieller Hinsicht: Wenn eine sinnlose Milliardeninvestition nach der anderen verpufft, folgen die Beitragserhöhungen für die Krankenkassen wie das Amen in der Kirche.

Zum anderen – und hier kommen wir zum wesentlich ernsteren Teil – ist es schon jetzt abzusehen, dass die Nebenwirkungen der Impfkampagnen den gesundheitlichen Schaden, den die Viren anrichten, bei Weitem übertreffen könnten. Es gibt in der gesamten Medizin nun einmal keinen Wirkstoff, der nicht auch eine Nebenwirkung hat. Eine Impfung ist keine Hagelversicherung, die man umsonst bezahlt hat, wenn Hagelschäden ausbleiben. Jede Impfung bewirkt etwas im Körper. Sie ist ein bewusster Eingriff ins Immunsystem. Das Immunsystem soll durch die Impfung etwas Bleibendes lernen. Es soll sich einen Feind ins Gedächtnis einprägen, der noch gar nicht da ist, der ihm über die Impfung als toter Keim oder als Bruchstück davon »präsentiert« wird. Eine eigenständige Auseinandersetzung, wie dies im Verlauf einer normalen Infektion passiert, findet so natürlich nicht statt. Dagegen kann es katastrophale Folgen haben, wenn sich das Immunsystem irrt und statt der fremden Antigene aus dem Impfstoff plötzlich körpereigene Zellen attackiert, die eine gewisse Ähnlichkeit aufweisen.

Schon jetzt befinden wir uns inmitten einer tatsächlichen Pandemie. Und das betrifft nicht die Grippe mit ihren verschiedenen Virentypen, sondern viel mehr den enormen Anstieg bei Krankheiten, die mit einem aus der Bahn geworfenen Immunsystem zu tun haben. Das sind zum einen die Allergien, wo das Immunsystem harmlose Eiweißpartikel – wie etwa Blütenpollen – mit gefährlichen Erregern verwechselt; zum anderen sind es Autoimmunkrankheiten, wo das Immunsystem fremd mit eigen verwechselt und den eigenen Körper attackiert. Immer mehr Menschen leiden an rheumatoider Arthritis, an Multipler Sklerose oder an chronisch entzündlichen Darmkrankheiten. Manchmal beschränkt sich die Fehlreaktion auf einzelne Organe. Ein häufiges Ziel ist hier die Schilddrüse. Aktuelle Untersuchungen zeigen, dass in Westeuropa bereits 6 bis 8 Prozent der Bevölkerung zumindest leichte Unterfunktionen der Schilddrüse haben, die auf Zellschäden infolge autoaggressiver Angriffe zurückzuführen sind. Frauen erkranken deutlich öfter als Männer.

Ein weiteres häufig betroffenes Organ ist die Bauchspeicheldrüse. Wenn das Immunsystem deren insulinproduzierende Zellen zerstört, entsteht Diabetes vom Typ 1. Ohne Insulin gelangt der Zucker nicht vom Blut in das Gewebe, wo er als Energielieferant gebraucht wird. Es kommt auf der einen

Seite zu Energiemangel, im Blut hingegen zu einer immer dramatischer werdenden Überzuckerung. Ein Doppelschaden, der ohne die Zufuhr von Insulin tödlich endet. Eine aktuelle Veröffentlichung der »Eurodiab«-Studiengruppe[74], die seit 20 Jahren europaweit die Fälle von Diabetes Typ 1 analysiert, zeigt, wie dramatisch hier die Entwicklung verläuft. Im europäischen Schnitt steigt die Zahl der Betroffenen jährlich um 3,9 Prozent. Am schlimmsten ist die Situation bei den Kleinkindern im Alter bis zu vier Jahren; hier wird sich die Zahl der Diabetiker bis zum Jahr 2020 verdoppeln. Bei den Kindern unter 15 Jahren rechnet man mit einem Anstieg von 70 Prozent. Die Ursachen liegen völlig im Dunkeln, und die Eltern stehen meist fassungslos vor der Situation, dass ihr Kind ein Leben lang mit einer chronischen, nicht behandelbaren Krankheit zurechtkommen muss.

Andere Autoimmunkrankheiten beschränken sich nicht auf ein Organ, sondern richten scheinbar wahllos im gesamten Organismus Schaden an. Dazu gehört etwa Systemischer Lupus Erythematodes (SLE), eine Krankheit, die vor allem junge Frauen betrifft. Der Name dieser heimtückischen Störung setzt sich aus dem lateinischen »lupus« für Wolf und dem griechischen »erythema« für Röte zusammen, weil die dabei auftretenden Entzündungen im Gesicht frühere Ärzte an Wolfsbisse erinnerten. Es gibt langsam-schleichende und schubweise Verlaufsformen, bei denen Nieren, Herz oder das Zentralnervensystem befallen werden.

Wirkverstärker unter Verdacht

Von der Öffentlichkeit weitgehend unbemerkt rangieren Autoimmunkrankheiten heute – nach Herzkrankheiten und Krebs – bereits an dritter Stelle der häufigsten Todesursachen: Bei mehr als hundert Krankheiten ist bislang ihre autoimmune Komponente bekannt. Frauen sind um ein Vielfaches

häufiger betroffen als Männer. Dass eine genetische Komponente existiert, gilt über Zwillingsstudien als erwiesen.
Wenn ein eineiiger Zwilling beispielsweise an SLE erkrankt,
hat die Schwester oder der Bruder ein Risiko von mehr als
50 Prozent, ebenfalls zu erkranken. Für zweieiige Zwillinge
liegt das Risiko bei 5 Prozent. Die meisten Experten auf diesem Gebiet gehen davon aus, dass zur angeborenen Emp-
fänglichkeit noch ein äußerer Anlass kommen muss, damit
die Störung auftritt. Als Auslöser diskutiert werden virale
Infekte, Hormonstörungen, Stress und Impfungen. »In den
letzten Jahren wurde eine beträchtliche Menge an Belegen
gesammelt, welche den Einfluss der Impfungen bei der Entstehung zahlreicher Autoimmunkrankheiten dokumentieren«, erklärt Yehuda Shoenfeld, der Leiter des Zentrums
für Autoimmunkrankheiten am Sheba Medical Center der
Universität von Tel Aviv.[75] Die Aufklärung des Zusammen-
hangs sei jedoch recht schwierig, so Shoenfeld, weil oftmals
kein unmittelbarer zeitlicher Zusammenhang zwischen
dem Ausbruch einer Autoimmunstörung und einem speziellen Impftermin ersichtlich ist. »Kompliziert wird die Sache noch dadurch, dass ein einzelner Impfstoff mehr als ein
Autoimmunphänomen verursachen kann und umgekehrt
ein spezieller Immunmechanismus manchmal auch aus der
Kombination mehrerer Impfungen entsteht.«

Als Auslöser fungieren entweder die in den Impfungen
enthaltenen Wirkstoffe (Antigene) oder die sogenannten
Adjuvantien. Das sind spezielle Chemikalien, die in Impfungen als Wirkverstärker eingesetzt werden. Wenn das
Immunsystem einmal auf das falsche Gleis geraten ist, fährt
es stur darauf weiter. Bislang hat die Medizin keine Möglichkeit gefunden, es wieder zu normalisieren, der Prozess kann
höchstens abgebremst werden.

Aber chronische Krankheiten, die nicht heilbar, dafür ewig
behandelbar sind, waren schon immer ein Steckenpferd der

Pharmaindustrie. So hat sie auch auf den Trend zu Autoimmunstörungen reagiert und mittlerweile zahlreiche Medikamente entwickelt, die das überschießende Immunsystem abzufangen und zu dämpfen versuchen. Diese Mittel zählen längst nicht mehr zu den Nischenprodukten, im Gegenteil: Wenn ein Medikament teuer genug ist, kann auch bei etwas selteneren Krankheiten der Umsatz enorm sein. Während in den neunziger Jahren noch Medikamente zur Behandlung der großen Volkskrankheiten wie Bluthochdruck oder Diabetes den Markt dominierten, so wird heute, wie das *Arznei-Telegramm*[76] kritisiert, »besonders viel Geld für extrem teure Neuerungen und seltenere Erkrankungen ausgegeben«. In der Rangliste der 15 bestverkauften Arzneimittel Deutschlands finden sich beispielsweise gleich drei Medikamente gegen Multiple Sklerose, für die die Kassen zusammengenommen fast eine halbe Milliarde Euro ausgegeben haben.

Anstatt in die Suche nach den wahren Ursachen von Autoimmunkrankheiten zu investieren, verlegt sich die Industrie, die sich in der Öffentlichkeit immer als Garant der wissenschaftlichen Forschung präsentiert, also lieber auf die bequemere und auch weitaus lukrativere Methode, die Symptome etwas abzumildern. Arbeitsverweigerung auf diesem Gebiet bietet auch den Vorteil, weiterhin eine mögliche Mitschuld an der Entstehung eben dieser Krankheiten zu verschleiern. Denn es wäre wohl sehr peinlich, irgendwann eingestehen zu müssen, dass Milliarden an Krankheiten verdient wurden, die zuvor durch andere Arzneimittel verursacht oder zumindest verstärkt worden sind.

Der gerade erwähnte Yehuda Shoenfeld ist übrigens bislang weltweit der einzige Inhaber eines Lehrstuhls für Autoimmunkrankheiten. Er ist Autor und Herausgeber mehrerer Standardwerke zum Thema Autoimmunität und als Verfasser von rund 1300 wissenschaftlichen Publikationen der international führende Fachmann auf diesem Gebiet. Seine

Professur wurde dennoch nicht öffentlich finanziert, sondern ist der Unterstützung eines deutschen Privatmannes zu verdanken, der mit dem Verkauf von Trachtenmoden sein Vermögen gemacht hat. So viel zur Forschungsförderung, die lieber Abermilliarden in die fruchtlose Suche nach schadhaften Genen investiert, als ein für viele Millionen chronisch kranker Menschen höchst relevantes Problem vorurteilsfrei anzupacken. So bleibt die mögliche Beteiligung mancher Impfstoffe und Wirkverstärker an Autoimmunkrankheiten wohl noch auf viele Jahre hin ein gut verdrängtes Geheimnis.

Schöne neue Impfwelt

Kurioserweise geht die Pharmaforschung nun sogar zum Gegenangriff über und erhebt die Fähigkeit, mithilfe von Impfungen gegen den eigenen Körper mobil zu machen, zum Wirkprinzip einer neuen Kategorie von Impfungen. Dass dies hochriskant ist, zeigten erste Studien zu einer Alzheimer-Impfung von Novartis, die 2002 abgebrochen werden musste. Dabei waren die Teilnehmer mit »beta-Amyloid« geimpft worden. Diese Substanz lagert sich als Plaque im Gehirn von Alzheimer-Patienten ab und verursacht die fortschreitende schwere Demenz. Wenn das Immunsystem nun gegen diese Moleküle scharf gemacht wird, könnte dadurch der Schaden im Gehirn wieder abgebaut werden – so zumindest die Hoffnung der Wissenschaftler. Problematisch dabei ist, dass es sich bei beta-Amyloid aber um körpereigene Aminosäurenverbindungen handelt, die im normalen Stoffwechsel ständig erzeugt werden, sich bei gesunden Menschen aber nicht ablagern. Zudem ist das Gehirn eine hochsensible Region, was auch in der erwähnten Studie zu beobachten war: 18 der 198 geimpften Patienten reagierten auf die Impfung mit einer schweren Hirnhautentzündung. Das Wirkprinzip wurde in der Folge als zu riskant verworfen, und die Wissenschaftler tüfteln nun an einer Möglichkeit, das Immunsystem für ihre Zwecke einzuspannen, ohne dass es Amok läuft.

Ein weiteres Beispiel für die neue Strategie ist die vom Schweizer Unternehmen Cytos Biotechnology entwickelte Impfung gegen Bluthochdruck. Dabei werden Antikörper gegen Angiotensin II erzeugt. Dieses Gewebshormon wird bei allen gesunden Menschen in der Leber gebildet und hat die Aufgabe, die Gefäße zu verengen, wenn der Blutdruck in der Niere abfällt. Durch höheren Blutdruck versucht der Organismus also unter anderem, die Fähigkeit zur Blutwäsche und zur Entgiftung des Körpers auf hohem Niveau aufrechtzuhalten. Wenn Angiotensin II in seiner Arbeit behindert wird, so die These, wird die Blutdrucksteigerung unterbunden.

Die Medikamentenklasse vom Typ der ACE-Hemmer setzt genau an diesem Mechanismus an und blockiert ein Enzym, das zur Produktion von Angiotensin II benötigt wird. Die neue Schweizer Impfung nimmt nun gleich das Endprodukt ins Visier, indem sie das Immunsystem dahingehend manipuliert, massenhaft Antikörper gegen Angiotensin II zu erzeugen. Diese Antikörper binden sich an die Oberfläche des Gewebshormons und blockieren es damit in seiner Funktion. Antikörper behindern die betroffenen Zellen aber nicht nur, sie markieren sie auch und machen sie so für besonders aggressive Zellen der Immunabwehr zum Angriffsziel. Sie werden sozusagen zum Abschuss freigegeben. Dies wird allerdings nicht als Problem gesehen, denn neben seiner Funktion in der Steigerung des Blutdrucks scheint Angiotensin II keine weiteren wesentlichen Aufgaben im Organismus zu haben. Dennoch ist es ein körpereigenes Protein, das hier offiziell zum Ziel einer Impfung gemacht wurde. Erstmals geht es nicht gegen Viren oder Bakterien, die den Körper bei einer Infektion überschwemmen und Zellschäden anrichten, sondern gegen ein körpereigenes Gewebshormon, das im Organismus mit gutem Grund erzeugt wird: eben dann, wenn biochemische Warnsignale auftreten, dass die Blutwäsche nicht gut genug funktioniert und mehr Blut durch die Nieren gepumpt werden muss. Diese Aktion wird künftig unterbunden, indem das Immunsystem auf ein körpereigenes Protein angesetzt wird. »Damit hätten wir die erste Impfung, die mit voller Absicht eine Autoimmunkrankheit erzeugt«, sagt der Wiesbadener Mediziner Klaus Hartmann, langjähriger Mitarbeiter des Paul Ehrlich Institutes und nunmehrige Gerichtsgutachter für mögliche Fälle von Impfschäden.

Die Studien werden an der Medizinischen Hochschule Hannover durchgeführt[77] und befinden sich bereits in einem fortgeschrittenen Stadium. Die bisherigen Resultate zeigten, dass mit der Impfung der Blutdruck über einen längeren Zeitraum gesenkt werden kann als mit Medikamenten. Anstatt Blutdruckpillen einzuwerfen, könnte man sich also in bestimmten Abständen – zur Auffrischung der Autoimmunreaktion – impfen lassen. Dies wird von der Schweizer Herstellerfirma als großer Vorteil gewertet, weil Menschen mit hohem Blutdruck häufig vergessen, ihre Tabletten regelmäßig einzunehmen. Das Marktpotenzial ist jedenfalls riesig, denn ein Viertel der Weltbevölkerung leidet nach den derzeit gültigen Kriterien an Bluthochdruck. Wenn die Studien erfolgreich weiterlaufen, könnte die Impfung bereits 2012 auf den Markt kommen. Zumal die als »ernsthaft« eingestuften Nebenwirkungen, die bei fünf der insgesamt 72 Studienteilnehmer auftraten, »nicht im kausalen Zusammenhang mit der Impfung standen«, wie die Studienautoren berichten. Dann können wir ja beruhigt sein.

Fiese Tricks

Auch bei den 2007 auf den Markt gekommenen, heftig beworbenen Impfungen gegen Humane Papillomaviren (HPV) gibt es jede Menge Nebenwirkungen. Nancy B. Miller, leitende Medizinerin am »Zentrum für Biologische Überprüfung und Forschung« der US-Zulassungsbehörde FDA veröffentlichte im September 2008 eine Übersicht[78] zu den bis dahin bekannt gewordenen neuen Daten zur Wirksamkeit und Verträglichkeit von Gardasil. Das ist jener HPV-Impfstoff, der – wie bereits beschrieben – mit Unterstützung der STIKO in Deutschland einen Raketenstart hinlegte und noch im Jahr seiner Markteinführung den ersten Rang in der Liste der umsatzstärksten Arzneimittel belegte. In Millers 187 Seiten starkem Bericht wurden alle verfügbaren Daten zu Gardasil auf den neuesten Stand gebracht. Insgesamt waren an den Zulassungsstudien mehr als 20 000 Mädchen und Frauen im Alter zwischen neun und 26 Jahren beteiligt. Sie absolvierten das Impfprogramm, das aus drei Injektionen mit Gardasil oder einem Placebo bestand. Die drei Spritzen wurden innerhalb eines halben Jahres verabreicht. In den einzelnen Studien wurde der Gesundheitszustand der Teilnehmerinnen über einen relativ kurzen Zeitraum beobachtet und diese Daten in den Veröffentlichungen angegeben. Der Bericht, den Miller nun vorlegte, hatte den Zweck, die Daten zu aktualisieren und auch erstmals einen Gesamtüberblick zu liefern, wie sich die Gesundheit der Studienteilnehmer in einem Beobachtungszeitraum von zwei Jahren entwickelt hat.

Von besonderem Interesse war natürlich, ob bei den Mädchen und Frauen nach der Impfserie neue Krankheiten aufgetreten sind, die sie vorher nicht hatten. Miller legte ihr Augenmerk dabei vor allem auf Störungen mit einem möglichen autoimmunen Hintergrund. Was sie dabei fand, erschien ihr so wichtig, dass sie im Namen ihrer Behörde verfügte, diese Informationen unverzüglich in die Packungsbeilage von

Gardasil aufzunehmen. Tatsächlich liegen in den Vereinigten Staaten seit Dezember 2008 entsprechende Patienteninformationen dem Impfstoff bei. In den europäischen Beipackzetteln sucht man diese Informationen hingegen bis heute vergeblich. Dabei enthält der FDA-Bericht Fakten, die wohl alle Mädchen und deren Eltern, die sich über die Sicherheit dieser HPV-Impfung Gedanken machen, interessieren würden.

Der FDA-Bericht kommt zu dem Resultat, dass jede 43. Studienteilnehmerin binnen zwei Jahren nach der ersten Impfung eine Krankheit entwickelte, die auf einer möglichen systemischen, das heißt den ganzen Organismus betreffenden Autoimmunstörung beruht. Bisher wurden in Deutschland etwa eine Million Mädchen und junge Frauen geimpft. Wenn wir die Ergebnisse der Gardasil-Studien auf diese Gruppe hochrechnen, würde das bedeuten, dass unter dieser einen Million Geimpften innerhalb von zwei Jahren in 23 000 Fällen Autoimmunstörungen auftreten oder bereits aufgetreten sind.

Die Behörden – auch Nancy Miller von der FDA – argumentieren allerdings, dass diese enorme Anzahl an Autoimmunerkrankungen scheinbar normal sei und sowohl mit als auch ohne Impfungen aufgetreten wäre. Auf den ersten Blick spricht die Verteilung der Krankheitsfälle in den Studiengruppen für diesen Schluss. Die beobachtete Rate von 2,3 Prozent tritt nämlich sowohl in der Behandlungs- wie auch in der Kontrollgruppe auf. Auch in der detaillierten Besprechung der Krankheitsfälle im Papier der FDA nimmt Miller stets auf die Tatsache Bezug, dass es keinen signifikanten Unterschied in der Verteilung zwischen den beiden Gruppen gibt. Mit anderen Worten: dass diese hohe Rate an Autoimmunkrankheiten also auch in der Normalbevölkerung auftreten würde, wenn gar nicht geimpft wird.

Doch stimmt wirklich, was hier suggeriert wird? Oder

müsste man dazu auch die Normalbevölkerung mit dem höchst eigenartigen Impfstoff traktieren, der bei 94 Prozent der Teilnehmer an den Gardasil-Studien als Placebo verwendet worden ist: Dieser Placebo-Impfstoff bestand nämlich aus einer wässrigen Lösung mit sogenanntem »Amorphen Aluminium Hydroxyphosphat Sulfat« (AAHS). Bei dieser kompliziert klingenden Substanz handelte es sich um denselben Wirkverstärker (Adjuvans), der auch in Gardasil enthalten ist.

Warum sind Aluminiumverbindungen überhaupt in Impfstoffen enthalten? Die Antwort ist recht einfach: Weil diese sonst nicht – oder nur wesentlich schwächer – wirken würden. Zwei Drittel aller derzeit am Markt befindlichen Impfstoffe enthalten Aluminiumsalze. Sie entfalten ihre Wirkung, indem sie an der Einstichstelle eine lokale Entzündung mit Gewebeschaden verursachen. Die absterbenden Zellen setzen Harnsäure frei, welche im Organismus die Funktion einer Art Alarmsirene wahrnimmt. Wenn sie losgeht, wird die Immunreaktion ausgelöst, und zahlreiche Immunzellen schwärmen zur Impfstelle aus. Dort finden sie – dicht an die Aluminiumsalze gebunden – auch noch die eigentlichen Wirkstoffe der Impfung. Die Immunzellen halten diese für mögliche Auslöser des Schadens und schleppen sie in die Organe des Lymphsystem. Dort werden dann passende Antikörper gegen die Impfwirkstoffe produziert. Aluminium jubelt also, salopp formuliert, dem Immunsystem den falschen Verdächtigen unter und denunziert diesen als Verursacher eines Gewebeschadens, den in Wahrheit das Aluminium selbst angerichtet hat.

Aluminiumhaltige Wirkverstärker in Impfungen sind als enorm nebenwirkungsreich bekannt. Das beginnt schon bei den Rötungen und den Schmerzen an der Einstichstelle. Außerdem greifen sie massiv in die Funktionen des Immunsystems ein. »Man weiß, dass diese Hilfsstoffe bei bestimmten dafür empfänglichen Menschen Autoimmunreaktionen auslösen«, erklärt der Mediziner und Gerichtssachverständige Klaus Hartmann. »Obendrein wirken sie neurotoxisch und können das Nervensystem schädigen.« Wirkverstärker sind also nicht wegen ihrer Unbedenklichkeit in den Impfstoffen enthalten, sondern aus dem puren Sachzwang, dass sie gebraucht werden, damit das Immunsystem die abgetöteten und ausgehöhlten Virenhüllen, die im HPV-Impfstoff enthalten sind, überhaupt als »gefährlichen Erreger« ernst nimmt und nicht – ohne weiteren Aufhebens – gleich als Müll entsorgt.

Warum aber waren diese problematischen Chemikalien in den Zulassungsstudien für Gardasil auch in den Pseudoimpfungen der Kontrollgruppen enthalten? Ich habe mich wirklich bemüht, die Begründungen zu verstehen, die hier nahezu wortidentisch von Herstellerfirma, Impfexperten und Behörden abgegeben wurden. Das Paul Ehrlich Institut argumentierte etwa damit, dass ja der Wirkstoff der Impfung getestet werden sollte, und deshalb müsse ein »Scheinimpfstoff« eingesetzt werden, der dem Impfstoff aufs Haar gleicht, nur eben die spezifischen Wirkstoffe gegen die Humanen Papillomaviren nicht enthält. Wie aber, so frage ich mich bei einer derartigen Begründung, soll mit solch einem Design die Sicherheit und die Verträglichkeit eines Impfstoffes kontrolliert werden? Immerhin wird den Mädchen und Frauen im realen Leben auch die gesamte Impfung mit allen darin enthaltenen biochemischen Substanzen in den Muskel gespritzt und nicht bloß der isolierte Wirkstoff.

Ich fragte den Wiener Gynäkologen Elmar Joura, der im Auftrag der Herstellerfirma zahlreiche bezahlte Vorträge zur Bedeutung und zum Nutzen von Gardasil gehalten hat und als einer der wichtigsten deutschsprachigen HPV-Experten gilt, ob bei dieser Versuchsanordnung nicht die Gefahr einer Vertuschung von Impfnebenwirkungen bestehe. Da könnte ich ganz unbesorgt sein, entgegnete mir Joura. Diese Gefahr bestehe natürlich nicht, denn aluminiumhaltige Adjuvantien würden seit vielen Jahrzehnten milliardenfach eingesetzt und ihre Sicherheit sei damit zweifelsfrei erwiesen. Das Design sei deshalb notwendig gewesen, weil es ja darum ging, die Sicherheit der hier erstmals erprobten HPV-Wirkstoffe zu testen. So weit der Experte.

Wären die aluminiumhaltigen Wirkverstärker aber vollständig unproblematisch, so hätte erst recht nichts dagegen gesprochen, die Impfung gegen eine bioneutrale Impfung mit einer physiologischen Kochsalzlösung zu testen. Dann nämlich wüssten wir jetzt zweifelsfrei, ob von der HPV-Impfung Risiken ausgehen und welche das konkret sind. Nachdem die Studien mit 20 000 Teilnehmern groß genug waren, hätten damit auch seltene Nebenwirkungen – wie eben die Autoimmunstörungen – klar erfasst und gemessen werden können. So aber tappen wir völlig im Dunkeln.

In höchstem Maße fahrlässig ist, dass die Gesundheitsbehörden ein derartiges Studiendesign überhaupt genehmigt haben. Zumal es sich bei der in Gardasil enthaltenen Aluminiumverbindung ja nicht einmal um jene Substanzen handelt, die – wie Elmar Joura behauptet – seit Jahrzehnten milliardenfach verwendet werden. In Wahrheit ist es nämlich eine vom US-Konzern Merck entwickelte verstärkte Neuversion: AAHS ist eine immunologisch wesentlich aggressivere Substanz, die sich laut einem firmeneigenen Forschungsbericht[79] aufgrund seiner stärkeren Wirkung auf das Immunsystem speziell für den HPV-Impfstoff eignet und sich »sowohl physikalisch als auch funktionell von den traditionellen aluminiumhaltigen Adjuvantien unterscheidet«.

Wie hoch das Risiko von Autoimmunstörungen in den Gardasil-Kontrollgruppen gewesen wäre, hätte man dort kein »Aluminiumwasser« gespritzt, ist im Nachhinein schwer zu sagen. Zwar wurde in einer einzigen kleinen Nebenstudie[80] eine biologisch neutrale Salzwasser-Impfung eingesetzt, doch mit gerade einmal 482 Teilnehmern war diese Kontrollgruppe zu klein, um ihre Ergebnisse statistisch abgesichert auf die Allgemeinheit umlegen zu können. Auffällig ist jedoch, dass auf den neun Seiten, die diese Publikation umfasst, das Wort »autoimmun« kein einziges Mal vorkommt. Weiterhin ist bemerkenswert, dass in der Salzwasser-Gruppe keine einzige ernsthafte Nebenwirkung aufgetreten ist, in der Gardasil-Gruppe hingegen fünf.

Im FDA-Bericht heißt es nun, dass später – nach Veröffentlichung der Arbeit – unter den 482 Teilnehmern, die in die Placebogruppe gelost worden waren, doch noch vier Kinder im Zeitraum von zwei Jahren nach der Impfung eine Autoimmunstörung entwickelt haben. Zwei zwölfjährige Mädchen und ein 13-jähriger Junge erkrankten an Schuppenflechte (Psoriasis), jeweils 12, 18 und 24 Monate, nachdem sie die erste Placebo-Spritze erhalten hatten. Der vierte Fall betraf ein neunjähriges Mädchen, das 24 Monate nach Studienbeginn an SLE erkrankte. Das entspricht einer Erkrankungsrate von 0,8 Prozent.

Unter den 10 706 Studienteilnehmerinnen, denen Gardasil gespritzt worden war, traten innerhalb desselben Beobachtungszeitraums hingegen 245 Fälle von möglichen Autoimmunstörungen auf. Darunter 120 Fälle von Gelenkentzündungen, 66 Schilddrüsenfunktionsstörungen, sechs Fälle von rheumatoider Arthritis, 13 Fälle von Schuppenflechte, sechs Fälle von Multipler Sklerose, zwei Fälle von Diabetes Typ 1, sieben Fälle entzündlicher Darmerkrankungen und eine anaphylaktische Schockreaktion. Das ergibt die erwähnte Krankheitshäufigkeit von 2,3 Prozent. Und es ist, wie wir nun wissen, überhaupt kein Trost, dass in der Kontrollgruppe mit dem Aluminiumwasser exakt derselbe Prozentsatz an Autoimmunstörungen auftrat. Für Nancy Miller von der US-Behörde FDA ist dies jedoch das vorrangige Entlastungsargument. Ständig zitiert sie in ihrem Bericht, dass die Nebenwirkungen gegenüber der Placebogruppe »nicht erhöht waren«. Fragt sich bloß, warum sie dann überhaupt den Auftrag gegeben hat, diese enorme Rate von Neuerkrankungen unter den Teilnehmern in die Patienteninformation hineinzuschreiben. Als mögliche Absicherung bei späteren Gerichtsverfahren? Damit gesagt werden kann, das Risiko sei ohnehin schon immer bekannt und auch offen deklariert gewesen?

Dem ist aber nicht so. In der öffentlichen Debatte zu Sinn und Unsinn der HPV-Impfung ging es bisher fast ausschließlich um die Frage, ob die Impfung vor einem späteren Gebärmutterhalskrebs schützt oder ob ihre Wirkung überschätzt wird. Das Sicherheitsrisiko, das die Impfung für die Gesundheit der geimpften Frauen und Mädchen bedeutet, wurde bislang kaum thematisiert. Doch wenn nur ein Teil der berichteten Autoimmunstörungen seine wahre Ursache in der HPV-Impfung hätte, wäre dies ein Gesundheitsskandal ersten Ranges.

Stärkere Wirkung – größeres Risiko

Der merckeigene Wirkverstärker AAHS in Gardasil ist jedoch bei Weitem nicht die einzige derartige Substanz, die ohne größere Debatte – ja sogar ohne eigene Sicherheitsstudien durchführen zu müssen – den modernen Impfstoffen beigemengt wurde. Im Konkurrenzprodukt Cervarix ist beispielsweise eine noch wesentlich abenteuerlichere Substanz enthalten. Hier wurde Aluminiumhydroxid mit einem Bestandteil der Hülle der berüchtigten Salmonellen kombiniert, um den ultimativen Immuneffekt zu erzielen.

Stolz präsentierte Cervarix-Hersteller GlaxoSmithKline (GSK) bei der im Sommer 2009 im schwedischen Malmö abgehaltenen »25. Internationalen Papillomaviren-Konferenz«

erstmals einen direkten Vergleich zwischen dem eigenen HPV-Impfstoff Cervarix und dem Konkurrenzprodukt und Marktführer Gardasil von Merck. Ergebnis: Cervarix erzeugt deutlich mehr neutralisierende Antikörper und auch wesentlich mehr Gedächtniszellen. Mit der Botschaft »stärker und länger« will der europäische Konzern nun gegen den US-Multi eine Aufholjagd um den Milliardenmarkt starten.

An der Studie nahmen 1000 Frauen im Alter von 18 bis 45 Jahren teil. Im Zentrum der Untersuchung stand die Frage, wie stark der immunogene Effekt der beiden Impfungen ist. Davon, so die These, hängt die Wirkdauer wesentlich ab, und damit auch unmittelbar die Frage, ob die HPV-Impfung überhaupt in der Lage ist, den in der Werbung vermittelten Schutz vor der Ausbildung eines Tumors zu bieten. Schließlich ist die Impfung derzeit für 12- bis 17-jährige Mädchen empfohlen, die Mehrzahl der tödlichen Fälle von Gebärmutterhalskrebs tritt hingegen erst im Alter von über 60 Jahren auf. Gemessen an diesen Kriterien ist Cervarix deutlich überlegen. Gegen HPV-16, den mit Abstand häufigsten Virentyp, bilden sich mehr als doppelt so viele neutralisierende Antikörper wie in der Gardasil-Kontrollgruppe, gegen HPV-18 sogar sechsmal so viele. Zudem finden sich nahezu dreimal so viele Gedächtniszellen, die bei neuerlichem Kontakt mit den Viren die Antikörperproduktion gleich wieder starten könnten.

Nachdem die Wirkstoffe beider Produkte nahezu identisch sind, muss dieser Unterschied durch einen anderen Bestandteil der Impfung bewirkt werden: die unterschiedlichen Wirkverstärker. »Unser neues Adjuvantien-System erzeugt eine so starke Immunantwort«, erklärte mir der Mediziner und Cervarix-Produktmanager Hugues Bogaerts stolz, »dass wir sie über die Kürzung der Lipidkette sogar künstlich abschwächen mussten, weil sie sonst zu toxisch gewesen wäre.«

Sollen wir unseren Töchtern, so wie Jette Joop in den TV-Spots, zur HPV-Impfung raten? Die STIKO tut dies und empfiehlt die Impfung für Mädchen im Alter von 12 bis 17 Jahren. Die hinter dem Impfkonzept stehende Theorie klingt durchaus plausibel. Wenn die Infektion mit krebserregenden Viren verhindert wird, so kann kein Krebs entstehen. In der Praxis ist das Thema jedoch wesentlich komplexer. Zunächst gibt es mehr als hundert verschiedene Typen von HPV und zumindest 15 davon gelten als krebserregend. Die derzeitigen Impfungen wirken nur gegen zwei davon. Obendrein ist es derzeit noch gar nicht geklärt, wie der Zusammenhang zwischen einer Infektion in der Jugend und einem 20 bis 40 Jahre danach entstehenden Tumor konkret abläuft. Humane Papillomaviren stellen die mit Abstand häufigste sexuell übertragbare Infektion dar. Mit einer Wahrscheinlichkeit von 80 Prozent ist jeder Mensch längere oder kürzere Zeit seines Lebens damit infiziert. Die Viren sind nicht besonders gefährlich, da beinahe alle Infektionen vom Immunsystem wieder geklärt werden. Aber sogar wenn eine Frau dauerhaft infiziert bleibt, so wird sie mit hoher Wahrscheinlichkeit nicht an Krebs erkranken, wenn sie regelmäßig zur Vorsorgeuntersuchung geht (siehe Kapitel »Gebärmutterhalskrebs«).

»Es ist also durchaus rational, bei einem derart kleinen Risiko, das die Viren darstellen, eine vollständig sichere Impfung zu erwarten«, erklärt die norwegische Immunforscherin Charlotte Haug. Und sie fügt in einem Kommentar im Journal der Amerikanischen Ärztegesellschaft[81] warnend hinzu: »Wenn man die Vorteile gegen die Risiken abwägt, ist es durchaus vernünftig, auch danach zu fragen, wer denn das Risiko auf sich nimmt und wer den Gewinn einstreift. Die Öffentlichkeit denkt immer, dass hier nur die wissenschaftlichen Beweise zählen und in die Waagschale geworfen werden. Wenn allerdings andere Dinge dazukommen wie der Profit, den ein Konzern machen möchte, oder finanzielle Eigeninteressen von Ärzten oder Ärztegesellschaften, so wird die Balance sehr leicht verfälscht. Und dasselbe gilt, wenn die Nebenwirkungen nicht korrekt dargestellt werden.«

23) Die Zuckerfalle

Es ist gar nicht so lange her, da wurde Diabetes mellitus Typ 2 noch »Altersdiabetes« genannt, im Gegensatz zum »juvenilen« Typ-1-Diabetes, der oft schon in der frühen Kindheit auftritt und seine Ursachen in einer Autoimmunstörung hat. Mittlerweile ist dieser Altersdiabetes in fast allen Industrieländern auf dem besten Weg zu einer Volkskrankheit zu werden: mit Diabetikern im Alter von 40 Jahren oder noch jünger. Wir sitzen als Gesellschaft ganz tief in der Zuckerfalle.

Der Diabetes ist eine der wichtigsten Ursachen für Erblindung, er erhöht das Risiko von chronischem Nierenversagen und Amputationen. Diabetiker haben Probleme mit der Wundheilung, kommen mit Infektionen schlecht zurande. Viele plagt übermäßiger Durst, sie fühlen sich ständig kraftlos und abgeschlagen. Das Risiko, einen Herzinfarkt oder einen Schlaganfall zu erleiden, ist zwei- bis viermal so groß. Die zugrunde liegenden krankhaften Veränderungen der Blutgefäße sind oft schon Jahre vor dem Ausbruch der Krankheit vorhanden. Betrachtet man alles zusammen, so verlieren Diabetiker im Schnitt sieben bis acht Jahre ihres Lebens durch die Schäden, die der überschüssige Zucker im Organismus anrichtet.

In den USA ist die Situation schon so ernst, dass der Anstieg der Lebenserwartung, der schnurgerade auf ein durchschnittliches Alter von hundert Jahren zuzulaufen schien, sich langsam, aber sicher umkehrt.[82] Etwa ab dem Alter von 40 Jahren fällt der Lebenserwartungszuwachs der amerikanischen Männer rapide ab und verharrt bis zum Alter 50 fast an der Nulllinie. »Bei Frauen ist der Abfall noch viel drastischer«, erklärt Achim Regenauer, medizinischer Leiter des Kompetenzzentrums »Medizinische Risikoforschung« der Münchener Rückversicherungs-Gesellschaft. »In der Altersgruppe zwischen 40 und 50 Jahren hat sich die durchschnittliche Sterblichkeit von Jahr zu Jahr erhöht.« Der seit Jahrzehnten anhaltende Trend der stetig steigenden Lebenserwartung könnte damit zu Ende gehen und als Erstes klar ersichtlich, so Regenauer, ist dies bei den US-Amerikanerinnen.[83]

Statt konsequent gegenzusteuern, werden die Sportstunden in den Schulen immer mehr gekürzt, dafür stehen Softdrink-Automaten in der Aula. Die Konzerne Coca-Cola und Pepsi haben sich amerikaweit die Schulen aufgeteilt und tragen mit ihren Standgebühren beträchtlich zum Budget bei. Für die Therapie der übergewichtigen Jugendlichen fühlen sie sich dann allerdings nicht mehr zuständig.

So konsumieren wir mehr Zucker denn je, und die nachfolgende Generation trainiert mit Cola, Red Bull und ähnlichen Hochzucker-Drinks bereits jetzt auf Hochtouren für ihren künftigen Diabetes. Laut einer Erhebung der Zeitschrift *Ökotest* beträgt der durchschnittliche Zuckergehalt unter 15 getesteten Energydrinks 106 Gramm Zucker pro Liter.[84] Eine handelsübliche 0,25-Liter-Dose dieser koffeinhaltigen Getränke mit Gummibärchen-Aroma enthält demnach den süßen Gegenwert von 11 Stück Würfelzucker – noch ein Stück mehr, als sich in Cola befinden. Der Anteil an purem Zucker an der Gesamtenergiemenge hat bei vielen Jugendlichen die 30-Prozent-Marke bereits weit überschritten. Dazu kommen noch die zahlreichen Snacks, die Brötchen und die Muffins – allesamt aus Weißmehl. Wie nahe diese Kohlenhydrate chemisch gesehen an purem Zucker sind, merken wir, wenn wir einen Brötchenbissen etwas länger im Mund lassen. Allein die Enzyme im Speichel genügen schon, um die Stärke binnen zwei bis drei Minuten in Einfachzucker umzuwandeln, den wir dann sogleich am Geschmack erkennen.

Erntezeit – das ganze Jahr

Alles, was wir essen, wird im Organismus zu Energie umgewandelt. Einen Großteil davon benötigen wir, um die Körpertemperatur konstant auf etwa 36 Grad Celsius zu halten. Die restliche Energie wird für die Muskel- und Organfunktionen eingesetzt. Vermittelt wird diese Energie vorwiegend über Glukose, auch Trauben- oder Blutzucker genannt. Glukose strömt über das Blut als Energierohstoff in alle Teile des Körpers, 20 Prozent davon verbraucht allein das Gehirn. Die wichtigsten Energiequellen für den Menschen sind Kohlenhydrate (Zucker), Fette und Proteine (Eiweiß). Kohlenhydrate und Proteine haben einen Energiegehalt von etwa 4,2 Kilokalorien pro Gramm. Fette liefern dem Körper mehr als doppelt so viel Energie (9,3 Kilokalorien). Daher speichert der menschliche Körper Energie rationellerweise in Form von Fett. Durch diesen Kunstgriff hat der Organismus weniger Gewicht zu tragen und dennoch die größtmögliche Menge an Energie eingelagert. Würden stattdessen Kohlenhydrate gespeichert, müssten wir die doppelte Menge, also das doppelte Gewicht als Energiereserve mit uns schleppen.

Zucker ist für den Stoffwechsel also das bevorzugte Antriebsmittel, Fett das bevorzugte Speichermedium. Je nachdem, welche Funktion gerade gebraucht wird, wandelt der Organismus das eine in das andere um. Nehmen wir mehr Energie zu uns, als der Körper verarbeiten kann, so werden die Kohlenhydrate zerlegt und als Fett gespeichert. Dieser Umbau findet vor allem in der Leber statt. Sich ein Fettlager im Körper anzulegen, ist im Grunde eine hervorragende Taktik der Evolution, die sich im Lauf der Jahrtausende bewährt hat. Im Herbst, wenn Obst und Beeren reif sind, die Lager voll sind mit Kartoffeln, Getreide und Gemüse, wenn also der pure Überfluss an Kohlenhydraten herrscht – dann ist die Zeit der Einlagerung. Dann wird jenes Fettpolster angelegt, das den langen entbehrungsreichen Winter durchstehen hilft. Während beispielsweise der Bär seine Winterruhe hält, schaltet er vom »Raketentreibstoff« Zucker um auf den schwerfälligeren »Traktordiesel« Fett und zehrt von seiner Speckschwarte. Und auch beim Menschen kam in den früheren Zeiten im Winter oft die Phase, wo die Vorräte knapp wurden und es notwendig war, auf die langsamere Fettverbrennung aus den körpereigenen Depots umzusteigen, die ein reicher Herbst gefüllt hatte.

Heute haben wir hingegen das ganze Jahr Herbst – und damit Erntezeit. Die Supermärkte funktionieren unabhängig von der Saison, Hungerzeiten kommen – zumindest in den Industrieländern – kaum noch vor. Und so ist es für uns schwierig, den Ballast wieder loszuwerden. Denn es ist von der Natur nicht vorgesehen, die Fettpolster anzugreifen, solange genug Zucker – als bevorzugter Energielieferant – vorhanden ist. Nur in der Not stellt der Stoffwechsel auf »Diesel« um, nur dann, wenn der Zuckernachschub aufhört. Es ist wie ein Schalter, der dafür intern umgelegt werden muss.

Das funktioniert aber nicht so ohne Weiteres. Der Körper hat nämlich auch einen Zuckervorrat angelegt, um kleine Engpässe zu überstehen. In der Leber sind etwa 100 Gramm gelagert, weitere 300 Gramm finden sich in den Muskeln. Das reicht bequem für drei bis vier Tage. Wenn wir also nur kurze Zeit fasten oder auf Kohlenhydrate verzichten, so wird der Fettgürtel nicht einmal angetastet. Der Organismus bedient sich aus der Vorratskammer der Leber und »nascht« an seinen eigenen Muskeln. Dabei nimmt er auch gleich ein paar Proteine mit. Das führt dazu, dass die Muskeln schrumpfen, zuerst jene, die wir längere Zeit nicht mehr gebraucht haben – die Bio-Maschine unseres Organismus arbeitet nun einmal äußerst rationell. Bei der nächsten süßen Mahlzeit wird dann als Erstes der Kohlenhydratspeicher wieder aufgefüllt; die »wertvolle« Fettreserve bleibt damit unangetastet. So handelt der Organismus eigensinnig nach einer über Millionen Jahre perfekt eingeübten Taktik. Sie ist in sich logisch und bildet das Rüstzeug für unsere erstaunliche Karriere auf diesem Planeten. Daher erscheint es dem Organismus riskant und töricht, wenn wir plötzlich das genaue Gegenteil wollen: nämlich die Speckpolster loszuwerden. Deshalb hat die Natur auch dafür gesorgt, dass wir es merken, wenn die Kohlenhydratreserven schwinden. Wir werden unruhig und nervös, der pure Hunger treibt uns aus dem Haus: früher auf die Jagd oder zu den Beeren und Pilzen – heute zum Kühlschrank, in den Supermarkt oder in ein Restaurant.

Wie rasch die Kohlenhydrate aus der Nahrung in verwertbaren Blutzucker umgewandelt werden, hängt davon ab, wie diese Kohlenhydrate aufgebaut sind. Je komplizierter die Verbindungen, desto länger dauert die Freisetzung des Zuckers. Große Zuckermoleküle werden über Magen und Darm zu kleineren aufgespalten. Am Ende steht dann meist die Glukose.

Bereits beim Kauen gehen Signale an die Bauchspeicheldrüse, welche die baldige Ankunft von Kohlenhydraten im Verdauungstrakt melden. Sind die Kohlenhydrate im Dünndarm angekommen, nehmen sie den bis dahin fertig produzierten Bauchspeichel gleich mit auf die Reise. Die Enzyme, die in diesem Sekret enthalten sind, beginnen mit der restlichen Zerkleinerungsarbeit und verwandeln auch komplizierte Mehrfachzucker in Glukose. Dieses einfachste aller Zuckermoleküle ist so klein, dass es durch die Schleimhaut des Darms dringen kann und somit ins Blut gelangt. Erstes Organ am Weg ist die Leber, wo ein kleiner Teil der Glukose gespeichert wird. Der Rest strömt durch das Blut zu den Organen und Muskeln, wo Glukose unmittelbar in den Zellen über einen biochemischen Mechanismus in Energie umgewandelt und verbraucht wird. Hier kommt dem Hormon Insulin als »Türöffner zu den Zellen« eine entscheidende Bedeutung zu.

Die kalte Logik der Natur

Um die Auswirkungen einer einseitig zuckerlastigen Ernährung auf unseren Organismus zu verstehen, kann es
hilfreich sein, sich in die kalte Logik der Evolution hineinzu-
versetzen. Für die Natur gibt es zwei wesentliche Regeln, denen alles andere untergeordnet wird: Eine Spezies muss sich
gesund fortpflanzen und so widerstandsfähig sein, dass sie
auch unter widrigen Umständen überlebt. Sind diese beiden
Bedingungen nicht gegeben, stirbt die Art aus. Deshalb begünstigt die Evolution Prozesse, die diese Prinzipien stützen.
Das bedeutet allerdings nicht, dass etwas, das für die Arterhaltung nützlich ist, auch für uns persönlich von Vorteil sein
muss. Im Gegenteil. Das Individuum ist der Natur herzlich
egal.

Die Natur hat ein Faible dafür, dass Lebewesen sich nach
Eintritt der Geschlechtsreife in eher jungen Jahren fortpflanzen. Einerseits, weil dann die Wahrscheinlichkeit höher ist,
an die Nachkommen gesunde Gene weiterzugeben, als wenn
die Geschlechtspartner alt sind. Außerdem sind Junge auf
dem Höhepunkt ihrer Kraft und Lebensenergie und sichern
damit besser das Überleben ihrer Nachkommen. Die Evolution gibt zur Sicherheit einen kleinen Zeitpuffer dazu, bis
genügend Kinder flügge sind, und das macht unsere Lebensspanne aus. Beim Menschen ist diese zusätzliche Zeitspanne
etwas großzügiger dimensioniert als bei anderen Säugetie-
ren. Dies liegt nach Erkenntnissen der Evolutionsbiologie vor
allem daran, dass wir die erste Spezies sind, die aus Erfahrungen lernt, sie archiviert und weitergibt. Großeltern haben
30 oder 40 Jahre lang Wissen angesammelt, über das Klima,
über Lebenskrisen, über Nahrungsmittel, über Krankheiten.
Wenn ein Stamm in der Entwicklungsgeschichte über »weise
Alte« verfügte, so war dies ein klarer Überlebensvorteil.

Wie gut die Chancen stehen, dass der Nachwuchs selbst
ins fortpflanzungsfähige Alter kommt, hängt unmittelbar

vom Nahrungsangebot ab. Klar: Wenn es gar nichts zu essen gibt, stehen die Chancen schlecht. Aber auch, wenn das Existenzminimum erfüllt ist, macht es einen großen Unterschied, ob Nahrung in Hülle und Fülle oder nur sporadisch vorhanden ist. Paradiesisch sind die Zustände, wenn es reichlich Kohlenhydrate und Proteine gibt: Fleisch, Getreide, Früchte im Überfluss. Dies liefert die am leichtesten verwertbare Energie und garantiert den größtmöglichen Kraftschub für die fortpflanzungswilligen Exemplare der Schöpfung.

Damit wir auch wirklich kräftig zulangen, wenn Kohlenhydrate im Angebot sind, bietet die Evolution uns noch einen zusätzlichen Anreiz: Süßes schmeckt uns einfach. Süßes macht uns glücklich. Süßes wirkt auf uns nahezu unwiderstehlich. Wir gehen der Evolution in die Falle, weil wir über einen biochemischen Mechanismus angelockt werden. Wenn süße oder stärkehaltige Nahrungsmittel gegessen werden, reagiert das Gehirn mit der Produktion des Neurotransmitters Serotonin. Gemeinsam mit Dopamin und den Endorphinen ist Serotonin der wichtigste Stimmungsmacher unserer Psyche. Wenn wir genug davon haben, sind wir zufrieden und glücklich. Ein Mangel hingegen führt zu Gereiztheit und Stimmungsschwankungen. Damit lockt uns der Trieb nach Süßem – ebenso wie der Sexualtrieb – in eine von der Evolution gewünschte Richtung: Wir verbrennen Energie auf hohem Niveau und wappnen uns gleichzeitig mit einem ordentlichen Speckgürtel für mögliche Hungerzeiten.

Bei Frauen, fanden Wissenschaftler des Massachusetts Institute of Technology heraus, wirkt dieser Mechanismus sogar noch wesentlich stärker als bei Männern, weil sie über einen geringeren Serotoninvorrat verfügen und damit sensibler auf einen Kohlenhydratmangel reagieren.[85] Hier liegt also der Schlüssel, warum Frauen häufiger als Männer ein wirklich emotionales Verhältnis zu Schokolade haben und ihnen die kleine »süße Pause« am Nachmittag so dringend notwendig scheint. Hier liegt ebenso der Schlüssel, warum Diäten tatsächlich Auslöser psychischer Krisen sein können: Unter einem Evolutionsaspekt ist eine Diät nichts anderes als eine Hungerkatastrophe.

Genauso dramatisch in seinen Folgen ist aber auch das konkrete Gegenteil. Wenn eine Spezies in ständigem Überfluss lebt, ist es evolutionstechnisch nicht notwendig, dass die einzelnen Exemplare uralt werden. Sie erledigen ihr Geschäft sozusagen in Rekordzeit: bekommen rasch Junge, versorgen sie mit den gesündesten Genen, nehmen selbst die am besten verwertbare Energie auf, geben das Maximum an Einsatz und brennen früh aus.

Wenn die Lebensumstände nicht so paradiesisch sind, ist es aus Sicht des evolutionären Überlebens hingegen wesentlich günstiger, wenn die Individuen genügend Zeit haben. Denn wenn jeder zweite Winter so streng ist, dass der Nachwuchs verhungert, so muss es der Spezies möglich sein, noch einen zehnten und sogar einen zwanzigsten Anlauf zu nehmen, sonst würde sie aussterben. Die von der Evolution herausgezüchteten Anpassungsmechanismen werden in diesen Zeiten des Mangels deshalb auch den Stoffwechsel optimieren.

Die Schlüsselrolle in diesem Mechanismus übernimmt das Hormon Insulin. Es wird als direkte Reaktion des Organismus auf den Zuckergehalt im Blut gebildet. Die biochemische Aufgabe des Insulins ist es in erster Linie, den Zucker an die Zellen weiterzuvermitteln. Wenn wir viel Zucker zur Verfügung haben, so wird dadurch dem Körper das Signal gegeben, dass die Zeiten rosig sind. Der Energieumsatz in den Kraftwerken unserer Zelle läuft auf vollen Touren. Damit ist jedoch auch der Verschleiß größer, die Zellen teilen sich häufiger, das Risiko einer rascheren Abnützung steigt. Als Katalysator des Stoffwechsels ist Insulin direkt verantwortlich für die Drehzahl unseres Motors. Je mehr Energie umgesetzt wird, desto höher ist seine Leistung, damit auch die Verschleißerscheinungen des Körpers. Ein Bio-Mechanismus, der voll auf Zucker setzt, blüht früh auf, bringt volle Leistung und brennt dann aber auch früher aus. Das heißt, kurioserweise werden wir nicht dann am ältesten, wenn wir ein Leben wie im Schlaraffenland führen, sondern wenn wir mit unserem Organismus »auf Sparflamme« wirtschaften.

Im Tierexperiment ist dieser Effekt seit Langem bekannt. Bereits in den dreißiger Jahren des letzten Jahrhunderts bemerkten Wissenschaftler der Cornell University in New York verblüfft, dass ihre Laborratten um etwa ein Drittel länger lebten, wenn sie wenig zu essen bekamen.[86] Mittlerweile liegen ähnliche Versuchsergebnisse für Fruchtfliegen, Affen und Hunde vor, und wir wissen deutlich mehr über die biologischen Ursachen. Die Begrenzer der Lebenszeit zu entdecken und dann möglichst zu überwinden, ist einer der Forschungsschwerpunkte von Cynthia Kenyon, Professorin für Biochemie und Biophysik an der University of California in San Francisco. Sie experimentierte dazu vor allem mit Würmern und bemerkte ebenso, dass es deren Lebenszeit radikal verkürzte, wenn sie mit Zucker gefüttert wurden. »Wir denken, dass dies mit dem Insulinstoffwechsel zu tun hat«, erklärte sie in ihrem Forschungsbericht. Seither vermutet Kenyon, dass der Weg zu einer deutlichen Lebensverlängerung beim Menschen ebenfalls in diesem Mechanismus liegen muss. Dass der Schluss vom Wurm auf den Menschen zu radikal ist, glaubt Kenyon nicht. »Wir haben den Mechanismus ja auch schon bei Fliegen und bei Mäusen gefunden. Bislang hat sich in der Genetik alles, was wir bei diesen drei Arten gefunden haben, auch beim Menschen bestätigt.« Kenyon hat aus ihren Forschungsresultaten auch Rückschlüsse auf ihren persönlichen Ernährungsstil gezogen. »An dem Tag, an dem wir herausfanden, dass Zucker die Lebensspanne der Würmer um die Hälfte verkürzt, habe ich selbst aufgehört, kohlenhydratreiche Speisen zu essen.« Diese zuckerarme Diät, betont sie, hält den Insulinspiegel niedrig, und daher kommt auch der potenziell günstige Einfluss auf die Lebensverlängerung.

Die Insulin-Spirale

Aus Studien mit Hundertjährigen weiß man, dass die meisten von ihnen etwas gemeinsam haben: Sie haben kein Übergewicht, ihr Blutzucker ist, gemessen an ihrem Alter, relativ gering, und sie haben verblüffend niedrige Insulinwerte.[87] In immer mehr Studien entpuppt sich Insulin als so etwas wie das negative Schlüsselhormon des Lebens. Es ist ein Indikator für den oxidativen Stress, den wir unserem Stoffwechsel zumuten. Wie sehr unser Körper altert, hängt unmittelbar mit diesem Stress zusammen. Je intensiver die Kraftwerke unserer Zellen Energie verbrennen, desto rascher altern sie, sind ausgepowert und erschöpft.

Diese Zusammenhänge zu erkennen und rechtzeitig gegenzusteuern, ist eine der wichtigsten Voraussetzungen für ein gesundes langes Leben. Dazu ist es notwendig, den Stoffwechsel der Kohlenhydrate zu verstehen. Dieser komplexe Vorgang wird über Hormone gesteuert, die in der Bauchspeicheldrüse gebildet werden. Das bekannteste ist das Insulin, weniger bekannt ist sein Gegenspieler, das Glucagon.

Wenn der Blutzuckerspiegel steigt, wird in den Inselzellen der Bauchspeicheldrüse Insulin produziert. Insulin verschafft der Glukose über eine Art »Sesam-öffne-dich«-Signal Zugang zu den Körperzellen, wo der Blutzucker dann umgewandelt und »verbrannt« wird. Solange genügend Zucker für den Energiefluss vorhanden ist, unterdrückt Insulin gleichzeitig den Abbau von Fett, denn es wird ja kein zusätzlicher Brennstoff benötigt. Überschüssige Kohlenhydrate werden –

wieder mithilfe des Insulins – in den Fettzellen gespeichert. Da Fettzellen enorm dehnbar sind, ist der Speicherplatz nahezu unbegrenzt.

Glucagon kommt hingegen dann zum Einsatz, wenn sich zu wenig Blutzucker im Kreislauf befindet. Es sorgt zunächst dafür, dass der Zuckerspiegel wieder angehoben wird, indem die Energievorräte in Leber und Muskeln zu Blutzucker umgewandelt werden und damit für den Stoffwechsel zur Verfügung stehen. Bei einem durchschnittlichen Erwachsenen belaufen sich diese Lagerbestände auf knapp ein halbes Kilogramm Kohlenhydrate in Form des Mehrfachzuckers Glykogen. Sind diese Vorräte aufgebraucht und kommt kein Nachschub an frischen Kohlenhydraten über die Nahrung, so setzt Glucagon die Umwandlung der Fettreserven aus den Körperdepots in Gang. Diese werden als Ketonkörper ins Blut abgegeben. Dort werden sie – ähnlich wie Glukose, nur nicht so effizient – in Energie umgewandelt. Zirkulieren übermäßig viele dieser Ketonkörper im Blut, nennt man diesen Zustand Ketose. Ungenutzte Ketonkörper können nicht in Fettsäuren zurückverwandelt werden. Sind sie einmal freigesetzt, werden sie entweder durch menschliche Leistung verbraucht oder durch den Urin ausgeschieden. Ein Traum für alle, die abnehmen wollen.

Weniger angenehm ist der gegenteilige Effekt: wenn diese Fettreserven gar nie angetastet werden, weil stets ein Übermaß an Glukose vorhanden ist. Dann legt die Bauchspeicheldrüse Insulin-Sonderschichten ein und produziert auf vollen Touren, um den Blutzucker wieder auf ein normales Maß zu senken. Mit der ständigen Belieferung der Zellen nützt sich jedoch langsam der beschriebene »Sesam-öffne-dich«-Effekt ab. Die Insulinrezeptoren an den Zellwänden werden immer unwilliger, die neuen Zuckerfrachten aufzunehmen. Die Steuerungsorgane des Stoffwechsels lassen jedoch nicht so leicht locker. Um die überschüssige Energie loszuwerden, kurbelt die Bauchspeicheldrüse die Insulinproduktion weiter an. Mit dem Effekt, dass sich auch die Insulinresistenz der Zellen weiter verstärkt.

Die Bauchspeicheldrüse vermag diese Fehlfunktion über viele Jahre auszugleichen, indem sie immer höhere Insulinmengen produziert. Die Inselzellen, in denen Insulin erzeugt wird, können ihre Leistung um das bis zu Zehnfache steigern. Dadurch gelingt es mit enormem Aufwand, den Blutzuckerspiegel lange Zeit im normalen Bereich zu halten. Dass dennoch etwas nicht stimmt, merkt man bloß an den gleichzeitig stets erhöhten Insulinwerten. Aber nach denen wird beim Arzt meist nicht eigens gesucht. Dort wird nur der viel einfacher zu messende Blutzuckerspiegel bestimmt.

Nach Jahren vermag die Bauchspeicheldrüse schließlich den immer größeren Insulinbedarf nicht mehr zu decken: Die Inselzellen erschöpfen sich und gehen zugrunde. Sie brennen regelrecht aus. »Der Blutzuckerspiegel beginnt erst zu steigen, wenn 20 bis 30 Prozent der insulinproduzierenden Zellen zerstört sind«, erklärt Peter Schwarz, der an der TU Dresden den bislang einzigen Lehrstuhl für »Prävention und Versorgung des Diabetes« innehat. Damit, so Schwarz, befindet man sich eigentlich schon in einer kritischen Situation, denn: »Diagnostiziert wird ein Diabetes in der Praxis aber oft erst, wenn bereits mehr als die Hälfte der Inselzellen tot sind. Und das ist natürlich fatal.«

Der Blutzuckerspiegel steigt an. Der Mensch, in dem sich diese fatale Spirale jahrelang gedreht hat, wird zum Diabetiker. Wenn nun von außen über die Gabe von Insulin nachgeholfen wird, so handelt es sich dabei um eine reine Symptomtherapie: um den Versuch, die Spirale noch ein paar Schrauben weiterzudrehen und so die erschöpfte Bauchspeicheldrüse zu ersetzen. Und wenn es in manchen Diabetikerratgebern heißt, dass – abgesehen von der fehlenden Insulinproduktion – keine wesentlichen Probleme vorliegen und deshalb auch keine wesentlich andere Diät als bei Gesunden empfohlen wird, so hat hier jemand die organischen Zusammenhänge nicht ganz verstanden. Sinnvoller erscheint die Alternative, den Blutzuckerspiegel möglichst in Schranken zu halten, so dass kein so massiver – oder eventuell gar kein – Insulinschub nötig ist. Dazu muss man aber die Auswirkungen der verschiedenen Nahrungsmittel auf den Anstieg des Blutzuckers kennen.

Schon seit längerer Zeit ist bekannt, dass leicht verdauliche Lebensmittel den Hunger wesentlich weniger ausdauernd besänftigen. Bereits 1977 zeigte eine englische Forschergruppe, dass Apfelsaft viel weniger sättigend ist als Apfelmus oder ganze Äpfel mit gleichem Kaloriengehalt.[88] Die Autoren führten diesen Effekt auf die unterschiedliche Zusammensetzung der Kohlenhydrate zurück, wobei das Vorhandensein von intakten Ballaststoffen maßgeblich war. Der Blutzuckerspiegel stieg zwar bei allen drei Apfelspeisen anfangs gleich hoch an, allerdings gingen Anstieg und Abfall bei Apfelsaft rascher vonstatten. Bei Mus lief diese Berg- und Talfahrt etwas weniger steil, beim ganzen Apfel hingegen ganz flach. Ursache dafür ist die Geschwindigkeit, in der die aufgenommenen Inhaltsstoffe in Blutzucker verwandelt und dann wieder verdaut werden. Je mehr Ballaststoffe vorhanden sind, desto länger dauert der Abbau. Und desto schwächer fällt auch die Insulinreaktion aus. »Die Entfernung der Ballaststoffe aus der Nahrung begünstigt also die raschere und leichtere Verdauung«, erklären die Autoren. »Ergebnis ist ein geringeres Sättigungsgefühl, eine gestörte Blutzuckerbalance und ein nicht angemessener Insulinausstoß.«

Werden die Kohlenhydrate im Verdauungsprozess langsam freigesetzt, führt dies hingegen zu einem sehr gemäßigten Anstieg des Blutzuckers. Insulin beginnt seine Arbeit langsam, und der darauf folgende sachte Abfall des Blutzuckers führt zu weniger Hunger- und Schwächegefühlen, die nach einer erneuten Ration Kohlenhydraten verlangen. Wenn die Bauchspeicheldrüse allerdings einen rapiden Anstieg des Blutzuckers registriert, so pumpt sie eine dementsprechend große Menge an Insulin in den Organismus. Das Insulin erledigt seinen Job ein bisschen zu gut, und das Ergebnis ist ein rascher Abfall des Blutzuckers mit den bekannten Folgen: Die Gier nach neuen schnellen Kohlenhydraten wird zu einem beinahe übermenschlichen Verlangen. Wir essen zu viel, setzen daraufhin Fett an, die Insulinresistenz steigt, ebenso das Hungergefühl und in der Folge unser Körpergewicht. Ein wahrer Teufelskreis.

Alle Kohlenhydrate, die wir zu uns nehmen, haben eines gemeinsam: Früher oder später werden sie zu Glukose umgebaut. Egal, ob es sich um die Kartoffelstärke in den Pommes frites oder um den Backzucker in der Geburtstagstorte handelt. Die Kohlenhydratketten werden über Enzyme in immer einfachere Zucker zerlegt und landen schließlich als simpelstes aller Zuckermoleküle, nämlich als Glukose, im Blut.

Beinahe ein Jahrhundert lang hielt sich in der Ernährungslehre die Regel, dass ein Nahrungsmittel umso rascher zu Blutzucker umgebaut werde, je simpler die Kohlenhydrate aufgebaut seien.[89] Die komplexen Kohlenhydrate aus Getreide, Kartoffeln oder Gemüse würden also wesentlich später für einen Zuckerschub im Organismus sorgen als simple Einfach- oder Zweifachzucker. Erst in den letzten beiden Jahrzehnten wurde die Gültigkeit dieser einfachen Logik bezweifelt. Studie um Studie zeigte, dass Weizen oder Kartoffeln genauso rasch für einen Glukoseanstieg sorgen, als wenn wir dieselbe Menge gleich als Würfelzucker essen.[90] Das langkettige Zuckermolekül aus der Stärke war mit gleicher Schnelligkeit zerlegt wie das simple Doppelmolekül des Rübenzuckers. Die Stärke jedoch ist nicht immer gleich leicht zugänglich. Es kommt darauf an, wie das Getreide verarbeitet ist und in welcher Kombination es gegessen wird.

Beachten wir dazu einen Versuch, in dem eine Gruppe von Teilnehmern Weißbrot, eine andere Gruppe Vollkornbrot zu essen bekam. Obwohl es sich augenscheinlich um das gleiche Grundnahrungsmittel handelte – eben Brot –, hätte die Reaktion des Organismus kaum unterschiedlicher ausfallen können: Die leicht verfügbaren Kohlenhydrate aus dem Weißbrot sorgten von Anfang an für einen stärkeren Insulinausstoß. Das ballaststoffreiche Brot aus dem vollen Korn führte zu einer flachen Glukosekurve ohne spektakuläre Insulinreaktion.

Nach etwa eineinhalb Stunden zeigen sich die wesentlichen Unterschiede im Stoffwechsel, das Insulin hat gewirkt. Der Blutzuckerspiegel jener Personen, die das Weißbrot gegessen haben, ist nun wieder auf das Niveau der Vollkorn-Gruppe gefallen. Er pendelt sich jedoch nicht auf diesem Niveau ein, sondern bleibt während der nächsten halben Stunde weiter im freien Fall. Bis nach etwa zwei Stunden – aufgrund der Wirkung des Insulins – sogar eine negative Zuckerbilanz herrscht. Die Folgen dieser Unterzuckerung machen sich als Leistungsabfall, Unkonzentriertheit und ein beginnendes starkes Hungergefühl bemerkbar. Nach einer gleich großen Menge Weißbrot kehrt der Hunger also rascher zurück als bei Vollkorn. Noch wesentlich extremer fällt dieser Vergleich bei Nahrungsmitteln aus, die sich stärker voneinander unterscheiden. Fetthaltige Speisen machen wesentlich länger satt als solche, die vor allem aus Kohlenhydraten bestehen.

Der glykämische Index

Der kanadische Wissenschaftler David Jenkins entdeckte Anfang der achtziger Jahre ein Messverfahren, das genau angibt, wie rasch Nahrungsmittel den Blutzuckerspiegel beeinflussen: den »Glykämischen Index« (GI). Referenzwert für den GI ist Glukose (Blutzucker), die mit einem Wert von 100 festgelegt wird. Alle anderen Nahrungsmittel werden in Relation dazu gemessen. Am oberen Ende der Skala finden sich Produkte aus Weißmehl, purer Zucker und Limonaden, am anderen Ende Broccoli, Spinat und Zwiebeln sowie all die kohlenhydratfreien oder kohlenhydratarmen Milchprodukte und Fleischspeisen. Jedes Lebensmittel, das raffiniertes Weißmehl enthält, ist in der Liste ganz oben zu finden. Dies schließt die meisten Desserts ein, Toastbrot, Backwaren, Nudeln. Instantreis gehört ebenfalls dazu wie reife tropische Früchte und Kartoffeln.

Eine Studie von Ernährungsexperten der Universität Utah in Salt Lake City verglich den Einfluss von Nahrungsmitteln mit niedrigem und hohem Glykämischem Index (GI) bei übergewichtigen Jugendlichen.[91] Obwohl der Kaloriengehalt gleich hoch war, hatten die Testpersonen in der Gruppe mit hohem GI im Schnitt um eine Stunde früher Hunger als die Vergleichsgruppe mit niedrigem GI. Ursache war ihr beinahe doppelt so hoher Blutzuckerspiegel, der eine starke Insulinausschüttung provozierte.

Immer mehr Studien liefern ähnliche Ergebnisse, und die Beweise für den schädlichen Einfluss eines hohen GI sind mittlerweile beinahe lückenlos erbracht. Ebenso zeigt sich nun sonnenklar, warum herkömmliche Diäten eine ganz klägliche Erfolgsrate aufweisen: Solange der Glykämische Index der Diät hoch ist, spielt es keine Rolle, wie niedrig die Kalorienmenge gedrückt wird, denn der ausschlaggebende Teufelskreis des raschen Blutzuckeranstiegs mit dem daraufhin erfolgenden raschen Insulinausstoß wird nicht unterbrochen, wenn jemand weniger isst. Und sobald die Willenskraft gegen die selbst auferlegte Diät erlahmt, folgt der volle Rückfall in Heißhungerattacken und Fressanfälle. In allen Studien, in denen ein hoher GI getestet wurde, hatten die Versuchsteilnehmer früher Hunger und aßen, wenn ihnen das freigestellt wurde, wesentlich mehr als die Kontrollgruppe mit niedrigem GI.

Wer ein Brötchen aus raffiniertem Weißmehl isst, erzielt also eine ähnliche Wirkung auf den Organismus wie sich einstellt, wenn man Alkohol auf nüchternen Magen trinkt: Unser Magen kommt an die Stärke sofort heran, ohne zuvor die zeitaufwändige Trennung von den Ballaststoffen durchführen zu müssen. Das Brötchen wird binnen kürzester Zeit in Glukose umgewandelt und erzeugt einen ebenso schnellen Insulinanstieg. Der darauf folgende starke Abfall des Blutzuckers weckt schon bald die unbändige Lust auf Nachschub. Vollkornbrot hingegen wäre in diesem Vergleich ein Glas Wein, das man zu einem Abendessen trinkt: Ein Teil des Mehles wird nicht ins Blut absorbiert, sondern von den Eingeweiden langsam weiterverarbeitet und schließlich ausgeschieden. Das hat auch positive Auswirkungen auf die effiziente Funktion des Darms. Das Fehlen von Ballaststoffen ist eine der Hauptursachen, warum Verstopfung und Verdauungsprobleme ein so verbreitetes Gesundheitsproblem geworden sind. Wer eine Diät mit hohem GI und wenig Ballaststoffen macht, hat auf die Dauer ein mehr als doppelt so hohes Risiko, Diabetiker zu werden.

Runter vom Diabetes-Gleis

Diabetes und seine Begleitkrankheiten sind längst zu einem der größten Ausgabenposten im Gesundheitssystem geworden. Mehr als zehn Millionen Deutsche sind offiziell betroffen. Nun droht Diabetes, sich durch die älter werdende Bevölkerung zu einem gesamtwirtschaftlichen Katastrophenfall zu entwickeln. »Inklusive Dunkelziffer und Vorstadien steuert ein Drittel der Bevölkerung unaufhaltsam auf Diabetes zu«, erklärte mir kürzlich in einem Interview Rüdiger Landgraf, der Vorsitzende der Deutschen Diabetes-

Stiftung. Derzeit verursacht die Behandlung der Diabetiker einen Aufwand von rund 30 Milliarden Euro. »Bis 2025 müssen wir mit einer Kostenexplosion auf bis zu 240 Milliarden Euro rechnen«, befürchtet Landgraf. »Das entspricht in etwa dem, was wir heute für das gesamte Gesundheitssystem in Deutschland ausgeben.«

So weit der durchaus düstere Befund und die alarmierende Perspektive. In der Realität merkt man von derartiger Untergangsstimmung jedoch wenig. Im Gegenteil, man hat oft den Eindruck, dass es sich gar nicht um eine wirkliche Krankheit handelt. Kaum ein Medienbericht zum Thema, in dem nicht betont wird, wie gut man leben kann mit Diabetes. Wenn man sich in sogenannte Disease-Management-Programme einschreiben lässt, Blutzuckerkontrolle betreibt – oder zumindest regelmäßig zum Arzt geht. Neue Medikamente kommen auf den Markt und gelten als Hoffnungsträger, die Insulinpräparate werden ständig länger oder kürzer oder besser wirksam und ermöglichen ein bequemes Management der Krankheit. Einer Krankheit, von der man meinen könnte, sie sei irgendwo zwischen Gendefekt und Infektion angesiedelt – also dort, wo man persönlich kaum Verantwortung trägt und nicht wirklich eingreifen kann. Bestärkt wird man darin von den Experten, die versichern, dass die neuen Arzneimittel es ermöglichen, ein weitgehend normales Leben zu führen. Speziell was die Ernährung betrifft. »Selbstverständlich«, heißt es in den Ratgebern, könnten Diabetiker alles essen, was ihnen schmeckt. »Wenn sich manche Diabetiker unbedingt von Körnern ernähren wollen, dann sollen sie das tun«, formulierte es kürzlich Viktor Jörgens, der Direktor der Europäischen Gesellschaft für Diabetesforschung, bei einer Pressekonferenz. »Aber nötig ist es nicht.« Wer es schaffe, die wirklichen Ursachen für die Entstehung dieser Stoffwechselstörung aufzuklären, werde zweifellos den Nobelpreis gewinnen, glaubt Jörgens. Bis dahin müsse eben die Therapie ausgeweitet werden. Seine Diabetesratgeber tragen denn auch so programmatische Untertitel wie »Für intensivierte Insulinbehandlung«[92] oder »Mit Insulin geht es mir wieder besser«.[93]

Ich fragte Thomas Haak, den bis 2009 amtierenden Präsidenten der Deutschen Diabetes-Gesellschaft, dezidiert, welche Bedeutung er einer zucker- und kohlenhydratreduzierten Ernährung beimisst. Und seine Antwort zeigte wenig Verständnis: »Es geht nicht um die Kohlenhydrate«, entgegnete er, »sondern ganz allgemein um die Vermeidung einer übermäßigen Kalorienzufuhr, also um die Fetteinsparung.« Manchmal fragt man sich wirklich, warum Diabetes überhaupt Zuckerkrankheit heißt.

TIPPS ZUR SELBSTVERTEIDIGUNG:

Falsche Ernährung und zu wenig Bewegung sind die Hauptursachen von Diabetes. Doch Änderungen im Lebensstil sind mühsam und halten meist nicht allzu lange an. Nirgends ist die Drop-out-Quote höher als in Studien, in denen den Teilnehmern eine zu strenge Diät verordnet wird. Früher oder später landen die meisten Patienten deshalb bei Medikamenten. Dabei müsste das nicht sein, denn der Weg in den Diabetes ist keine Einbahnstraße, Umkehr ist möglich.

Diabetes entsteht, wenn wir über unsere Ernährung die Insulinreaktion so stark überreizen, bis die Körperzellen in den Streik treten und keinen weiteren Zucker aufnehmen. Der Zucker bleibt nun im Blut. Auch eine ständige Erhöhung der Insulinproduktion hilft auf Dauer nichts. Wir werden zuckerkrank.

So einfach die Entstehungsgeschichte des Diabetes ist, so schwer ist es scheinbar, die simpelste aller Lehren daraus zu ziehen: Wir müssen versuchen, Nahrungsmittel zu essen, die den Insulinausstoß nicht über lange Zeit ständig überstrapazieren. Wir müssen die »Tourenzahl« unseres Stoffwechsels zurückdrehen. Dann erholen sich die Zellen und beenden ihren Zuckerboykott. Speziell auch, wenn wir gleichzeitig durch Bewegung für Vollbeschäftigung in den Muskeln sorgen.

Ein paar kleine, aber wichtige Adaptionen unseres täglichen Speiseplanes können hier Wunder wirken. Ein italienisches Ärzteteam hat mit einem genial einfachen Diätprogramm große Erfolge bei Zuckerkrankheit. Vor einigen Jahren hatte Katherine Esposito, Leiterin der Abteilung für Stoffwechselstörungen der Universität Neapel, die Idee zu einem neuen Ernährungskonzept für Patienten mit metabolischem Syndrom, der Vorstufe von Diabetes. Anstatt ihre übergewichtigen Patienten mit Verboten zu nerven, an die sich die meisten ohnehin nicht halten würden, drehte sie den Spieß um.

Für zwei Jahre sollte sich jeder der 90 Studienteilnehmer einen Spickzettel auf den Kühlschrank heften, auf dem eine Gebotsliste von fünf Speisen notiert war, die möglichst jeden Tag gegessen werden sollten. Was sonst noch auf den Teller kam, stand jedem vollkommen frei. Die Liste umfasste folgende Produkte:

1. 250 bis 300 Gramm Früchte (das entspricht dem Gewicht von zwei mittelgroßen Äpfeln)
2. 125 bis 150 Gramm rohes Gemüse (z.B. eine Kohlrabi, zwei Karotten)
3. 25 bis 50 Gramm Nüsse (eine Hand voll)
4. 400 Gramm Vollkorn-Getreideprodukte (Reis, Nudeln, Brot) oder Hülsenfrüchte
5. Bevorzugte Verwendung von Olivenöl

Im Vergleich zu einer gleich großen Kontrollgruppe, die eine normale Ernährungsberatung bekam, war der Effekt der Spickzettel-Diät mehr als deutlich. Die Teilnehmer nahmen im Schnitt 4 Kilogramm ab. Der Zuckerwert verbesserte sich ebenso wie der Blutdruck und der Cholesterinspiegel. Am Ende der zwei Jahre erfüllte die Hälfte der Teilnehmer die Kriterien für das metabolische Syndrom nicht mehr. In der Kontrollgruppe hatte sich der Gesundheitszustand bei niemandem verbessert, zwei Teilnehmer waren in der Zwischenzeit sogar zu insulinpflichtigen Diabetikern geworden.

Die erste derartige Studie wurde 2004 im Journal der Amerikanischen Ärztegesellschaft vorgestellt[94]. Mittlerweile hat Esposito bewiesen, dass der mediterrane Speisecocktail auch bei einer Reihe von weiteren Krankheiten hilft und beispielsweise bei erektiler Dysfunktion als schmackhafter Viagra-Ersatz taugt.

24) Wie Diabetiker hintergangen werden

Kann man mäßig erhöhte Blutzuckerspiegel tolerieren, oder haben Diabetiker einen konkreten gesundheitlichen Vorteil, wenn der Glukosegehalt ihres Blutes mithilfe von Medikamenten künstlich abgesenkt wird? Über viele Jahre galt es als Credo der Diabetologie, dass ein Patient umso besser »eingestellt« war, je niedriger sein HbA_{1c} lag. Dieser Wert gibt den Anteil des »verzuckerten Blutes« im Mittel der letzten beiden Monate an und liegt bei Gesunden zwischen 4 und 6 Prozent. Diabetiker hingegen erreichen Werte von 9 Prozent und mehr, weil der Zuckerüberschuss im Blut von den Körperzellen nicht verarbeitet werden kann. Der »honigsüße Durchfluss« – so die wörtliche Übersetzung von Diabetes mellitus – führt zu schweren Durchblutungsstörungen der Gefäße, schädigt speziell Augen, Füße und Nieren und erhöht generell das Risiko für Herzkrankheiten. In fast allen Diabetesleitlinien wird deshalb ein HbA_{1c} von weniger als 6,5 als Therapieziel angestrebt.

Die von den US-Gesundheitsbehörden organisierte ACCORD-Studie (»Action to Control Cardiovascular Risk in Diabetes«) trieb dieses Prinzip auf die Spitze: Mit bis zu sechs verschiedenen Arzneimitteln sollte der Blutzucker der im Schnitt 62 Jahre alten Diabetiker auf das Niveau von Gesunden – mit HbA_{1c} unter 6 Prozent – gesenkt werden. Die andere Hälfte der insgesamt mehr als 10 000 Teilnehmer wurde einem – gemessen an den Leitlinien – beinahe fahrlässig-laschen Therapieschema zugewiesen. Hier war ein HbA_{1c} von 7 bis 7,9 Prozent erlaubt.

Die Studie war auf mehr als fünf Jahre angelegt, die Notbremse sollte gezogen werden, wenn die Sterblichkeit in einem der beiden Studienarme einen bestimmten Grenzwert übersteigen würde. Tatsächlich trat dieser Fall bereits im Februar 2008 ein – nach nur 3,5 Jahren Laufzeit. Entgegen den Erwartungen der Experten traf es aber nicht die Gruppe der schlecht eingestellten Diabetiker, sondern die Intensivtherapie. Hier waren um 22 Prozent mehr Todesfälle aufgetreten. Im Sommer 2008 wurden die Daten im *New England Journal of Medicine* publiziert, und seither hat die Branche der Diabetologen ein kontrovers diskutiertes Dauerthema, welches auch die im Mai 2009 in Leipzig abgehaltene Jahrestagung der Deutschen Diabetes-Gesellschaft (DDG) dominierte.

Relative Einigkeit besteht noch bei der Frage, woran die ACCORD-Teilnehmer gestorben sind. Die meisten dieser Personen wurden laut Studienprotokoll »dead in bed« gefunden. »Möglicherweise spielten Unterzuckerungen hier eine tödliche Rolle«, vermutete der damalige DDG-Präsident Thomas Haak. Eine Ausgangsthese, die auch Michael Stumvoll, Direktor der Medizinischen Klinik und Poliklinik III am Universitätsklinikum Leipzig, teilt. »Es tut mir leid um alle, die in der ACCORD-Studie zu Tode gekommen sind«, sagt Stumvoll. »Andererseits hat uns das den Erkenntniszuwachs gebracht, dass dieses blinde Absenken des Zuckers um jeden Preis ein Wahnsinn ist.«

Eine zu Jahresbeginn 2009 publizierte kleinere Studie mit 1791 Angestellten der US-Militärs (»Veterans Affairs Diabetes Trial«) bestätigte den Verdacht. Alle Teilnehmer waren angewiesen, ihren Blutzucker mindestens zweimal täglich zu messen, einmal pro Woche sogar um drei Uhr nachts. Abermals zeigte sich kein Nutzen der Intensivtherapie. Statistisch von hoher Bedeutung war hingegen der Unterschied bei den Fällen von schwerer Unterzuckerung (Hypoglykämie) mit einem Anteil von 8,5 gegenüber 3,1 Prozent in der Kontrollgruppe.

Hypoglykämie entsteht, wenn der Zuckerspiegel – meist in Folge einer Überdosierung von Diabetes-Pillen oder Insulin – zu stark abfällt. Das Management dieser schweren Komplikation ist fixer Bestandteil aller Diabetes-Schulungen. Risikopersonen führen ein eigenes Notfallset bei sich, um bei Bedarf sofort Glukagon, den hormonellen Gegenspieler von Insulin, spritzen zu können. »An einem hohen HbA_{1c} stirbt akut keiner«, sagt Stumvoll, »am Hypo hingegen schon.« Zum Zeitpunkt des Abbruchs der ACCORD-Studie hielten die intensiv therapierten Diabetiker einen durchschnittlichen HbA_{1c} von 6,4 Prozent gegenüber einem Wert von 7,5 in der Kontrollgruppe. Der HbA_{1c} sagt – als gemittelter Zuckerwert der letzten acht Wochen – wenig über die kurzfristigen Schwankungen im Tagesverlauf aus. Doch je niedriger der Mittelwert, desto wahrscheinlicher wird ein Ausschlag nach unten.

Als Hypoglykämie gilt jeder Zuckerspiegel unter einem Wert von 2,2 mmol/l (40 mg/dl). Die Patienten werden nervös, beginnen zu zittern, bekommen Schweißausbrüche und haben extremen Heißhunger. Wird kein Zucker zugeführt, verlieren sie zunehmend die Kontrolle über ihren Körper, beginnen zu schwanken und lallen wie Betrunkene. Die schwere Hypoglykämie ist mit großem Abstand der häufigste Notfall unter den diabetischen Akutkomplikationen. Bereits der erste Unterzucker kann zum Tod führen. Besonders gefährdet sind langjährige Diabetiker mit gestörter Nierenfunktion. Doch auch wenn es gelingt, die Unterzuckerung zu beheben, bleiben Folgeschäden. Das Gehirn als Zucker-Großverbraucher unter den Organen scheint einen Mangel besonders schlecht zu tolerieren. Eine Mitte April 2009 im Journal der US-Ärztegesellschaft publizierte Langzeitstudie[95] ergab, dass bei Personen, die wegen einer Unterzuckerung in die Klinik gebracht werden mussten, das Risiko auf nachfolgende Demenz um 42 Prozent anstieg, bei zwei derartigen Vorfällen sogar um 136 Prozent.

Streit der Diabetes-Experten

Bereits im Oktober 2008 reagierte die DDG auf die aktuellen Ergebnisse mit einer Anpassung der Leitlinie. Während die Therapie bei jüngeren Patienten und im Frühstadium der Diabetes weitgehend gleich bleibt, sollen ältere Diabetiker mit Begleitkrankheiten und schlechter Basiseinstellung fortan nicht mehr drastisch unter einen HbA_{1c}-Wert von 6,5 gesenkt werden. »Hier nehmen wir auch einen Wert unter 7 in Kauf«, erklärt Haak. Manche Diabetologen sehen auch bei noch höherem Blutzucker keinen akuten Handlungsbedarf. »Wenn ein 70-jähriger Patient, der seit 15 Jahren Diabetes hat, mit einem Wert von 7,2 ein gutes Leben führt, dann lass ich den in Ruhe«, sagt Michael Stumvoll. »Ab 7,5 werde ich aber etwas unruhig.«

Der 80-jährige Nestor der deutschen Diabetologie, Hellmut Mehnert, schlug in einem Kommentar in der *Ärzte Zeitung* kürzlich gar einen HbA_{1c}-Wert von 8,0 vor, »um einen gewissen Schutz gegen die offenbar so verderblichen Hypoglykämien zu bieten«. Und Thomas Pieber, Präsident der im September 2009 abgehaltenen Jahrestagung der Europäischen Diabetesgesellschaft in Wien, will diesen Grenzwert für langjährige Diabetiker, die trotz schlechtem Zuckerwert relativ beschwerdefrei leben, sogar in den Leitlinien festhalten. »Dort muss stehen, dass es keine wissenschaftliche Basis dafür gibt, dass die medikamentöse Absenkung des Zuckerwertes unter einen HbA_{1c} von 8 den Patienten nützt.«

Haak beobachtet die Vorstöße der Kollegen, aus den Ergebnissen der USA nun rundum eigene Therapieschemata abzuleiten, mit Skepsis: »Zuckerwerteinstellungen über 7 müssten in ihrer Sicherheit erst mit Studien belegt werden.« Die deutschen Leitlinien gehörten in ihrer Ausgewogenheit hingegen »mit zu den besten der Welt«.

Peter Sawicki, Leiter des Instituts für Qualität und Wirtschaftlichkeit im Gesundheitswesen (IQWiG), spielt diesen

Ball gleich wieder zurück und fordert eine Umkehr der Beweislast: »Seit nunmehr 40 Jahren zeigt Studie um Studie keinen positiven Effekt bei der radikalen Absenkung der Blutzuckerwerte.« Irgendwann müsse man das doch zur Kenntnis nehmen, schimpft Sawicki. »Aber die Diabetologen verhalten sich nach dem Prinzip: Ich lass mir doch nicht durch irgendwelche Studien mein schönes Therapiekonzept versauen.« Die meisten Fachgesellschaften im Bereich der Diabetes seien abhängig von der pharmazeutischen Industrie, und diese profitiere eben sehr stark von den niedrigen Zielwerten, kritisiert Sawicki, weil mehr Medikamente in höheren Dosen eingesetzt würden.

Die Deutsche Diabetes-Gesellschaft begegnete derartigen Vorwürfen mit der Festlegung eines Verhaltenskodex. Dieser wurde bei der Jahrestagung in die Statuten der Gesellschaft aufgenommen, »weil wir es leid sind, immer in die Schmuddelecke gedrängt zu werden, dass wir alle von der Pharmaindustrie bestochen sind«, so Haak. Der Kodex sichere, »dass Gelder, die von der Pharmaindustrie kommen, leistungsbezogen und transparent gezahlt werden und damit etwas Vernünftiges gemacht wird«. Peter Sawicki würdigt das als einen prinzipiell positiven Schritt in die richtige Richtung. »Ich fürchte aber, es wird in der Praxis so ausgelegt werden, dass man Dinge nach wie vor verschleiert.«

Das IQWiG wiederum gilt in der Branche als Kettenhund der Politik, der unter dem Vorwand der evidenzbasierten Medizin die modernsten, zugleich aber auch teuersten neuen Therapiekonzepte zunichtemacht. Tatsächlich erschienen 2009 bereits zwei IQWiG-Gutachten, in denen hoffnungsvolle neue Substanzklassen, die das Risiko einer Unterzuckerung reduzieren, rundweg abqualifiziert wurden.

Als Erstes traf es die Glitazone, sogenannte Insulin-Sensitizer, welche die Sensibilität der Körperzellen für natürliches und gespritztes Insulin erhöhen. Derzeit dürfen sie nur eingesetzt werden, wenn die Patienten Metformin oder Sulfonylharnstoff, die beiden Klassiker der Diabetestherapie, nicht vertragen. Im IQWiG-Gutachten, das im Auftrag des Gemeinsamen Bundesausschusses den Zusatznutzen gegenüber den Mitteln der ersten Wahl untersuchte, heißt es, dass Glitazone sowohl Vorteile (geringes Risiko einer Unterzuckerung) als auch Nachteile (Gewichtszunahme, erhöhtes Herzrisiko) aufweisen. Vor einem allzu breiten Einsatz sollten noch die Ergebnisse von ausreichend großen und methodisch guten Langzeitstudien abgewartet werden, die in den nächsten Jahren erscheinen.

Im März setzte das IQWiG mit einem skeptischen Abschlussbericht zum Nutzen der langwirksamen Insulinanaloga mit den derzeit zugelassenen Wirkstoffen Glargin und Detemir nach. Bei beiden Substanzen handelt es sich um gentechnisch hergestellte Varianten des Humaninsulin, die so verändert wurden, dass sie deutlich länger wirken und von Diabetikern nur ein- oder zweimal täglich gespritzt werden müssen. Das IQWiG kam nach Prüfung der Studien zu dem Schluss, dass es für einen Vorteil der langwirksamen Insulinanaloga bislang keine sicheren Belege gebe.

Ende Mai schloss sich der Gemeinsame Bundesausschuss dieser Einschätzung an. Die von rund einer halben Million deutschen Diabetikern verwendeten »langwirksamen Insulinanaloga« sollen künftig nicht mehr von den Kassen bezahlt werden. Die DDG protestierte dagegen heftig: »Wir halten das aus menschlichen, wissenschaftlichen und rechtlichen Gründen für falsch.«

Kurz darauf erschienen im Fachjournal Diabetologia vier Studien, von denen zwei ein höheres Krebsrisiko für Diabetiker finden, die mit dem Insulin Glargin behandelt werden. Darunter eine Arbeit aus Deutschland, für die Daten von 130 000 Diabetikern ausgewertet wurden[96]. Im Vergleich zur Behandlung mit dem deutlich billigeren Humaninsulin erkranken demnach abhängig von der Dosierung zwischen 4 und 13 von 1000 Diabetikern zusätzlich an Krebs, wenn sie mit Glargin behandelt werden, das unter dem Namen »Lantus« vertrieben wird. »Wenn man keinen guten Grund hat, Glargin zu spritzen, sollte man zu Humaninsulin greifen«, riet IQWiG-Chef Peter Sawicki.

Diskussionen über ein höheres Krebsrisiko bei Glargin gab es schon, seit das Mittel im Jahr 2000 in Deutschland zugelassen wurde. »Derartige Arzneimittel zur Langzeittherapie dürften unseres Erachtens erst nach Vorlage großer kontrollierter Langzeitstudien zugelassen werden und nicht, wie derzeit üblich, auf der Basis von Therapiebeobachtungen an wenigen Patienten über ein paar Wochen«, warnte das unabhängige arznei-telegramm[97] anlässlich der Markteinführung dieses »potenziell krebsfördernden Kunstinsulins«.

Industrienahe Ärzteverbände sprangen sogleich für den unter Beschuss geratenen Bestseller am Diabetesmarkt in die Bresche. Gerhard Ehninger, der Vorsitzende der Deutschen Gesellschaft für Hämatologie und Onkologie, griff Peter Sawicki direkt an. Er habe sich eines »üblen Taschenspielertricks bedient«, um seine Verteufelung eines Medikamentes zu untermauern. »Hier wird eine öffentliche Panikmache ausgelöst, die wissenschaftlich unbegründet ist.«

Ob es nun an der Diabetes-Debatte liegt, oder ob andere Gründe ausschlaggebend sind, ist ungewiss, jedenfalls greift nun auch die hohe Politik in den Streit ein. Sie versucht scheinbar die Debatte zu beenden, indem sie die Kritiker mundtot macht. In ihren »Kernforderungen an eine schwarzgelbe Gesundheitspolitik« sprechen sich die führenden Gesundheitspolitiker der Union laut dem Nachrichtenmagazin *Spiegel*[98] für eine Neuausrichtung des »allzu kritisch gegenüber der Pharmaindustrie« auftretenden Kontrollinstitutes IQWiG aus. Im Detail ist geplant, Peter Sawicki nach Ablauf seines Vertrages 2010 durch einen industriefreundlicheren

Kandidaten zu ersetzen. Der FDP-nahe Chef der Deutschen Krankenhausgesellschaft Georg Baum habe in Absprache mit dem Gesundheitsressort ebenfalls bereits sein Veto gegen eine Vertragsverlängerung angekündigt.

Damit ist dann wieder alles in bester Ordnung, und das Milliardenvehikel Diabetes mit seinen vielen Industriefreundlichen Zahnrädchen kann frisch geschmiert weiterlaufen. Patienten werden nicht geheilt, sondern in »Disease Management-Programmen« verwaltet. Die Therapieprinzipien stehen auf wackeligen Beinen. Das Dogma der radikalen Blutzuckersenkung schadet den Patienten und gefährdet ihr Leben. Neue Medikamente, die über Jahrzehnte von den Patienten eingenommen werden sollen, werden nach Kurzzeitstudien zugelassen. Ihre Sicherheit ist unbekannt, ihre Preise dafür unverschämt – und wenn der Trend so weitergeht, ist Diabetes bald unfinanzierbar. Von Ansätzen wirklicher Vorsorge – etwa über sinnvolle Ernähungsberatung schon in den Schulen – ist bislang jedoch weit und breit keine Spur.

25) Kampf gegen das Cholesterin

Kommen wir noch einmal zurück zum vollmundigen Versprechen der Herzinfarkt-Ausrotter. Als einzige Waffe gegen die häufigste Todesursache in den Industrieländern wollen sie die Bevölkerung noch stärker, als ohnehin schon der Fall ist, auf Cholesterin senkende Medikamente setzen. Und zwar auf Statine, die Gruppe der Bestseller-Medikamente, mit denen gleich mehrere der weltgrößten Pharmafirmen Milliarden scheffeln. Zu den Statinen zählen einige der weltweit umsatzstärksten Arzneimittel, allen voran Lipitor (in Deutschland: Sortis) mit dem Wirkstoff Atorvastatin, das dem Konzern Pfizer Jahresumsätze von rund 10 Milliarden Euro beschert. Die Gewinnspanne ist enorm, weil der reale Aufwand für die Herstellung des Medikamentes nicht mal einen Cent pro Pille beträgt. »Gegen die Produktion von Statinen ist der Betrieb einer Goldmine ein Verlustgeschäft«, sagte mir dazu der Bielefelder Sozialmediziner und Epidemiologe Dieter Borgers.

Lediglich der deutsche Bayer-Konzern ist bei dem Versuch, hier mitzuschürfen, mit seinem Produkt Lipobay schwer auf die Nase gefallen. Es musste 2001 vom Markt genommen werden, weil sich Fälle schwerer Komplikationen gehäuft hatten. Lipobay griff, vor allem in Kombination mit anderen Medikamenten, das Muskelgewebe an und zerstörte es. Die Folge waren Schmerzen, Krämpfe, Lähmungen und etwa hundert Todesfälle – meist aufgrund von Nierenversagen. Muskelkrämpfe und -schmerzen sind auch bei anderen Statinen häufige und ernst zu nehmende Nebenwirkungen. Bei Lipobay waren diese wohl nur deshalb so auffällig, weil das Medikament von Bayer vor allem in höheren Dosierungen auf den Markt gebracht wurde.

Statine wirken, indem sie die Bildung von Cholesterin im Organismus stören. Was bei Erwachsenen erwünscht sein mag, kann sich bei Schwangeren fatal auswirken, weil Cholesterin ein essenzieller Baustein für die Entwicklung des Fötus ist. Statine dürfen deshalb während der Schwangerschaft nicht genommen werden. Ein konkreter Nutzen ist für Statine in der Therapie von Patienten mit Herzkrankheiten nachgewiesen. Die Medikamente reduzieren das Risiko von neuerlich auftretenden Herzinfarkten, Schlaganfällen und sonstigen Herz-Kreislauf-Komplikationen. Statine reduzieren das Risiko eines zweiten oder dritten Herzinfarktes. Das haben Studien eindrucksvoll gezeigt. Wobei hier aber noch keineswegs klar ist, wodurch diese Mittel ihre günstige Wirkung entfalten. Die Plaque an den Gefäßen reduzieren sie nämlich gar nicht, und dass es die Cholesterinsenkung ist, wird ebenfalls bezweifelt. Eher handelt es sich wohl um ihre allgemein entzündungshemmenden Eigenschaften.

Was aber, wenn gar keine entsprechend massive Entzündung besteht? So wie bei den Gesunden, welche die Organisation SHAPE ja vorrangig im Visier hat? Bislang gibt es kaum Daten, die hier einen Nutzen bestätigen. Vielmehr verbreitete sich nach Vorliegen der Resultate aus großen Studien unter den Experten Ernüchterung. Viele Mediziner hatten in der ersten Euphorie in den Statinen schon ein Volksheilmittel erblickt, in seiner Bedeutung höchstens vergleichbar mit Antibiotika oder Aspirin. Doch scheinbar bringt es wenig, Entzündungen dort zu behandeln, wo es gar keine gibt.

Ebenso problematisch ist der Ansatz der Herzinfarkt-Terminatoren, die Statine besonders aggressiv – also in hoher Dosierung – einzusetzen, so lange, bis die gewünschten niedrigen Zielwerte erreicht sind. Notfalls auch unter Zuhilfenahme von zwei oder mehr anderen cholesterinsenkenden

Wirkstoffen. Als Geheimwaffe lässt sich dieser Ansatz keinesfalls bezeichnen. Eher als direkten Pfad in frühe chronische Krankheit und schlechte Lebensqualität, denn die aggressive Absenkung von Cholesterin ist bei vielen Menschen mit dem rapiden Absturz der Lebensfreude verbunden. Einst noch fröhliche Gesellen, die voller Optimismus waren, werden viele Statinkonsumenten antriebslos und depressiv. Sie haben keinen Spaß mehr an den schönen Seiten des Lebens, wirken wie Menschen auf extremer Diät. Und tatsächlich sind die Wirkmechanismen ja ähnlich.

Statine hemmen die Fähigkeit des Organismus, Cholesterin zu erzeugen. Diese Substanz ist aber ein essenziell wichtiger Baustein für viele Stoffwechselvorgänge. Entgegen eines verbreiteten Vorurteils handelt es sich bei Cholesterin um kein Fett, sondern es gilt chemisch als »polyzyklischer Alkohol«. Es ist ein wichtiger Bestandteil der Außenmembran jeder Zelle, und zusammen mit Proteinen wirkt es an der Ein- und Ausschleusung von Signalstoffen mit. Im Blut wird Cholesterin gebunden an Lipoproteine transportiert. Je nach ihrer Dichte heißen sie im Volksmund böses (LDL) oder gutes Cholesterin (HDL). Cholesterin ist für den Menschen lebenswichtig, aus ihm entstehen Geschlechtshormone, die Gallensäuren sowie Vitamin D. Im Gehirn ist etwa ein Viertel des gesamten Cholesterins im Organismus enthalten. Cholesterin ist also so etwas wie ein universeller Baustein des Lebens. Daraus ein »Todesmolekül« zu machen und die halbe Menschheit zur Cholesterinvermeidung anzuhalten, war einer der unverzeihlichen Fehler der Vorsorge- und Ernährungsmedizin. Zumal diese Einstufung ja bis heute nicht wirklich zurückgenommen wurde, sondern cholesterinhaltige Nahrungsmittel nach wie vor auf der Bannliste vieler medizinischer Ratgeber stehen.

Wie dumm dieser Ansatz von Anfang an war, kann man deutlich daran erkennen, dass der Organismus etwa 90 Prozent des benötigten Cholesterins selbst herstellt und nur ein winziger Anteil des in der Nahrung enthaltenen Cholesterins überhaupt genutzt wird. Der Rest wird einfach verdaut. Cholesterinreiche Nahrungsmittel zu vermeiden ist also vollständig sinnlos, denn in Leber, Darm und Gehirn wird es ohnehin aus den vorhandenen Aminosäuren – nach der in den Genen festgeschriebenen Bauanleitung – in Eigenregie selbst produziert.

Doch rationales Denken zählte viele Jahre lang nicht zur Stärke der Ernährungsmediziner. Zu sehr waren sie damit beschäftigt, ihren Patienten teure cholesterinsenkende Arzneien zu verschreiben, cholesterinfreie Lebensmittel der Nahrungsmittelindustrie zu bewerben und sich vor den Fernsehkameras »herzschützende« Margarine aufs Brot zu schmieren. Dass in Margarine noch bis in die neunziger Jahre enorme Mengen an Transfettsäuren enthalten waren und auch heute noch viele Produkte, speziell Backwaren wie Croissants oder Krapfen, einen gesundheitsschädlich hohen Gehalt dieser Kunstfette enthalten, verdrängten sie. Galt dieses Fett doch als unbedenklich. Einfach aus dem Grund, dass es von Pflanzen stammte. Vorteile brachte dieses Fett jedoch nur der Industrie.

Tödliches Kunstfett

Transfettsäuren entstehen im Prozess der künstlichen Härtung von Pflanzenfett. Dabei wird das Öl bei hohen Temperaturen und Druck über mehrere Stunden mit Wasserstoffatomen beschossen. In der Folge brechen nach und nach die Doppelbindungen der Fettsäuren auf. Die ungesättigten Fettsäuren werden zu gesättigten, das Fett wird härter. Und am Ende bleibt ein Pflanzenfettwürfel übrig, der gekühlt tatsächlich steinhart ist. Solcherart ist es perfekt für Fritteusen verwendbar. Gehärtetes Pflanzenfett hält länger, lässt sich höher erhitzen und muss in den Frittenbuden nicht so häufig ausgewechselt werden. Problematisch dabei ist aber nicht das Endprodukt, sondern die Zwischenstufen. Der Härtungsprozess kann nach Belieben vorzeitig abgebrochen werden, wenn ein weicheres, streichfähiges Fett mit einem vergleichsweise hohen Schmelzpunkt gewünscht wird. Beispielsweise als sogenannte Ziehmargarine für Großbäckereien, die daraus Blätterteig und Plundergebäck herstellen. Hier, in diesem »teilweise gehärteten« Fett finden sich als Übergangsprodukte künstliche Fettsäuren, die das Wasserstoffatom auf der falschen – der Trans-Seite – tragen. Diese künstlichen Fettsäuren verbinden sich im Organismus mit anderen Fetten, können dann allerdings nicht weiterverwertet werden. Sie stören den Stoffwechsel und führen zu systemischen Entzündungen, die das Entstehen von Herz-Kreislauf-Erkrankungen begünstigen. »Wahrscheinlich sind Millionen von Menschen vorzeitig gestorben, weil unsere Nahrung zu viele Transfette enthielt«, sagt Walter Willett, der mit seinem Team der Harvard-Universität in Boston wesentlich an der Aufdeckung dieses Ernährungskrimis beteiligt war.

Bereits seit 2004 ist in Dänemark der Verkauf von Lebensmitteln mit mehr als 2 Prozent industriell hergestellten Transfettsäuren verboten. Die Schweiz folgte dem Beispiel 2008, in Österreich gilt eine ähnliche Verordnung seit Oktober 2009. Dies führte dazu, dass speziell die Fast-Food-Ketten relativ rasch auf gesündere Öle umstellten. Haushaltsmargarine ist mittlerweile ebenfalls weitgehend frei von Transfetten. In Deutschland scheiterten, ebenso wie in der übrigen EU, ähnliche Vorstöße bislang am Widerstand der Nahrungsmittelindustrie.

Diäten deprimieren

Die Transfett-Problematik ist aber nur einer der zahlreichen Fehlschlüsse der Wissenschaft auf dem Gebiet der Ernährungslehre. Die gravierendsten Folgen hat bis heute die so simpel und folgerichtig klingende Devise »Fett macht Fett«. Stattdessen schickte man die Bevölkerung über die Light-Produkte, die Fett durch Weißmehl und Zucker ersetzten, in eine regelrechte Kohlenhydratmast. Und die hat sich ja auch in der Landwirtschaft als das beste Mittel erwiesen, um Ochsen möglichst rasch auf Schlachtgewicht zu bringen. Als Vorreiter der Fettphobie gaben insbesondere die USA ein Beispiel dafür, wie relativ »wissenschaftliche Wahrheit« ist. Sie bewiesen, dass falsche Abnehmtipps erst recht in einer Fettwelle münden. Die meisten Europäer würden sich beim Anblick der Opfer solcher »wissenschaftlicher Lebensbegleitung« inmitten von Jahrmarkt-Monströsitäten versetzt fühlen.

Doch wenn sich Einstellungen in der Medizin einmal verfestigt haben, ist die Angst vor einem möglichen Gesichtsverlust oft zu groß, um eigene Fehler offen einzugestehen. Deshalb setzen die Ernährungsexperten auf »vorsichtigen Rückzug«. Das schädigt zwar die Menschen weiterhin, bewahrt aber ihren eigenen Ruf vor größeren Schäden.

Die meisten Diäten führen in die Depression oder in die Aggression, und Ähnliches zeigten auch die Untersuchungen zur Senkung des Cholesterinspiegels. Die Leiter der von den Pillenfirmen finanzierten Studien verkauften ihre Resultate dennoch als großen Erfolg, waren doch in den Behandlungsgruppen sowohl die Blutfettwerte zurückgegangen als auch die Herzkrankheiten. Damit sei endgültig erwiesen, wie schädlich Fett ist, schrieben fast alle Magazine und Tageszeitungen die Pressemitteilungen einfach ab. Formuliert waren diese von den PR-Büros der Pillenhersteller, und ihren Fokus hatten sie selbstverständlich auf die Stärken der eigenen Medikamente gerichtet.

Als ich die Studien durchsah – das muss gegen Ende der neunziger Jahre gewesen sein, als der Statin-Boom voll einsetzte –, wunderte ich mich sehr. Denn ja, es stimmte, die Herzinfarkte waren bei jenen Teilnehmern, die die cholesterinsenkenden Mittel einwarfen, etwas reduziert. Doch was war mit der Gesamtzahl der Todesfälle? Ich dachte zunächst an einen Lesefehler: Hier war der Vorteil plötzlich verschwunden. Im Gegenteil: In der Gruppe mit den Placebopillen gab es insgesamt sogar weniger Todesfälle. Das wurde in den Resultaten jedoch kaum erwähnt. Die Rede war nur von »eigenartigen Vorkommnissen, die mit hoher Wahrscheinlichkeit nichts mit der Studie zu tun hatten«.

Was waren aber diese eigenartigen Vorkommnisse? Erwähnt wurden Selbstmorde, »Tod durch Gewalt«, Verkehrsunfälle. Eine eigenartige Häufung in der cholesterinreduzierten Gruppe. Doch ist das wirklich so seltsam? Auch bei Diätprogrammen ist seit Langem bekannt, dass in der Folge die Neigung zur Aggression beziehungsweise zur Depression ansteigt. Fett erfüllt im Körper nämlich nicht nur die Funktion eines Energie- und Wärmespeichers sowie eines Stoßdämpfers für empfindliche Organe. Fettmoleküle sind auch gut für die Nerven. Unsere Stresstoleranz steigt, und auch unsere Fähigkeit, Glück zu empfinden, hängt ganz intensiv mit der Fettaufnahme zusammen. Speziell bei Frauen ist hier ein uralter Stoffwechselmechanismus aktiv. Sobald der Fett- und Zuckerspiegel unter ein bestimmtes Niveau abfällt, bricht der Katzenjammer aus. Evolutionsbiologisch hatte dieser Stimmungseinbruch vielleicht den Zweck, die ansonsten zur Faulheit neigenden Männer in der Sippe zur Nahrungssuche zu animieren. Damit wieder häuslicher Frieden in die Höhle einkehrte, musste dringend ein fetter Fisch oder ein Wildschwein aufs Lagerfeuer. Dazu noch frisches Obst und Beeren als Dessert.

Diäten hingegen sind Hungerzeiten. Und dasselbe gilt für

eine hinterrücks über Medikamente eingeführte Diät: Zwar wird ganz normal gegessen, jedoch schlägt sich das nicht in einer Sättigung des Organismus mit dem Lebensbaustein Cholesterin nieder, weil dessen Erzeugung biochemisch hintertrieben und die Arbeit der Leber sabotiert wird. Das Ergebnis ist im Endeffekt dasselbe: Unglück und Aggression. Als sich diese »eigenartigen Vorkommnisse« in den meisten Studien zur Cholesterinsenkung wiederholten, konnte es nicht mehr länger verheimlicht werden: Die »Neigung zu Depressionen«, zu Antriebslosigkeit, Verlust der Libido, Müdigkeit musste schließlich auch in die Beipackzettel aufgenommen werden. Diese Nebenwirkungen zeigen sich zwar nicht bei allen Menschen, die Statine einnehmen, bei manchen mehr, bei anderen gar nicht. Häufig machten diese Nebenwirkungen aber den entscheidenden Unterschied aus zwischen einem lebbaren Leben – und einer Hölle auf Erden.

26) Wenn das Immunsystem verrücktspielt

Wir leben in einer Gesellschaft von Allergikern. Jeder dritte Deutsche leidet an einer oder mehrerer Allergien, am häufigsten ausgelöst durch Blütenpollen, Tierhaare, Hausstaubmilben. Neurodermitis und Hautekzeme tauchen ohne Vorwarnung auf. Dem Arzt fällt dazu nicht viel mehr ein, als die übliche Cortisonsalbe zu verschreiben, welche die Symptome unterdrückt, ohne wirksam zu heilen. Dasselbe gilt für Antihistamine und die Inhalationssprays bei Asthma. Bei den Kindern steigt die Zahl der Autoimmunkrankheiten massiv an. Noch nie gab es so viele Kinder mit Diabetes Typ 1, bei der das Immunsystem die eigene Bauchspeicheldrüse angreift und die insulinbildenden Zellen zerstört. Bis 2015, so ergab eine aktuelle Studie, wird sich die Zahl dieser bemitleidenswerten Kinder, die ein Leben lang Insulin spritzen müssen, in Deutschland sogar noch verdoppeln.

Viel wird über mögliche Ursachen diskutiert. Ist es die Luftverschmutzung, der Verkehr, die Zusätze in den Lebensmitteln? Liegt es an der Vererbung? Haben sich die Gene innerhalb weniger Generationen so massiv verändert?

Die Antwort ist unangenehm und wird deshalb von den Ärzten auch nicht wirklich angenommen: Sie selbst sind es, die mit ihren Arzneimitteln für einen Großteil dieses Anstieges verantwortlich sind. Mit der übermäßigen Verschreibung von Medikamenten, die in die Funktion des Immunsystems eingreifen, und mit immer zahlreicheren Impfungen, die das Immunsystem im positiven Sinn manipulieren sollen. Doch manchmal geht dieser Schuss nach hinten los.

Den Rest besorgt der Hygienewahn, von dem unsere Gesellschaft seit der lange vergangenen Zeit der Seuchen kollektiv befallen ist. Das beginnt bei den Anti-Fußpilz-Duschen in öffentlichen Bädern, deren Nutzen noch keine einzige seriöse Studie belegen konnte, und führt über das Verkaufsverbot von Rohmilch zur Inflation der Konservierungsmittel und E-Nummern in Lebensmitteln bis hin zu unseren eigenen Reinigungsgewohnheiten, mittels derer wir dem schützenden Bakterienfilm der Haut mit allen möglichen gut duftenden Mittelchen den Garaus machen.

Das Immunsystem hat sich über die Jahrmillionen im unmittelbaren Kontakt mit Viren, Bakterien und sonstigen Mikroorganismen entwickelt. Dadurch bestehen vielfältige Beziehungen, die für uns Vorteile haben. Doch auch wenn es sich um gefährliche Keime handelt, weiß das Immunsystem gut mit ihnen umzugehen. Im Vergleich dazu stehen uns mit Medikamenten nur höchst primitive Hilfsmittel zur Verfügung, die wir meist viel zu hoch dosieren müssen, weil wir sie nicht zielgerecht an den Einsatzort bringen können. Deshalb überfluten wir mit den Wirkstoffen den ganzen Organismus, greifen damit unmittelbar in die Arbeit des Immunsystems ein und entmündigen es. Wir sollten uns diese Medikamente deshalb für die Notfälle aufheben.

Die wichtigsten positiven Einflüsse auf unser Immunsystem passieren in der Kindheit. Hier gehen Entwicklungsfenster auf, die später nur noch schwer zugänglich sind. Wir wissen heute, dass der Kontakt mit Schmutz und Keimen deutlich mehr nützt als schadet. Das heißt jetzt nicht, dass wir die Kinder zum Spielen in den Schweinestall schicken sollen. Doch wir sollten entspannter damit umgehen. Wenn ein Baby einen Regenwurm in den Mund nimmt oder mit der Katze schmust, so atmen Sie tief durch und lehnen Sie sich zurück. Das ist gut für seine Abwehrkräfte, und es schützt auch vor Allergien, die – wenn sie erst einmal ausgebrochen sind – meist nur gelindert, aber kaum noch geheilt werden können.

Erwachsene sollten aufkeimende Infekte keinesfalls über Medikamente oder Aufputschmittel unterdrücken, sondern als Auszeiten vom hektischen Alltag willkommen heißen, sich zurückziehen und sich vom Partner oder Freunden pflegen lassen. Stress- und Immunsystem sind absolute Gegenspieler. Wenn das eine aktiv ist, kann das andere nicht arbeiten. Deshalb ist eine Krankheit immer ein Alarmsignal, dass der Stress übertrieben wurde und eine Pause nötig ist. Und während wir Tee trinken, ein gutes Buch lesen und viel schlafen, läuft auf molekularer Ebene im Organismus ein Full Service ab – aus dem wir gestärkt und runderneuert hervorgehen.

Kleine Krankheiten gehören zum Leben dazu. Wenn wir alle Infekte vermeiden wollen, verhalten wir uns so ähnlich wie die Agrarindustrie mit ihren riesigen Mastschwein- und Putenbetrieben. Da übernimmt der Veterinär die Arbeit des Immunsystems – und verordnet Futter, das gleich die wichtigsten Arzneimittel enthält. Wenn dann aber trotzdem irgendein kleiner Keim die Sicherheitsschleusen überwindet, fallen die Tiere massenhaft tot um. Das haben wir bei der Vogelgrippe-Hysterie gesehen, die in Wahrheit eine Krise der Intensivlandwirtschaft und ihrer ungesunden Praktiken war.

Uns in abwehrschwache Putenherden zu entwickeln, deren Wohl und Wehe von den Segnungen der Pharmaindustrie abhängt, ist eine Alternative, die wir nicht ernsthaft anstreben können. Doch immer öfter habe ich den Eindruck, dass wir über die zunehmende Massenmedikalisierung der Gesellschaft, beginnend bei den Kindern, gewaltig auf dem Weg dorthin sind. (Mit der biologischen Funktion von Krankheiten für unsere Gesundheit und dem Wesen des Immunsystems befasse ich mich ausführlich in meinem ebenfalls im Verlag Lübbe erschienenen Buch *Lob der Krankheit – Warum es gesund ist, ab und zu krank zu sein*.[99])

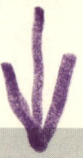

TIPPS ZUR SELBSTVERTEIDIGUNG:

Das Immunsystem ist ein zweischneidiges Schwert. Zum einen bekämpft es Infektionen und defekte körpereigene Zellen sowie beginnende Krebsprozesse. Zum anderen kann es sich auch gegen den eigenen Körper richten, und zwar in einer Brutalität, welche die Lebensqualität ungeheuer belastet. Wir sollten deshalb sehr sorgsam und vorsichtig mit unserem Immunsystem umgehen, damit wir sein Gleichgewicht nicht unnütz gefährden. Damit gewinnen wir einen lebenslangen Schutzengel, der uns bis ins hohe Alter vor Krebs und schweren Infekten schützt, ohne uns mit Allergien oder Autoimmunkrankheiten heimzusuchen.

Prinzipiell sollten wir bei allen medizinischen Maßnahmen skeptisch sein, welche in die Funktionsweise des Immunsystems eingreifen, und uns zweimal überlegen, ob diese nötig sind. Es ist eine der bedenklichsten Auswüchse der Medizin, dass sich jeder Wald- und Wiesendoktor zutraut, das Immunsystem »auf nützliche Weise« zu manipulieren – und dies täglich millionenfach geschieht. Und das obwohl niemand weiß, wie ein aus dem Gleichgewicht geworfenes Immunsystem wieder normalisiert werden kann. Sobald die zweite, die dunkle und anarchische Seite des Immunsystems erst einmal erwacht ist, kann es meist nur noch mithilfe von immunsupprimierenden Medikamenten beruhigt, aber nicht mehr geheilt werden.

Antibiotika sind im Ernstfall lebensrettende Medikamente. Genau für diese Ernstfälle sollten sie aufbewahrt und eingesetzt werden. In der Realität gelten sie hingegen als Vorbeuge- und Allzweckmittel bei Infekten jeder Art. Versuchen Sie deshalb, möglichst ohne Antibiotika auszukommen. Speziell bei den Kindern ist jede Antibiotikagabe eine Gefährdung einer gesunden Entwicklung. Der Darm ist eines der zentralen Organe des Immunsystems. Hier wird die Art einer Immunreaktion festgelegt – und hier verursacht eine Breitband-Kur einen regelrechten Kahlschlag.

Untersuchungen zeigen, dass das Allergierisiko enorm ansteigt, je häufiger Kinder, speziell in den ersten drei Lebensjahren, Antibiotika verschrieben bekommen. Dasselbe gilt für fiebersenkende Medikamente. Fieber ist ein Instrument des Immunsystems, welches die eigenen Arbeitsbedingungen verbessert und die von Viren, Bakterien oder sonstigen Infektionsauslösern verschlechtert. Wenn wir das Fieber senken, so sabotieren wir damit die Arbeit unserer eigenen Schutzkräfte.

Seien Sie gelassener beim Umgang mit Schmutz, speziell bei Kindern. Keime sind für das Immunsystem so etwas wie gute alte Bekannte aus der über Millionen von Jahren gemeinsam verbrachten Evolution, und viele Bakterien erfüllen lebensnotwendige Aufgaben.

Seien Sie zurückhaltend mit Impfungen. Beschränken Sie sich – nach vorheriger Information – auf das wirklich Notwendige. Eine Masern-, Mumps- oder Rötelnimpfung mit abgeschwächten Lebendviren wirkt auf das Immunsystem förderlich und enthält kaum problematische Inhaltsstoffe. Bei einigen der neueren Impfungen gleicht die Rezeptur des Impfgemisches hingegen einem chemischen Experimentierkasten, dessen langfristige Auswirkungen auf das Immunsystem nicht erforscht werden und vollständig unbekannt sind.

Achten Sie auf einen guten Schlaf, in dem sich das Stresssystem abmeldet und das Immunsystem zu voller Blüte erwacht. Was tagsüber aus dem Gleichgewicht geraten ist, wird nachts wieder ins Lot gebracht.

Schlusswort

Mediziner als Fälscher, als Fallensteller, als skrupellose Geldscheffler, für die Patienten nicht viel mehr sind als ein Stück Ware, an der man verdienen kann. Ärzte, die sich als »Mietmäuler« an die Pharmaindustrie verkaufen und das bisschen Wissenschaft, das sie in ihrem stressigen Arbeitstag noch verkraften, von den Pillenvertretern beziehen, welche die neuen Gratis-Arzneimuster in die Praxis bringen. Gesund – bis der Arzt kommt. Dieses Buch zeichnet ein großteils düsteres Bild unserer einstigen Helden in Weiß. Der Lack ist ab – und was übrig bleibt, lässt uns vielfach erschaudern.

Ich hoffe nicht, dass dieses Bild, so wie ich es hier im ersten Absatz geschildert habe, tatsächlich als Schlussbild von diesem Buch übrig bleibt. Denn es entspricht überhaupt nicht meiner Intention, Ärzte als Feinde der Gesundheit darzustellen. Dafür kenne ich persönlich zu viele Mediziner, die ihren Beruf als Berufung ansehen und die Strapazen ihrer Ausbildung und auch ihrer täglichen Arbeit nicht wegen des zu erwartenden Goldschatzes überstanden haben, den am Ende ohnehin nur einige Professoren und Privatklinik-Kaiser gewinnen, sondern aus Menschenliebe. Um etwas zu verbessern, um für ihre gute Arbeit geschätzt zu werden, um Kranke zu heilen und nicht auszunehmen. Um am Ende des Tages in den Spiegel sehen zu können als jemand, der einen wertvollen Tag gehabt hat.

»Gesund bis der Arzt kommt« sehe ich viel mehr als Warnung vor einer Entwicklung in der Medizin, die immer mehr in Richtung Kommerz geht. Einer Entwicklung, die uns

grundsätzlich alle bedroht. Ärzte ebenso wie Patienten, Gesunde wie Kranke. Und auf die Gefahr hin, hier des Pharma-
Bashings bezichtigt zu werden, so ist es doch meine feste
Überzeugung, dass hier die hauptsächlichen Ursachen der
aktuellen Fehlentwicklung liegen: Es war ein schwerer Fehler, beinahe die gesamte klinische Forschung der Industrie
zu überlassen. Wir dürfen uns deshalb gar nicht wundern,
dass nur noch in solche Bereiche Geist und Geld investiert
wird, die sich auch kommerziell verwerten lassen. Die Verweigerung von eigenen Forschungsmitteln durch die Politik,
die sich davon eine Haushaltsentlastung erhofft, kann man
nur als ziemlich naiv oder schlicht als dämlich bezeichnen.
Zehnfach zahlen wir über die Kassenbeiträge die Kosten für
die Entwicklung von Arzneimitteln, für die öffentliche An-
schaffung von teuersten Apparaturen und für die Finanzierung der immer weiter ausufernden Labormedizin wieder
zurück, die wir uns ersparen wollten.

Ich rede hier keinesfalls einer staatlichen Forschung das
Wort, in der kommerzielles Denken verpönt ist. Das wäre
tatsächlich das Ende aller Innovation. Aber gar keine Kontrolle und keine Gegenwehr zu leisten, auch nicht im intellek-
tuellen Sinne, das hat die Pharmaindustrie selbst fett und faul
gemacht. In den letzten Jahrzehnten sind nur sehr wenige
tatsächlich innovative Produkte herausgebracht worden. Von
Durchbrüchen – etwa im Bereich der Krebsmedizin – kann
nicht einmal ansatzweise die Rede sein. Anstatt wirkliche
Forschung zu betreiben, haben sich die Pharmakonzerne
darauf spezialisiert, den Markt zu beobachten und die paar
erfolgreich scheinenden Ideen, die sich hier und da zeigen,
aufzukaufen. Sie haben sich darauf spezialisiert, Scheininno-
vationen zu schaffen, den Patentschutz so weit wie möglich
auszukosten und ihre Produkte – völlig abgehoben vom eigentlichen Wert – ökonomisch optimiert zu verkaufen.

Die großen Arzneimittelkonzerne haben sich darauf spezialisiert, die Kassen und die Politiker damit zu erpressen, dass sie den Tod vermarkten und das natürliche Lebensende der Menschen als Erntezeit für ihre eigenen Produkte betrachten. Tabus zu übertreten ist in diesem Sinne ungeheuer lukrativ. Denn wer traut sich schon, hier einzuschreiten und die dritte Chemotherapie, die finale Herzoperation oder das 48. Blutbild aus Kostengründen abzulehnen? Und wenn ein angebliches Wundermittel in der Krebsmedizin für ein halbes Jahr so viel kostet wie ein Mittelklassewagen, so wird dies bezahlt, weil sonst die gut pharmagenährten Professoren Zeter und Mordio schreien und mit ihren – bequemerweise gleich von der Industrie organisierten – Pressekonferenzen ganze Regierungen stürzen können. Auch wenn die Patienten die drei Monate Lebenszeit, die sie mit der Therapie gewinnen, mit enormen Nebenwirkungen bezahlen, die ihre verbliebene Lebensqualität endgültig zerstören.

Mir kommt tatsächlich die Galle hoch, wenn ich sehe, dass Reihenuntersuchungen wie beim Gebärmutterabstrich einzig jenen einen Gewinn bringen, die diese Leistungen den Kassen in Rechnung stellen; wenn ich sehe, dass wir doppelt so viele Krebstote haben wie Länder, die zehnmal weniger »lebensrettende« Untersuchungen durchführen. Ich empfinde es als unerträglich, wenn jegliche Reformversuche mit dreisten Lügen in der Öffentlichkeit boykottiert werden; wenn Standesvertreter das eigene Gewissen wie ein Chamäleon an die Farbe der Euro-Noten anpassen und mit Taschenspielertricks die öffentliche Meinung manipulieren.

Ich empfinde es als Tragödie, dass wir uns als Gesellschaft den offensichtlich rein kommerziellen Interessen so derart naiv ausliefern. Zugegeben handelt es sich um ein clever aufgezogenes Netzwerk, mit dem wir es hier zu tun haben. Ein Netzwerk, das über unsichtbare Fäden gewoben ist und in dem sich die Medien allzu oft wie willfährige Handlanger gebärden und für jeglichen Deal bereitwillig die Hand aufhalten. Ein System, das erst satt scheint, wenn die gesamte Bevölkerung zu Patienten umdefiniert ist.

»Gesund bis der Arzt kommt« – ich verstehe diesen Titel als Synonym für die vielen Fallen, die uns im Laufe unseres Lebens gestellt werden. Fallen, die allen möglichen Leuten finanziellen Nutzen bringen; für jene, die es erwischt, aber sehr oft den Abschied von einem lebenswerten Leben bedeuten.

Ich bestreite gar nicht, dass die moderne Medizin unglaubliche Leistungen zustande bringt und dass heute Dinge möglich sind, die wir noch im letzten Jahrhundert als unmöglich angesehen hätten. Aber lassen wir doch bitte die Medizin dort arbeiten, wo sie hingehört: als Hilfe für die Kranken. Und halten wir den Kraken im Zaum, wo er sich in seiner unbezähmbaren Gier auch auf die Gesunden stürzen möchte. Wo im Namen der Prävention und sonstiger Götzen der Profitgier sogar schon die ganz Jungen umgarnt werden und jede Altersgruppe eine Zielgruppe darstellt mit genau definierten Zielkrankheiten, die es zu finden und zu behandeln gilt.

Selbstbewusste und gut informierte Menschen sind natürliche Feinde für ein derartiges System, weil sie sich von der professionellen Angstmaschinerie nicht mehr so einfach manipulieren lassen. Wenn es mir in diesem Buch gelungen ist, Ihnen ein wenig Hilfe zu geben bei Ihrer persönlichen Selbstverteidigung, so ist damit sein Zweck erfüllt.

Anmerkungen

1 Bert Ehgartner: »Rausch und Ritus – Schamanen und Priester als Schlüsselfiguren der Zivilisation«, *profil*, 17.8.2009.

2 Alexander Neubacher: »Die Krankmacher«, *Der Spiegel*, 41/2009.

3 Paul U. Unschuld: *Ware Gesundheit – Das Ende der klassischen Medizin*, München: Beck, 2009.

4 John P. Pierce et al.: »Influence of a diet very high in vegetables, fruit, and fiber and low in fat on prognosis following treatment for breast cancer«, JAMA 298, 2007, S. 289–298.

5 Heather M. Orpana et al.: »BMI and mortality: results from a national longitudinal study of Canadian adults«, *Obesity,* 2009 (Epub ahead of print).

6 John Sandman: »Is the industry prepared for a swine flu pandemic?«, *Securities Industry News*, 4.5.2009.

7 Lucian L. Leape/John A. Fromson: » Problem Doctors: Is There a System-Level Solution?«, *Annals of Internal Medicine* 144(2), 2006, S. 107–115.

8 www.patientenanwalt.com.

9 www.unabhaengige-patientenberatung.de.

10 www.patienten-verband.de.

11 Richard Doll: »Controlled trials: the 1948 watershed«, *British Medicine Journal* 317, 1998, S. 1217–1220.

12 Sandra Blakeslee: »Placebos Prove So Powerful Even Experts Are Surprised«, *New York Times*, 13.10.1998.

13 Keith I. Block: »Psychooncology and total survivorship«, Kommentar zu S. Greer: »Mind Body Research in Psychooncology«, *Advances in Body Mind Medicine* 15, 1999, S. 236–281.

14 A. Shang, M. Egger, et al.: »Are the clinical effects of homoeopathy placebo effects? Comparative study of placebo-controlled trials of homoeopathy and allopathy«, *Lancet* 366, 2005, S. 726–732

15 Fabrizio Benedetti et al.: »Opioid-mediated placebo responses boost pain endurance and physical performance: is it doping in sport competitions?«, *The Journal of Neuroscience* 27, 2007, S. 11934–11939.

16 Götz Fabry/Marianne Giesler: »Hochmotiviert am Start: Zur Studienmotivation von Medizinstudenten während des ersten Studienjahres«, *Zeitschrift für Medizinische Psychologie* 16, 2007, S. 115–125.

17 Jerome Groopman: »How Doctors Think«, Boston: Houghton Mifflin, 2008.

18 Markus Brauck/Martin U. Müller: »Ärzte ohne Grenzen«, *Der Spiegel*, 14/2009.

19 »Zahlungen an Ärzte: Lauterbach warnt vor Todesrisiko durch Prämien«, *dpa*, 3.9.2009.

20 Susanne Kutter / Jürgen Salz: »Wie krank unser Gesundheitssystem ist«, *Wirtschaftswoche*, 29.9.2009.

21 Tanja Krämer: »Die Politik verlässt sich zu sehr auf die Pharma-Hersteller«, *spektrum-direkt*, 25.9.2009.

22 Quelle: Statistisches Bundesamt, 2008.

23 A. Walendzik et al.: »Vergütungsunterschiede im ärztlichen Bereich zwischen PKV und GKV auf Basis des standardisierten Leistungsniveaus der GKV«, Diskussionsbeitrag Nr. 165, Fachbereich Wirtschaftswissenschaften der Universität Duisburg-Essen, 2008.

24 Werner Bartens: »Hoffentlich nicht privatversichert«, *Süddeutsche Zeitung*, 28.6.2009.

25 Klaus Koch: »Familien-Sorge Brustkrebs«, *Süddeutsche Zeitung*, 20.3.2001.

26 A. Meindl et al.: »Comprehensive analysis of 989 patients with breast or ovarian cancer provides BRCA1 and BRCA2 mutation profiles and frequencies for the German population«, *International Journal of Cancer* 97(4), 2002, S. 472–480.

27 M. R. Dufault et al.: »Limited relevance of the CHEK2 gene in hereditary breast cancer«, *International Journal of Cancer* 110(3), 2004, S. 320–325.

28 P. Lichtenstein et al.: »Environmental and heritable factors in the causation of cancer: Analyses of Cohorts of Twins from Sweden,Denmark,and Finland«, *The New England Journal of Medicine* 343, 2000, S. 78–85.

29 Marco Evers: »Klonen für die Katz«, *Der Spiegel*, 13/2003.

30 Irving Kirsch et al.: »Initial severity and antidepressant benefits: A Meta-Analysis of data submitted to the Food and Drug Administration«, PLOS *Medicine* 2, 2008, S. 260–268.

31 J.J. Kastelein et al.: »Simvastatin with or without ezetimibe in familial hypercholesterolemia«, *The New England Journal of Medicine* 358, 2008, S. 1431–43.

32 Anne B. Rosseboe et al.: »Intensive Lipid Lowering with Simvastatin and Ezetimibe in Aortic Stenosis«, *The New England Journal of Medicine* 359, 2008, S. 1343–56.

33 A.J. Taylor et al.: »Extended-release niacin or ezetimibe and carotid intima-media thickness«, *The New England Journal of Medicine* 351, 2009, S. 2113–2122.

34 Dies gilt insbesondere für den pharma-kritischen Blog »Stationäre Aufnahme«: gesundheit.blogger.de

35 W. Duckworth et al.: »Glucose control and vascular complications in veterans with type 2 diabetes«, *The New England Journal of Medicine* 360, 2009, S. 129–139.

36 Anke Huss et al.: »Efficacy of pneumococcal vaccination in adults: a meta-analysis«, CMAJ 180, 2009, S. 48–58.

37 B. Caldwell et al: »Risk of cardiovascular events and celecoxib: a systematic review and meta-analysis«, *Journal of the Royal Society of Medicine* 99, 2006, S. 132–140.

38 S. E. Nissen/K. Wolski: »Effect of rosiglitazone on the risk of myocardial infarction and death from cardiovascular causes«, *The New England Journal of Medicine* 356, 2007, S. 2457–2471.

39 *Arznei-Telegramm* 37/2006, S. 59–60.

40 Jörg Blech: »Heillose Medizin – Fragwürdige Therapien und wie Sie sich davor schützen können«, Frankfurt: S. Fischer, 2005.

41 Aus einer parlamentarischen Anfrage-Beantwortung des Bundesministers für Gesundheit Alois Stöger vom 26.6.2009.

42 J. Schuler et al.: »Polypharmacy and inappropriate prescribing in elderly internal-medicine patients in Austria«, *Wiener klinische Wochenschrift* 120, 2008, S. 733–741.

43 Beispielsweise die Techniker Krankenkasse: www.tk-online.de/tk/krankheiten/arzt-und-behandlersuche/gut-vorbereitet-zum-arzt/33700 oder: www.krankenkassen.de.

44 Stiftung Warentest, 11/2007, www.testberichte.de.

45 www.klinik-lotse.de.

46 tk-online.de (Klinikführer in Suchmaske eingeben).

47 www.weisse-liste.de.

48 Beispielsweise auf www.krankenhaus.de.

49 Nähere Infos dazu zum Beispiel auf www.verbraucher.de/gesundheit/index.html.

50 Ivan Illich: »Die Nemesis der Medizin: Die Kritik der Medikalisierung des Lebens«, München: Beck, 1995.

51 Werner Bartens: »Arzt im Test«, *Süddeutsche Zeitung*, 21.6.2009.

52 L. M. Schwarz et al.: »Enthusiasm for cancer screening in the United States«, JAMA 2004; 291: 71–78.

53 K. Hegenscheid et al.: »Whole-body magnetic resonance imaging of healthy volunteers: pilot study results from the population-based SHIP study«, *RöFo* 181(8), 2009, S. 748–759.

54 G. G. Lo et al.: »Magnetic resonance whole body imaging at 3 Tesla: feasibility and findings in a cohort of asymptomatic medical doctors«, *Hong Kong Medical Journal* 14, 2008, S. 90–96.

55 P. H. Zahl et al.: »The Natural History of Invasive Breast Cancers Detected by Screening Mammography«, *Archives of Internal Medicine* 168, 2008, S. 2311–2316.

56 Rowan T. Chlebowski et al.: »Breast cancer after use of estrogen plus progestin in postmenopausal women«, *The New England Journal of Medicine* 360, 2009, S. 573–587

57 G. L. Andriole et al.: »Mortality results from a randomized prostate-cancer screening trial«, *The New England Journal of Medicine* 360, 2009, S. 1310–1319.

58 F. H. Schröder et al.: »Screening and prostate-cancer mortality in a randomized European study«, *The New England Journal of Medicine* 360, 2009, S. 1320–1328.

59 Ernest M. Daland: »Untreated cases of breast cancer«, *Surgery, Gynecology & Obstetrics* 44, 1927, S. 264–268.

60 Cushman D. Haagensen: »A technique for radical mastectomy«, *Surgery* 19, 1946, S. 100–131.

61 »Zoster-Impfung bald Standard beim Hausarzt«, *Ärzte Zeitung*, 18.10.2006.

62 Fred Zepp: »The Value of New Adjuvant Technology«, Session 35 des »International Congress on Infectious Diseases« 21.6.2008 im Kuala Lumpur Convention Centre.

63 S. Wicker et al.: »Influenza: Akzeptanz der Schutzimpfung bei medizinischem Personal«, *Deutsche Medizinische Wochenschrift* 132, 2007, S. 1–5.

64 R. E. Thomas et al.: »Influenza vaccination for healthcare workers who work with the elderly«, *The Cochrane Database of Systematic Reviews*, 2/19.7.2006, CD005187.

65 D. T. Eurich et al.: »Mortality reduction with influenza vaccine in patients with pneumonia outside ›Flu‹ season«, *American Journal of Respiratory and Critical Care Medicine* 178, 2008, S. 527–533.

66 Jackson ML et al.: »Influenza vaccination and risk of community-acquired pneumonia in immunocompetent elderly people: a population-based, nested case-control study«, *The Lancet* 2008, 372: 398–405.

67 »Influenza-Ausbruch in einem Seniorenheim in Brandenburg: Zur Effektivität der Schutzimpfung«, Robert Koch Institut, Epidemiologisches Bulletin 12/05.

68 L. Simonsen et al.: »Mortality benefits of influenza vaccination in elderly people: an ongoing controversy«, *The Lancet Infectious Diseases* 7, 2007, S. 658–666.

69 C. Rizzo et al.: »Influenza-related mortality in the Italian elderly: no decline associated with increasing vaccination coverage«, *Vaccine* 24, 2006, S. 6468–6475.

70 A. Hoberman et al.: »Effectiveness of inactivated influenza vaccine in preventing acute otitis media in young children«, *The Journal of the American Medical Association* 290, 2003, S. 1608–1616.

71 Rogier Bodewes et al.: »Yearly influenza vaccinations: a double-edged sword?«, *The Lancet Infectious Diseases* 12, 2009, S. 784–788.

72 T. Jefferson et al.: »Physical interventions to interrupt or reduce the spread of respiratory viruses: systematic review«, *British Medical Journal* 339, 2009, S. 3675.

73 »Schweinegrippe: Berliner Ärzte wollen nicht impfen«, *Ärzte Zeitung*, 12.10.2009.

74 C. C. Patterson et al.: »Incidence trends for childhood type 1 diabetes in Europe during 1989–2003 and predicted new cases 2005–20: a multicentre prospective registration study«, *The Lancet* 373, 2009, S. 2027–2033.

75 Y. Shoenfeld et al.: »The mosaic of autoimmunity: hormonal and environmental factors involved in autoimmune diseases«, *Israel Medical Association Journal* 10, 2008, S. 8–12.

76 »1997 und 2007 im Vergleich – die umsatzstärksten Arzneimittel«, *Arznei-Telegramm* 39, 2008, S. 65–66.

77 A. C. Tissot et al.: »Effect of immunisation against angiotensin II with CYT006-AngQb on ambulatory blood pressure: a double-blind, randomised, placebo-controlled phase IIa study«, *The Lancet* 371, 2008, S. 821–827.

78 Nancy B. Miller: »Clinical Review of Biologics License Application Supplement for Human Papillomavirus Quadrivalent (Types 6, 11, 16, 18) Vaccine, Recombinant (Gardasil®) to extend indication for prevention of vaginal and vulvar cancers related to HPV Types 16 and 18«, Center for Biologics Evalutation and Research, Food and Drug Administration, 11.9.2008.

79 M. J. Caulfield et al.: »Effect of Alternative Aluminum Adjuvants on the Absorption and Immunogenicity of HPV16 L1 VLPs in Mice«, Human Vaccines 3–4, 2007, S. 139–146.

80 K. S. Reisinger: » Safety and Persistent Immunogenicity of a Quadrivalent Human Papillomavirus Types 6, 11, 16, 18 L1 Virus-Like Particle Vaccine in Preadolescents and Adolescents – A Randomized Controlled Trial«, The Pediatric Infectious Disease Journal 26, 2007, S. 201–209.

81 Charlotte Haug: »The risks and benefits of HPV vaccination«, The Journal of the American Medical Association 302, 2009, S. 795–796.

82 S. J. Olshansky et al.: »A Potential Decline in Life Expectancy in the United States in the 21st Century«, The New England Journal of Medicine 352, 2005, S. 1138–1145.

83 Achim Regenauer: »Stoppt die Adipositas-Epidemie den Trend zur Langlebigkeit?«, Versicherungsmedizin 60, 2008, S. 32–33.

84 »Energy-Drinks«, Ökotest, November 2008.

85 Judith Wurtman: »Carbs are essential for effective dieting and good mood«, MIT-News, 20.2.2004.

86 David Hochman: »Food for Holiday Thought: Eat Less, Live to 140«, New York Times, 23.11.2003.

87 Barbieri M. et al.: »Metabolic aspects of extreme longevity«, Exp Gerontol. 2008; 43(2): 74–78.

88 G. B. Haber et al.: »Depletion and disruption of dietary fibre. Effects on satiety, plasma-glucose, and serum-insulin«, The Lancet 1977, S. 679–82.

89 F. M. Allen: »Experimental studies on diabetes: production and control of diabetes in the dog: effects of carbohydrate diets«, The Journal of Experimental Medicine 31, 1920, S. 381–402.

90 J. P. Bantle et al.: »Postprandial glucose and insulin responses to meals containing different carbohydrates in normal and diabetic subjects«, The New England Journal of Medicine 309, 1983, S. 7–12.

91 S. D. Ball et al.: »Prolongation of Satiety After Low Versus Moderately High Glycemic Index Meals in Obese Adolescents«, Pediatrics 111, 2003, S. 488–494.

92 Victor Jörgens / Monika Grüßer: »Mein Buch über den Diabetes mellitus: Für intensivierte Insulinbehandlung«, Mainz: Verlag Kirchheim, 2008.

93 Victor Jörgens / Monika Grüßer / Peter Kronsbein: »Mit Insulin geht es mir wieder besser: Für konventionelle Insulinbehandlung«, Mainz: Verlag Kirchheim, 2004.

94 Katherine Esposito et al.: »Effect of a mediterranean-style diet on endothelial dysfunction and markers of vascular inflammation in the metabolic syndrome: a randomized trial«, JAMA 292, 2004: S. 1440–1446.

95 Rachel A. Whitmer et al.:
»Hypoglycemic episodes
and risk of dementia in older
patients with type 2 diabetes
mellitus«, JAMA 301, 2009,
S. 1565–1572.
96 L. G. Hemkens et al.: »Risk of
malignancies in patients with
diabetes treated with human
insulin or insulin analogues:
a cohort study«, *Diabetologia* 52,
2009, S. 1732–1744.

97 »Insulin Glargin (Lantus): Keine
metabolischen Vorteile, aber
potenziell krebsfördernd«, *arznei-
telegramm* 31, 2000, S. 108
98 »Regierungskoalition will un-
bequemen Pharma-Kontrolleur
ablösen«, *Spiegel online*,
28. 11. 2009
99 Bert Ehgartner: *Lob der Krankheit –
Warum es gesund ist, ab
und zu krank zu sein*, Bergisch
Gladbach: Lübbe 2010.

Register

*Was Sie über ein gesundes
Immunsystem wissen sollten, Ihnen aber
noch kein Arzt gesagt hat*

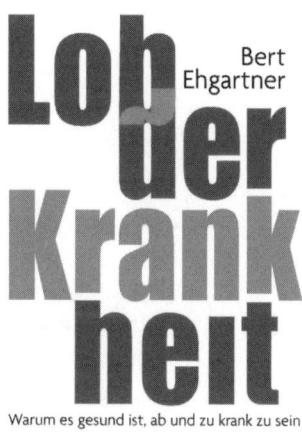

Bert
Ehgartner

Warum es gesund ist, ab und zu krank zu sein

LÜBBE

Bert Ehgartner
LOB DER KRANKHEIT
Warum es gesund ist, ab
und zu krank zu sein
384 Seiten
ISBN 978-3-7857-2322-7

Bert Ehgartner zeichnet mit einer Fülle an aufrüttelnden und weitgehend unbekannten Fakten ein düsteres Bild unserer medikalisierten Gesellschaft, in der bereits jede zweite Familie von chronischen Leiden betroffen ist. Gerade die unbedingte Vermeidung harmloser Infekte und ein immer sterileres Lebensumfeld begünstigen diese Entwicklung. Ehgartner hält dem ein LOB DER KRANKHEIT entgegen, welches das Immunsystem in einer völlig neuen Funktion vorstellt: Nicht als starren Apparat, sondern als »zweites lernendes Ich des Menschen«, das uns vor Infekten und Krebs schützt – wenn wir es lassen. Sein Fazit: Wer ab und zu krank ist, bleibt auf lange Sicht gesund!.

Lübbe Hardcover

Apfelschorle ist das ideale Sportgetränk.
Glauben Sie auch noch
an den Weihnachtsmann?

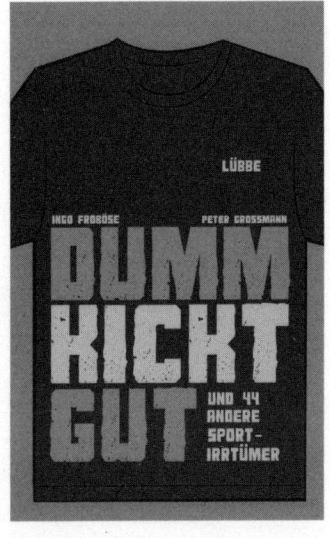

Peter Großmann / Ingo
Froböse
DUMM KICKT GUT
und 44 andere
Sportirrtümer
.304 Seiten
mit zahlreichen
Abbildungen
ISBN 978-3-431-03817-0

Egal ob Trainingsregel, Ernährungstipp, Fußballweisheit oder
pseudomedizinischer Irrglaube – die beiden Sportwissenschaftler
Ingo Froböse und Peter Großmann wissen Bescheid und räu-
men auf mit den 45 hartnäckigsten Mythen rund um Sport und
Gesundheit. Unter anderem:
- Dehnen verringert die Verletzungsgefahr
- Sport besiegt die Cellulite
- Frauen stehen auf dicke Muckis
- Die Fettverbrennung beginnt erst nach 30 Minuten
Quälen Sie sich nicht mehr länger umsonst, in diesem Buch steht,
was wirklich stimmt!

Lübbe Ehrenwirth

Sprachlos? Hier ist der Crashkurs für ein flottes Mundwerk!

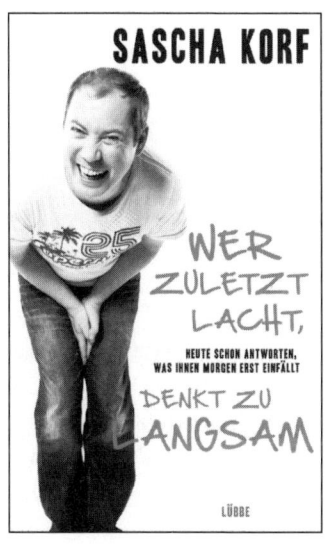

Sascha Korf
WER ZULETZT LACHT,
DENKT ZU LANGSAM
Heute schon antworten,
was Ihnen morgen erst
einfällt
200 Seiten
ISBN 978-3-7857-6033-8

In der Disco. Ein abwegig aussehender Mensch steuert Sie an. Sein unorigineller Opener: »Naaaa! Auch hier?« Ihnen fällt dazu nichts ein? Sagen Sie doch:

»Nein, bin ich nicht. Ich bin nur ein Hologramm und komme vom Planeten Manga 8. Wir studieren das seltsame Anmachverhalten der menschlichen Rasse. Du hast es gerade auf Platz eins geschafft!« Oder: »Ja! Danke, dass du mich drauf stößt, denn eigentlich sollte ich woanders sein!«

Vom Flirtdesaster übers Vorstellungsgespräch bis zum Arztbesuch: Sascha Korfs Geheimtipps machen Sie spontan!

Lübbe Paperback

Sie sind müde?
Total müde?
Gut so!

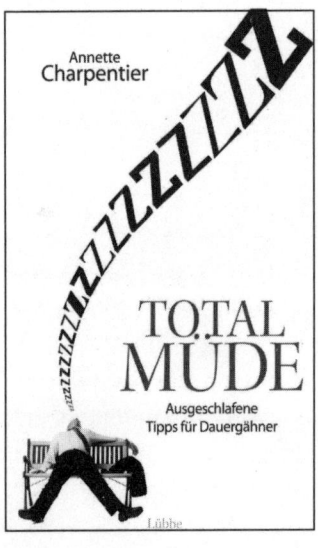

Annette Charpentier
TOTAL MÜDE
Ausgeschlafene Tipps
für Dauergähner
176 Seiten
ISBN 978-3-431-03818-7

Wie oft wünschen wir uns ins Bett oder zu einem Schläfchen aufs Sofa und halten uns dennoch mühsam wach! Müde zu sein ist lästig und passt nicht in unsere Leistungsgesellschaft. Wären wir aber nicht müde, bevor wir einschlafen, fielen wir buchstäblich in den Schlaf. Die Schlafforschung vernachlässigt die Müdigkeit bislang. Zu Unrecht, wie Annette Charpentier zeigt. Sie schärft unser Bewusstsein dafür, wie wichtig die Müdigkeit ist, und hilft uns, unsere individuelle Müdigkeit einzuordnen. Komme ich mit vier Stunden Schlaf wirklich aus? Bin ich nur müde, weil ich mich zu sehr angestrengt habe? Zu welchem Müdigkeitstyp gehöre ich? Ist meine Müdigkeit noch „normal"?

Lübbe Ehrenwirth